ダニエル・マードン式
メディカルリンパドレナージュ

リンパとホルモンの解剖生理

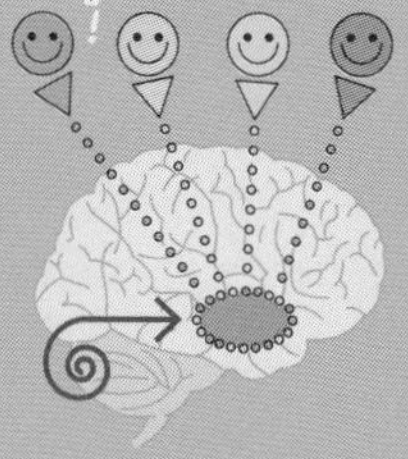

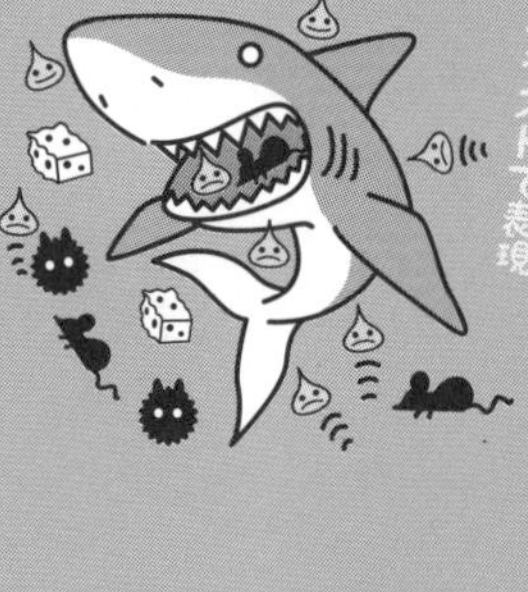

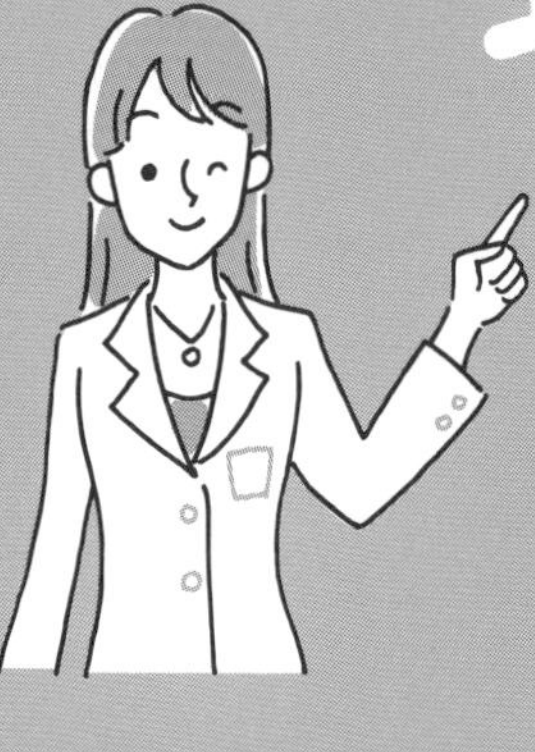

リンパドレナージュセラピスト
アロマプレッシャー代表
高橋結子

BAB JAPAN

序文

ダニエル・マードン

リンパと組織間液の科学である「リンフォロジー（リンパ学）」は、今日の医療界では非常に稀な専門分野です。そのため、他のヒューマンサイエンスと比べると、まださほど発展していないジャンルであるといえます。

ところが、古代ギリシャの数名の医者たちは、すでにリンパ系についての知識を持っていました。そのはじまりは、ヒポクラテスによって記述されていた〝白い血液（※1）〟だといわれています。

その後、リンパ系の解剖学的研究において最大規模といわれる取り組みが、中世ヨーロッパのルネサンスと呼ばれる時代に行われました。当時、最高水準とされていた医学校はフランス、イタリア、デンマーク、スウェーデンにありました。

1622年、イタリアの解剖学・外科学者ガスパー・アセリは、犬の解剖実験をしていたとき、〝白い血液〟と〝乳び管（※2）〟を再発見します。そのことについて記した本は、彼の死後2年が経過した1627年に出版されました。

1637年になると、デンマーク出身の若い医学生で、アセリのリンパ管を研究していたトーマス・バルトリンが、リンパ管をよりよく視覚化するため、ガム樹脂とインディゴの木

※1　リンパ液のこと。　※2　腸に存在する、脂肪を吸収するリンパ管。

序文

の抽出物を注入してはどうかと考えました。彼はラテン語でいくつか論文を書いていますが、1652年の論文では、「リンパ系は身体を浄化し、炎症と腫れを調整する自然のプロセス」と説明しています。

1647年にはフランスのモンペリエのジーン・ペクエが胸管と、より特殊な、乳び槽《そう》の存在について発表しています。そのため、フランスでは乳び槽のことを今も「ペクエの乳び槽」と呼び、彼の功績を称えています。

これと時を同じくして、スウェーデンでもオラウス・ルドベックによって、同様の発見がなされました。彼は優秀な解剖学者であると同時に、「リンパシステムは、ひとつの器官として存在する特有なシステムである」と説明した、最初の科学者としても知られています。

人間は、常に自身のマシーン（＝身体）について「知りたい」と強く思い、興味も持っています。このような発見の記録も、実は「新発見」ではなかったかもしれません。ここに名前があがらなかった研究者でも、同じような研究をしていた人たちが世界中のどこかにいた可能性はあります。

リンパ系（リンパシステム）の専門分野で、常に他国に先駆けていたフランスは、生理学と病理学のより高い知識により、技術を大きく進化させました。プレソテラピーは、人の手による技術（徒手療法）だけでなく、空気圧の調整を可能にした医療機器も開発しました（ブーツ型の下肢用、上肢用などがあり、体循環を促す）。プレソテラピー（PRESSOTHERAPY）のPRESSとは、圧のことです。

フランスでは、リンパドレナージュは、理学療法学校で教えられている医療行為で、認可されたセラピストのみが行います。治療は、腫瘍科医、婦人科医または内科医のいずれかで行われ、保険が適用されます。しかし日本では、誰でも公にリンパドレナージュが受けられる医療システムにはなっていないようです。

私は日本で数年間、理学療法の専門学校で教えていますが、私の専門であるメディカルマッサージ、特にメディカルリンパドレナージュは、カリキュラムにほとんどありません。日本では、リハビリのとき、理学療法士からマッサージを受けようとは思いません。しかし、フランスや他の多くの国ではリハビリを行う前に、痛みや炎症を緩和するメディカルマッサージもあたりまえに治療の一つと考えられています。

日本の理学療法の学校は3年制のところが多いのですが、3年間でメディカルマッサージとリハビリの両方を教えるには短か過ぎます。フランスのように4年制のカリキュラムにし、これらをしっかりと教えたほうがよいと考えます。そうでなければ、アメリカのように、公式のマッサージセラピーの免許制度をつくれたらよいだろうと思います。

たとえば、カリフォルニア州では、約５００時間のカリキュラムと既定のプログラムを修了

序文

し、行政による試験に合格すればプロフェッショナルマッサージセラピスト（ＭＡＴ）の認定が得られます。これは、理学療法士ではなく、マッサージセラピストの専門職として医療分野で働きたい人に素晴らしい道を開きます。

日本にも同様のシステムがあれば、セラピストたちは国によって認められるキャリアを得ることになります。なんといっても、超高齢社会である日本にとって、彼らの存在はますます重要になるのですから。

個人的には、まず「メンタル」に対比する「ボディ」という価値の修復を探求していきたいと思っています。

ニューエイジムーブメント（ニューエイジ運動）からは、多くのよい事柄も生まれましたが、よくないことも発生しました。そのひとつは、個人の霊性や精神性の探求を重要視するというムーブメントです。端的にいうと、心や魂、精神が上位に、そして物理的な身体はそれよりも低い存在になったということです。

身体が私たちの心を支配している。そのような事例をこれまでにたくさんみてきました。実際、身体的な痛みや病気は、１００％の確率で精神的苦痛を引き起こします。一方、精神的苦痛または病気が、身体的問題の原因になる確率は、それよりもずっと低いのです。

1637年、フランスの哲学者ルネ・デカルトは「機械、動物、人の身体は、すべて環境の物理的法則の影響下にあり、コンクリート、物質、そして、機械のある世界のなかに存在する。それに反して、魂や霊は抽象的であり、非物質的であり、神の法の下にあるだろう……」ということを論文で発表しました。

しかし、このように肉体と、魂・精神を分けているにもかかわらず、デカルトは「我々はそれらを結びつける解決策を見つける必要がある」と述べています。

この物質的世界では、すべての感覚は最初に身体を通過します。私たちの感覚は、環境・身体・心という3つの領域から影響を受けていますが、なかでも五感はすべて身体に属しています。つまり、実在としての身体(肉体)がなければ、感覚は存在しないということになるのです！

私たちは身体の健康に、もっと焦点をあてる必要があります。身体の状態をよいと感じるために。少なくとも、少しはよくなった、改善されたと感じるために。これは、「心へ」ポジティブなイメージを届ける唯一の方法です。

ここで私は「脳へ」とは、書いていません。脳は伝達者にすぎないからです。情報を認識してメンタルなイメージに変えるのは、むしろ心であるといえます。

「メンタル」という言葉は、より医学的な考え方に由来するもので、通常は心の質やありさま(状態)を指します。どのように、どのくらい正確に心を解釈するか、どのような種類の記憶を保持するか（私たちは、“keep in mind”といいます）、目の前の出来事にどのように反応するかなどが、これにあたります。

健康な身体は、健康なメンタルをもたらし、不健康な身体は、不健康なメンタルをもたらす傾向がある――つまり、身体の健康状態がよいと、メンタル的にもよい状態になり、身体の状態が悪いとメンタルにも悪影響が及ぶということです。

残念なことに、多くの人は、身体の問題を受け入れることができず、身体からの声を退けてしまいがちです。それは単に、身体よりマインドのほうがより崇高《すうこう》だと洗脳されているからです。

そうした多くの人たちは、ポジティブな思考を持てば、身体の問題に対しても打ち勝ち、治癒できるようになると考えています。マインドのパワーだけで、治癒は可能であるというのです。

でもなぜ、痛みに直接対処しないのでしょうか？

もし痛みや不調があるとしたら、心にもすでに痛みや不調が出ているはずです。それにもかかわらず、ポジティブな方向に思考を向けようとするのは、いわば自分をだまそうとしているということになります。

事故や病気の原因がメンタル的な理由に関連している可能性があったとしても、まずは身体の症状と治療の結果に着目する必要があります。

以前、ひざに痛みがあるという女性のクライアントがいました。私のところへ来たときは、十《じゅう》字《じ》靭帯《じんたい》の術後のリハビリを受けていました。彼女がはじめに受けたセラピーでは、ひざの痛みの原因は「人生を遡ってみると、父親との関係にある」と指摘され、「そこを解決すると、痛みが治る」と言われたのだそうです。このような分析を信じる人は、案外多いものなのです。

理学療法士と心理療法士はなぜ連携して治療を行わないのでしょうか？　なぜデュアリティ（二元性）で存在するのでしょうか。

繰り返しやってくるメンタル的な感情に苦しんでいる場合、古いメンタルの傷をトレースし（探り）、それを治療できる心理療法士の助けを借りることが必要となります。同じように、理学療法士は痛みの根本を治療するために、過去のさまざまな身体的創傷をたどる（遡る）ことができます。

理想的には、両方のセラピストが両方の創傷に取り組むべきだといえるでしょう。なぜなら、私たちの目で見ることができるものとは異なる「裏側」には、常に小さなダメージが存在しているからです。外科医や医師が患者を積極的にセラピストに紹介できるようになれば、それぞれの才能の相乗効果で、患者の治療を成功させる最良の方法を生み出すことができるでしょう。

現代医学の進歩には、目覚ましいものがあります。なかでも臨床検査、スクリーニング検査、手術などは非常に進化しているといえます。しかしながら、現代社会における一般的な国民の

序文

医療知識というのは、まだまだ乏しいといわざるを得ません。

あなたはこの21世紀において、身体について学ぶことは、人生のなかでの優先事項であるべきだと思いますか？

そう思う人は、今はまだごく少数でしょう。今日、多くの人々が知りたがっているのは、スマートフォンやソフトウェアについてです。目で見て触れることができる「物理的な身体」を表現するためのハードウェア、目には見えないけれど認識はできる「抽象的なマインド」をソフトウェアとするなら、私たちは後者をより重要視する傾向があるようです。


これまでに私は、自分のサイキックミディアムの経験について、本や記事を書く機会に恵まれてきました。日本で書いた本に、『スピリットとの対話』(Aromapressure Publications)というものもあります。

私自身、実は生まれてからずっと、スピリチュアルな世界に浸っています。この世に生きる私たち全員に、スピリチュアルな側面があることを私は知っています。実際に、そうした存在を認めることは非常に大切なことです。なぜなら、おそらく私たちは、そこからこの世に生まれ出でて、いつか死ぬことによって、またそこへ戻っていくからです。私の経験では、スピリチュアリティはよいことでありますが、身体がよい状態ならば、なおさらよくなることを知りました。

ここで少し私自身の紹介をさせてください。１９８７年頃にフィジオセラピー（理学療法）の専門家として仕事をスタートして以来、さまざまな研究を続けてきました。また、１９７５年以来、空手や武道の練習や指導をもずっと続けています。パラシュートのライセンスを取得後、ヨーロッパで最初にパラグライダーを始めたグループの1人として、大空を飛んできました。若い頃は、モトクロスの競技選手でもありました。

こうしたことから、今日までの約40年の間に、プロのスタントマンやアクション映画の俳優も務めてきました。

ただ、その一方で多くのけがをしてきました。だからこそ、痛みや障害が人にとってどのようなものであるかを、いやというほど知っています。身体には、少なくとも合計75センチの傷跡があり、両方の腰にチタンがはまっています。こうした身体を持つ私にとって、リンパドレナージュだけでは万能薬にならず、十分な効果を得ることはありませんでした。

私が受けたフィジオセラピーの専門教育は、受動的および能動的なモビライゼーション（※）を伴う、伝統的なヨーロッパの理学療法、マッサージ療法、ウォーターセラピー（水療法）でした。フランスでマッサージというと、日本のようなリラクゼーションマッサージではなく、基本的に医療における治療法のひとつとしてとらえられており、スポーツマッサージ、筋肉マッサージ、循環マッサージ、そしてより医療的な要素を持つリンパマッサージを指します。

※関節や軟部組織の柔軟性、伸展性の維持・改善と、それによる滑液、血液、リンパ等の循環促進・改善を目的とする手技。

序文

スウェーデン式マッサージは「筋肉」、リンパドレナージュは「表層組織」を整えていきます。この両方を行うことがとても重要になります。リンパドレナージュを始める前に筋肉をリラックスさせ、毒素を排出させる必要があるからです。筋肉をマッサージすることの問題点は、筋肉が周囲の組織に対して老廃物を放出してしまうということです。だからこそ、老廃物を速やかに排泄する「リンパドレナージュ」とペアで行うべきなのです。

また、プレッシャーポイント（圧点）と指圧の概念もまた、筋スパズム（筋が興奮して筋緊張が強くなった状態）であるときや筋緊張をリセットするために不可欠となります。ファッシャセラピー（筋膜をリリースするセラピー）も、非常に興味深いレベルのボディワークです。なお、最近では Yuko O'hia の助けを借りて「マトリックスセラピー」の概念を考案しました。こちらはのちほど本書でもご紹介します。

先に記したすべて、さらにストレッチを伴う受動的モビライゼーションもまた、アロマプレッシャーメソッドで行っています。

Yuko O'hia は、リハビリテーションのためのアクティブモビライゼーションについて、非常に強い関心を寄せており、常に新しいエクササイズを考案しています。

最後に、私たちはこの本が楽しく読みやすいものとなるようにと考えました。質の高い情報とともに、読者が早く上手に学べることを願っています。

Merci et belle santé à tous….

すべての人に、感謝と健康を……。

Daniel Mardon

ダニエル マードン

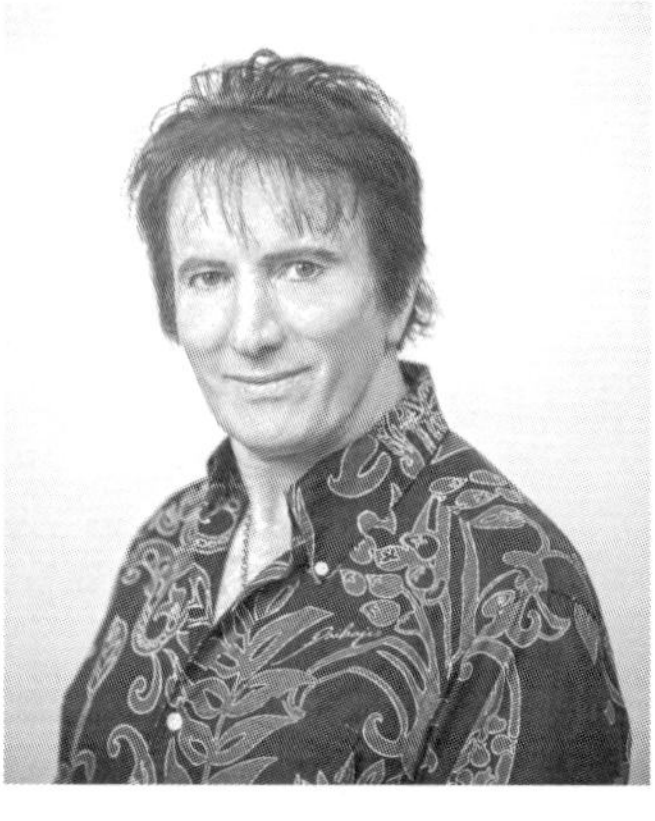

はじめに　身体は心の入り口（Body is the gate of mind）

前回の本を出版してから、早いもので6年の月日が過ぎました。

多くの方が、『ダニエル・マードン式　モダンリンパドレナージュ　リンパの解剖生理学』を読んでくださいました。メールや直筆のお手紙をいただいたり、セミナー、講演、そして講習会などの多くの場で、たくさんのよき出会いに恵まれたりいたしました。この場を借りて、皆さまに感謝申し上げます。


地球が生まれて約46億年。膨大な年月が経過し、生物は進化し、人類は現在の形に至っています。環境の変化に適応するように進化してきた人類（ヒト）ですが、現代人をとりまく環境の変化が早すぎるため、人の身体はそれに順応することができません。環境の変化の際たるものともいえるサイエンスやテクノロジーの進歩は、私たちの身体の進化とは異なるものです。

そのため、ほとんどの人は身体のどこかしらに不調やストレスを抱えて生きています。

病院や薬（サプリメントも含む）に頼ったり、さまざまなセラピーを必要としたりする人々があとを絶たないことからも、人間にとって、不自然な環境にいるといえそうです。


ホスピスの源流（起源）であるhospesオスペスは、紀元後313年頃にスタートしたといわれています。それから、「パスツールレボルーション（※）」が起こる19～20世紀にかけて化

※ルイ・パスツール（1822～1895）による細菌の研究やワクチンの発明などにより、医学や生物学などさまざまな分野が大きな進歩を遂げた。

学や医学が世界的に大きく変わるまでの長い間、オスペスはシスターが患者の看護を提供する場として受け継がれてきました。

中世ヨーロッパにおけるオスペスは、キリスト教巡礼者や貧しい人、けがや病のある人を迎え入れ、食事や医療的なケア、宿を提供する慈善的なホストハウスとして機能していました。教会の多くがこうした形態を取っていたといいます。

やがてオスペスは、病気だけを扱うところになり、その施設をhôpital オピタルと呼ぶようになったことで、オピタルという言葉が9世紀頃に生まれました（hôpital はフランス語で病院）。オピタルには、「ホスピタリティを提供するところ」という意味があります。

日本では「ホスピタリティ」という言葉は、シンプルに「おもてなし」と理解され、2020年の東京オリンピックが決まった2013年に一気にブームとなりました。このホスピタリティという言葉の語源をたどるとオスペスにつながります。現在オスペスはホスピスとなり、世界へ広がっています。

フランスでは、今もホスピスは高齢者や長期的な病気を患う人、家族のいない人、貧しい人が住む施設であり、介助のある家でもある、メディカルハウスです。1000年以上の時が経過しても、その機能は変わらずに受け継がれ、存在しているのは本当に尊いことだと感じます。このままの形で、これからもずっと残っていってほしいフランスの文化のひとつだと思っています。

身体は心の入り口

19～20世紀に化学や医学が世界的に大きな発展を遂げたあと、医師から患者へのアプローチの対象が「人」から「病気」へと変化しました。そして、患者に与えるものが、ホスピタリティから薬（医薬品）になっていきました。

対象が「人」であった時代には「心と身体はひとつ」とされていたのが、「病気」が対象になることで、「心」と「身体」が分けられていきました。そして、ケアを「提供する」から「与える」というように考え方も変わり、医者と患者との間の距離が次第に開いていってしまったのです。

それから150年あまりが過ぎた現代、身体と心を分離させることなく、**その人の肉体、心、魂を含めた「全体」がその人であるという考え方**が、再び大切にされるようになってきました。これは、ヒポクラテスの時代にいわれていたことでもあり、ようやく時代がその真意に気づき始めたように感じています。

なお、現在多くのセラピストが「西洋医学は対症療法」「東洋医学は人全体として診る」というふたつの極端な見方をしているように感じます。ヨーロッパの医学が飛躍的に発展する前には、オスペスやオピタルのように、「人の心と身体はひとつ」としてとらえていた長い時間（歴史）があることも、知っておいてほしいと思います。そして、東洋医学にも対症療法があるということも、ぜひ知っておいていただきたい事柄です。

私がセラピーの世界に入ったのは、自分自身の体調をよくしたいという思いからでした。今、セラピストとして生きている私が感じているのは、心（マインド）／スピリチュアルのセラピーのほうが、身体のセラピーよりもなぜか素晴らしいもののようにとらえられているということ。そしてセラピストも含め、スピリチュアルな事柄に依存してしまう人が増えているということです。

心／スピリチュアルのセラピーの多くは、身体と心はひとつであることに加え、自己の気づき、病の意味を理解して受け入れることの大切さ、自然治癒力を高めることなどを説いています。そうした事柄も大切なことなのですが、私のもとに来てくださる方の「今ある」リンパ浮腫は、そうした教えでは軽減することができません。私自身の交通事故の後遺症も同様でした。高齢者に多いむくみも、長時間のパソコン作業による肩こりや頭痛にも同じことがいえます。

そう、「身体が幸福の源」であることは、誰もが認めているものの、心／スピリチュアルは、肉体よりも高貴でレベル的に高いといった概念があります。さらに、それをより崇高で、より大切にするような、世の中の流れ（流行）を感じるのです。

長期的な病気や、障害、後遺症などの身体的な問題は、遅かれ早かれ、ほとんどの人にメンタルシック（うつのように気持ちが落ちる状態）を引き起こします。これは非常に高い割合で起こります。その一方で、精神的な障害があっても、身体的に健康だというケースは多数あげられているのです。

身体の状態が、精神面に大きく影響することを、まず思い出してください。

身体の痛みが軽くなったら、気持ちは明るく、前向きになります。

身体があっての心やメンタルです。

身体がなければ、「気持ちいい」とも、「美味しい」とも、「痛い」とも感じることはできません。

なにより、「身体」がなければ、「心」も存在しないのです。

身体の状態がよくなれば、神経やホルモンにも作用して、心やメンタルによい影響を及ぼします。痛みが少しでも軽くなり、身体が楽になるという希望が見えたら、ストレスホルモンも低下するでしょう。

これらは睡眠や食欲、そして気持ちにも影響します。

「身体のケアは、直接的な心のケアになる！」

このことを私は声を大にして、提唱しています。

もちろん、心やスピリチュアルについても、とても大切に考えています。ただ、心やスピリチュアルといったほうへ安易に逃げず、今一度、心と身体の本質的なつながりに向かい合ってほしいのです。**身体に対するセラピーは尊いセラピーであると**、より多くの人々に認識されるべきだと思っています。

そのように認識されていけば、「ボディセラピー＝クーポンで安く受けられる」というイメージも払拭されていくのではないでしょうか。そのためにも私たちセラピストは、手技や知識を日々アップデートしていかないといけませんね。

昨今、西洋の医療に、代替医療と呼ばれるさまざまな民間療法や伝承医学などを組み合わせたセラピーが増えていますが、本書で紹介するのは、フランスの医療現場で治療法として行われている徒手療法（手だけで行う療法）がベースになっています。

身体のセラピーというと、日本では民間療法のイメージが強いのですが、フランスをはじめとするヨーロッパでは、医療としてのマッサージには長い歴史があり、フィールドの幅も広く、民間療法や伝承医学とはまったく別の存在として認知されています。

石橋をたたいて渡る前に「たたきすぎて石橋を壊してしまう人」と友人に言われるほどの慎重派。そんな私が海外でさまざまなセラピーに出合い、「これを学びたい！」と選んだのは、ダニエル・マードン先生の**「アロマプレッシャー」**でした。選んだ理由は、**地にしっかりと足をつけ、地中に確実に根を張り、深く広いセラピーとして世界で認知されている**からです。

これまでさまざまな国におけるセラピーの現状を見てきましたが、世界のなかでも日本は、簡単にセラピストになれる国。それでも向上心のある人は、セラピストになってから、もっと学ぼうと頑張り続けています。

そのようなセラピストや、セラピーに興味を持っている方が本書を読んで、今までと少し違う角度でセラピーや身体と向き合い、さらに視野を広げて学びを深めていくきっかけになってほしいと思っています。

なお、本書には、スクールで教えていること、通訳だけでは伝えきれないダニエル先生のお話、スクール以外の時間でセラピストに伝えていること、認定サロンの方へのフォローで教えていること、などもたくさん盛り込んでいます。

また、講演で話していること、クライアントの方へお伝えしていることなど、前著『リンパの解剖生理学』を読まれた方が「もっと知りたい！」と思われるような、リンパシステムに関する事柄にも言及しながら書き進めました。

流派や派閥などを超え、本書を通じて、多くの方々にダニエル・マードン式メディカルリンパドレナージュの魅力を知っていただけましたら幸いです。

Body is the gate of mind…！　身体は、心の門（入口）なのですから！

リンパとホルモンの解剖生理＊目次

第4章　皮膚へのコンタクト

第5章　リンパ浮腫の施術

※本書では、「マッサージ」という言葉を、英語またはラテン語の意味でのマッサージとしてとらえ、使用しています。

第1章

メディカルマッサージのメソッド

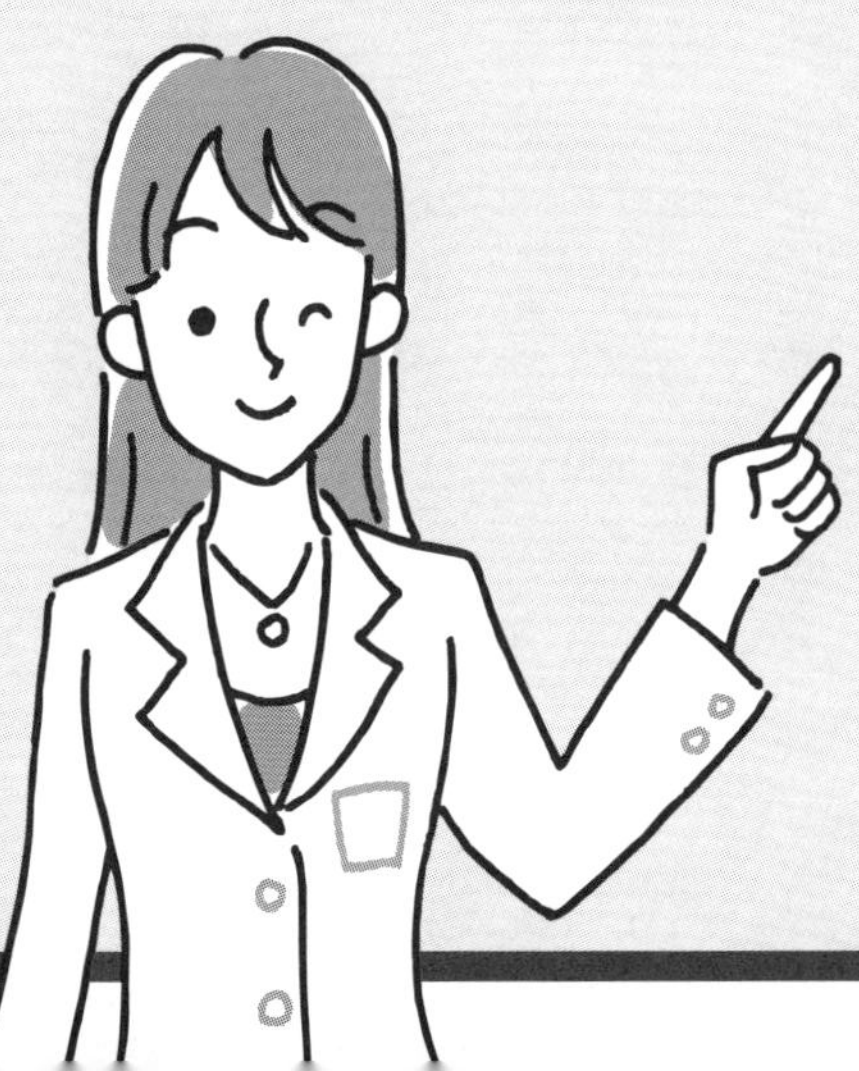

◆マッサージの祖先

「人類の誕生と同じくらい古い時代からマッサージは存在していました。なぜならこれは、自分にとって大切な人たちがけがをしたり、病気になったり、元気がなかったりするときに、相手に対して自発的かつ自然に起こる、動物の動作反応だからです」と、スクールでダニエル・マードン先生は話しています。

ＳＮＳには、そのような心温まる動画もアップされています。犬やライオン、イルカ、馬、鳥……。もちろん人類の仲間のサルも登場し、さまざまな動物と人間の温かな関係に、多くの人が感動しています。私もその1人です。動画には、動物と人ではなく、動物同士、それも猫が犬をマッサージしているなどの、にわかに信じられないものもあります。本書を読んでくださっている方のなかにも、そうした動画を見たことがある人は多いのではないでしょうか。

犬などが、近しい人や仲間の悲しみやけがなどを察し、相手をなめたりする行為は、マッサージという行為の祖先のようなものだと思っています。

子どもの頃、マリという名のアイヌ犬を飼っていました。とても活発なワンちゃんでしたが、私が泣いていたり、元気がなかったりするときは、顔をなめてきたり、しゃがみこんでいる私の肩や足に、前足で「お手」をするように数回タッチしては、心配そうに上目づかいで見てく

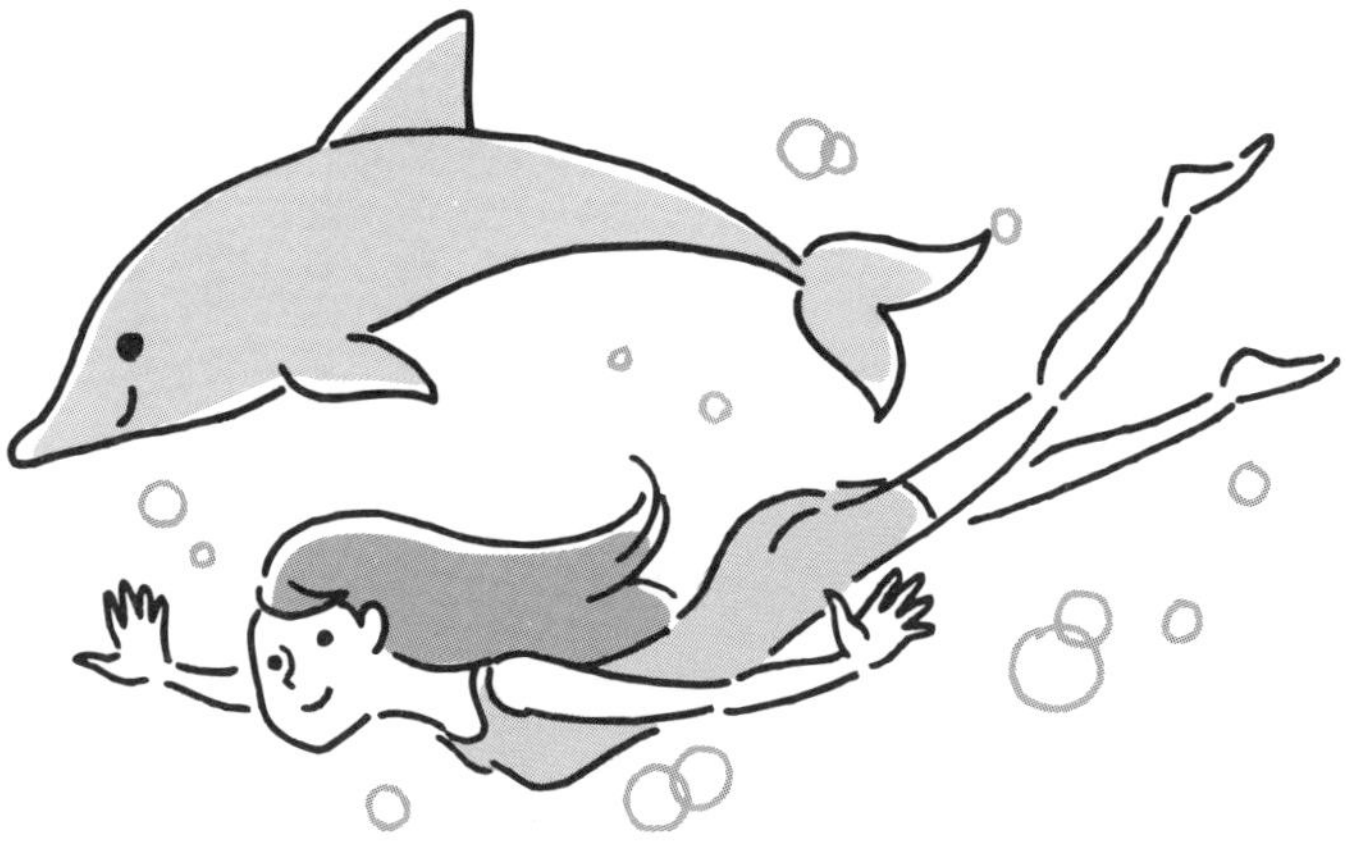

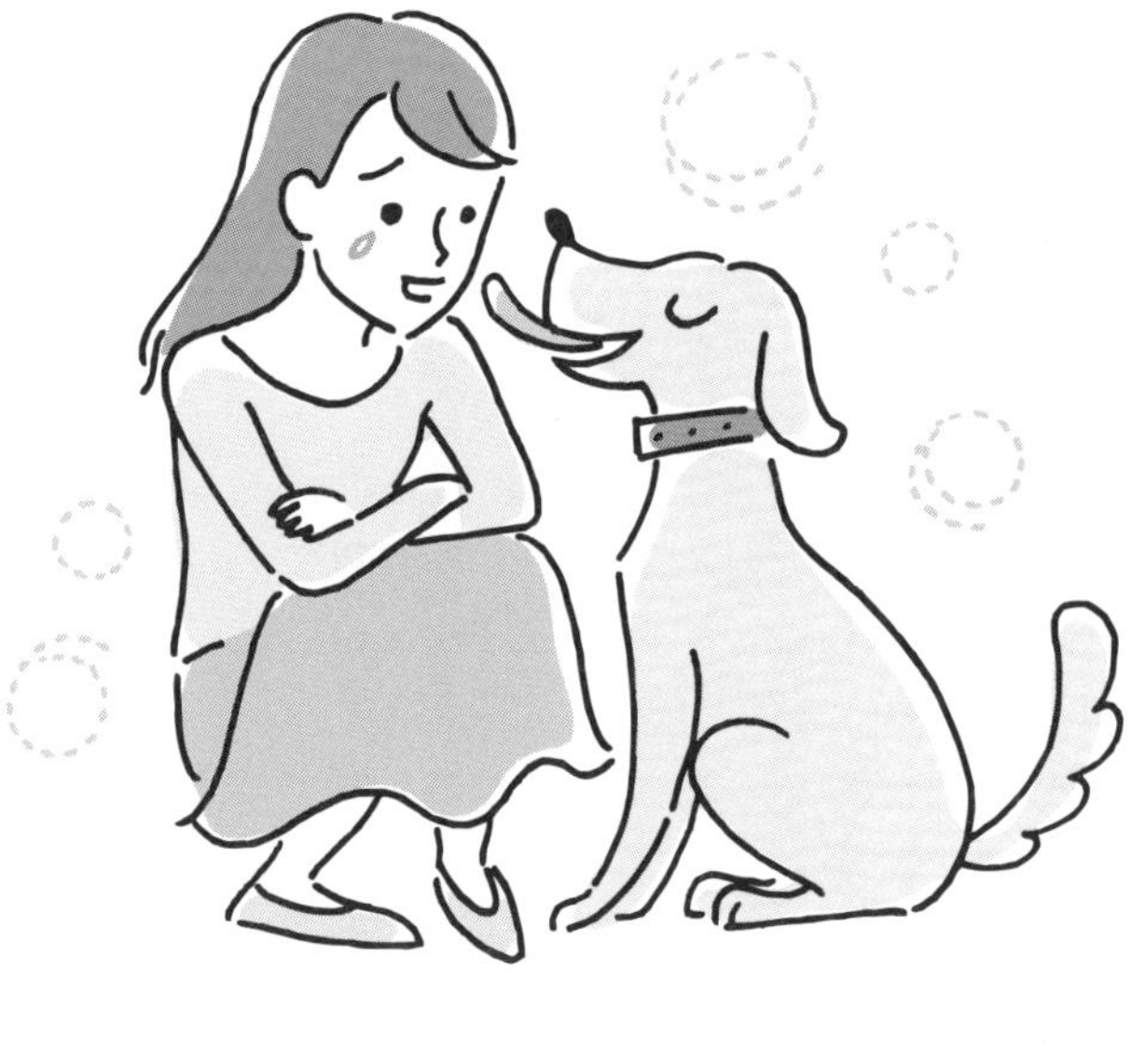

れたりしたことを覚えています。うれしいときとはまったく違う表情で、まるで、「どうしたの？」「元気出してよね！」という声が聞こえてくるようでした。

ダニエル先生がハワイで行ったドルフィンセラピーでは、セラピーを受けているクライアントに、イルカが全身を使って癒やしのエネルギーを送っていました。その光景にはいつも感動させられたものです。

これらの動作表現は、マッサージにつながっていると思います。**気づかう相手に向けて差し伸べられた手やエネルギーが、身体のどこかに触れた瞬間に、温かな循環が生まれる……。**私たちのＤＮＡには、このようなメッセージが刻み込まれているように感じるのです。

人間は、まだ類人猿だった頃から、近しい仲間が病気になったり、けがをしたりしたときには、手を差し伸べて、触ったり、さすったり、心配したりしたといわれています。それが進化とともに長い時間を経て、世界各地で生まれた伝統的なマッサージの原型になっていったのではないかと私たちは考えています。

◆日本の現状

治療院やサロンで仕事をしているセラピストの場合、どのようにしたら集客が成功するか、多くの人から共感を得て「いいね！」の数を増やすにはどんな記事を書けばいいかなどを、考えることが多いと思います。こうしたことも大切ですが、ちょっと視点を変えて、マッサージの「原点」というものを、一緒に考えてみましょう。

フランス、アメリカなど世界の国々を見てきた私の目に映る日本人は、とてもまじめな人が多いと感じます。実は私自身も、自分のことを「けっこうきまじめだな」と思っています。親しい人にも、そのように言われます。もっと手を抜いてやればいいのに、ということに手が抜けず、自分が納得するまでとことんやって、疲れてしまうこともしょっちゅうです。そして、残念なことに、そんな性分、気質はそう簡単には変わらないのです……。

日本人のセラピストは、きまじめな性格の人がかなり多いと感じます。なかでも、「自分がつらかった時期に助けてもらった経験から、セラピストになりたいと思った」という方たち。そのような人たちには、誰かを癒やそうと懸命なタイプが多いように感じます。

セラピストがすべき基本中の基本は、解剖学や生理学をしっかり学ぶことだと考えています。これはとても大切なことです。けれど、すべての筋肉の名前を覚えたり、ＳＮＳに頻繁に投稿することに力を注いだりするあまり、もっとほかの大切なことに気を配る余裕をなくしてしまっているように感じることがあります。

少々キツイ言い方になってしまいますが、日本人は外国語の響きに弱いように感じます。たとえそれが、カタカナ英語のようなものであったとしても。実際にどうなのかなどの情報を吟味しないまま、なんとなく素晴らしそうだから、きっと正しいに違いないと信じてしまう人が、本当に多いからです……。

マカロンやパンケーキなら、それほど深く知らなくても楽しめます。「値段の割に美味しくなかった」とがっかりしても、それほど大きな損失にはならないですよね。それをセラピーに置き換えると、どうでしょう。施術を受けるにしても、講座を受講するにしても、支払う金額は少なくありません。

情報があふれている現代だからこそ、目の前の情報や宣伝に操られないで、グラウンディング（※）できるセラピスト、グラウンディング（※）しているセラピストでありたいと思います。この本を手に取ってくださる方にもそうあってほしいと願っています。

日本人にとって身近な外国語というと、まず英語を思い浮かべる人がほとんどだと思います。英語は、いくつかの言語から作られたものですが、医学用語も含めて学術語はラテン語が起源となっており、これは世界共通です。日本で「ラテンの国」というと、ブラジル、メキシコ、アルゼンチン、チリなど、ラテンアメリカを想像する人が多いようですが、実はフランス、イタリア、ポルトガル、スペイン、ルーマニアがラテンの国なのをご存知ですか？　ちなみに、メキシコ、ブラジルなどは、スペインやポルトガルの植民地になったため、ラテンアメリカと呼ばれるようになりました。

セラピーで使う言葉には、医学用語が多く含まれます。私たちのアロマプレッシャースクールでは、英語、フランス語、日本語が飛び交います。私がダニエル先生の英語を訳すとき、メ

※接地や座礁という意味。セラピーでこの言葉を使うときは、地にしっかり足をつける、地に足がついたという意味になる。身体でも使うが、セラピーでは精神面で使うほうが一般的。

ディカル用語については、ダニエル先生がフランス語やラテン語での意味を詳しく話してくれます。原語の意味を知ると、理解がぐーんと深まるので、こうした知識はとても大切なことだと感じていますし、それを受講生の皆さんとシェアできるのをとてもうれしく感じています。

また、こうしていろいろな言語にふれ、身近に感じてもらえると、あやしげなカタカナ英語の文句にふりまわされずにすむのではないかと思います。

現在の日本では、私がこの世界に入った頃に比べ、セラピーといわれるものが増え、確実に身近な存在になっているように感じます。前著『ダニエル・マードン式 モダンリンパドレナージュ リンパの解剖生理学』（小社刊）でも書きましたが、日本は、簡単にセラピストになれる国で、半分素人のような人でも開業できてしまいます。ここに落とし穴があるのです。

誰でも簡単にセラピストになれるということは、修行に時間、労力、努力をあまり費やさなくても、サロンを開くことができてしまうということです。このことがまかり通っているために、セラピストになりたい人にとっても、施術を受けたい人にとっても、**何を基準にセラピストのよし悪しを判断すればいいいか、わからなくなっている**のです。

医療機関では、理学療法士や作業療法士など、主に身体機能の回復をサポートするリハビリの専門家がいます。柔道整復師や鍼灸師の多くは開業し、保険適用で治療を行い、保険適用外のコースも提供している治療院も多いです。また、さまざまな民間療法やマッサージのサロンを開業している方々もいらっしゃいます。こうした日本の現状を見て、「不安定な原子が同時に存在しているようだ。でも、ネガティブでなく、ポジティブにとらえることもできるんだよ」とダニエル先生は言います。

◆不調が改善されたはじめての施術

私がセラピーの世界に入ったのは、交通事故の後遺症で頭痛、腰痛、肩こり、耳鳴り、手足や顔のしびれ、不眠などの症状をどうにか改善したいと思ったからでした。病院にもずいぶん通い、痛み止めや頭痛薬、睡眠導入剤なども試しました。理学療法士からリハビリも受けました。それでも、つらい症状は西洋医学では治りませんでした。

とはいえ、私は西洋医学を否定するわけではありません。素晴らしい医術ですが、治療する症状に得意分野と不得意分野があると思っています。

民間療法と呼ばれるものも、同様のことがいえます。私の場合、さまざまな民間療法も受けましたが、どこに行っても改善までは感じられませんでした。たくさんのマッサージサロンにも通いましたが、「今回こそ」と期待しては裏切られて失望するということを繰り返していました。

不調とつき合いながら生きていくために、そして治せるものなら治したいという思いのなかで、数年後、自分自身がアロマセラピーとハーブを教える立場になりました。アロマセラピーの関連商品を開発する仕事にも携わっていたことから、エッセンシャルオイルの薬理効果を基に、目的ごとのレシピをつくり、実際に自分にも使ってみました。商品化したアイテムを継続して使ってみたこともあるのですが、期待するような改善は感じられなくて、「ああ、やっぱり……」と落胆することが続きました。

「ほかのブランドのアロマだったらどうかな……」「オーガニックなら、効果があるかもしれない！」など、いろいろと高価なものも試してみましたが、どれも結果は同じでした。

不調の改善を目指して始めたアロマセラピーでしたが、私のケース（身体的な損傷やそれによる不眠や頭痛）には、力不足ということがわかりました。

アロマセラピーは大好きですが、やはり得意、不得意があります。アロマセラピーなどの書籍には、さまざまな症状の改善や緩和の方法が書かれています。けれど、決して万能ではありません。**西洋医学と同様、アロマセラピーも万能薬ではない**と、認識しておく必要があります。

そんな私の不調に変化を感じさせたのが、ハワイで受けたダニエル・マードン先生のメディカルマッサージ・アロマプレッシャーでした。このとき、私はロミロミを修得するためにハワイに住んでいました。アロマプレッシャーの考案者であるダニエル先生は、フランス人のフィジオセラピストであり、ハイドロキネジセラピストでもあって、ハワイのロイヤルファミリーやセレブリティを多数顧客に持ち、ハワイにはじめてリンパドレナージュを紹介した人物としてもよく知られていました。

その施術の素晴らしい効果に感動したことを、昨日のことのように覚えています。マッサージを受けたあと、身体の痛みと頭痛が確実に減ったと感じました。また、クリニカルアロマセラピーオイルが使われていたことも印象的でした。フランスの薬局で取り扱われているものをはじめ、世界各地のセラピューティックグレード、ワイルド（野生種）、オーガニックなどのエッセンシャルオイル（精油）だけを使ったオリジナルオイルでした。

ダニエル先生は、私が心に抱いていた疑問点に対して、はじめて明確に答えてくれた先生でもあります。心がクリアになり**「これを日本の人に伝えたい！　治療院で知り合った人たちに受けてもらいたい」**と、強く思ったのでした。

失望や落胆は、生きるエネルギーを奪います。サロンや治療院に来られた方が、がっかりして帰路につくのはとてもつらいこと。ですから、私たちのサロンに来てくださる方にはそのような思いをさせてはいけない、受講される方や、サロンに来られる方にも、そのような思いをさせてはいけない、と日々思っています。

◆マッサージは「メディカル」の目線で考える

現在実践している「アロマプレッシャー」メソッドは、メディカルを基本に体系化されたものです。身体への正しい知識や新しい情報を取り入れ、医学、新しいサイエンス、解剖学、生理学が基本となっています。ですから、伝承マッサージとは異なります。

もし、あなたが医師に手術を受けるように宣告されたら、数千年前の医療に携わっていた人と、現代の医師と、どちらに手術してもらいたいですか？　現在の医師に依頼したいという人がほとんどでしょう。

マッサージの場合も、同じことがいえます。もし、施術を受けるとしたら、手術と同じで、私は科学的な根拠がなさそうなメソッドではなく、現代の医科学を学んでいるセラピストから受けたいと思います。

腹部のマッサージで、「腹部大動脈の上を強く押す手技があった」「リンパマッサージでリンパ節をゴリゴリほぐされた」というクライアントや受講生がたくさんいます。さまざまな話を聞きながら、危険な手技に驚きました。

町で見かけるサロンの看板も「リンパマッサージ」と書いておきながら、実際の手技は筋肉マッサージだったり、筋肉や筋膜をマッサージすると、おまけでリンパマッサージもできる、と書かれていたりすることもあり、「そんなことで大丈夫なのだろうか」と首をかしげたくなります。これは昔の話ではありません。情報をたくさん得ることのできる現代であっても、よく聞くことです。

私が専門的なマッサージとしてはじめて修得したのは、ハワイの伝承療法であるロミロミマッサージでした。当時学んだのはカヒコスタイルというもので、カヒコは古代という意味があり、フラダンスにもこのスタイルがあります。このカヒコスタイルを基礎から学ぶため、数年かけて習得しました。

楽園の島ハワイのマッサージということや、短期滞在の講習でディプロマをもらえるスクールも多いため、日本でもよく知られるようになったロミロミマッサージ。家族や同じ部族の人が病気になったり、体調がすぐれなかったりしたときに施すケア方法が、マッサージ療法になっていったという背景を持っています。さらに、その源をたどると、ポリネシア人が海を渡り、行きついた島（ハワイ）に定住して伝承したものです。これについて知っている日本のセラピストは、ほとんどいないかもしれません。

アロマプレッシャーメソッドの基本技術はメディカルですが、伝承療法にも素晴らしい技術があります。そこで、アロマプレッシャーには、ロミロミマッサージを少し取り入れ、尊敬と感謝を込めています。

今、ロミロミマッサージを学び始める前のことをあらためて思い出しています。

治療や施術についてのよい噂を聞くと、都内はもちろん、他県でも受けに行っていましたが、数年後にダニエル先生から受けたメディカルマッサージの存在を、当時の私は知りませんでした。そうした手技は、まだ日本にはなかったからです。

ダニエル先生は理学療法士として、１９８０年代、フランスの医療機関でがん患者の方々が放射線治療を受けたあとに発症しやすいリンパ浮腫や、皮下組織へのダメージをケアしたり、また外科における術前・術後の皮下組織ケアを専門にされていました。

一方、パリを拠点とするプロサッカーチームや名門スポーツクラブ、スーパーモデルエージェントのセラピストとしても活躍されました。ハワイにはじめてリンパドレナージュを紹介し、ハワイの医療機関や、ワイキキのホテルスパの技術研修にも携わっていました。そこには日本から学びに来ていたセラピストやエステティシャン、エステサロンのオーナーの姿もありました。

来日したのは、大きなリゾートホテルのスパのプロデュース、コンサルタントのためだったのですが、日本のことを知るうちに、**「なぜ日本にはメディカルマッサージがないのか？」「フランスでは治療法として積極的に使われている療法が、なぜないのだろう？」「必要とする人が受けられないのはなぜ？」**など、さまざまな疑問が湧いていったといいます。

それまでは私自身、日本ではなんの疑問も湧かず、そうした現状があたりまえだったのですが、ダニエル先生とともに活動するうちに、少しずつ日本のあいまいな状況を認識するようになっていきました。

前述のリゾートホテルのスパでは、コンサルタントと同時に研修もさせていただきましたが、半年以上の研修時間を設けました。数年後、同じように研修させていただいた同系列のホテルは、日本で一番のスパに選ばれるという快挙を成し遂げました。

「予約を取ることが難しいスパ」「まずスパの予約を取ってホテルの予約をする」という現象が実際に起きていたのです。お友だち同士で来た方が、次の機会にはご両親と一緒に来てくださるパターンも多かったと聞いています。

リピーターになる方の数が圧倒的に多い——この現象から、アロマプレッシャーメソッドを必要としている人が、日本にたくさんいることを知ったのです。

◆日本のマッサージに欠けているもの

フランスやアメリカでは、国や行政のライセンスがないと「マッサージセラピスト」として働くことはできません。学校へ行き、決められたプログラムを履修・修了し、ライセンステストに合格しないと仕事ができません。

私たちのスクールには、理学療法士や柔道整復師、看護師、あはき法の国家資格を持った方たちも受講に来られます。日本には、指圧のように、歴史が長く、とても素晴らしい技術があります。しかし、**押圧法にも得意、不得意があり、むくみ（浮腫）の軽減においては、不得意といわざるを得ません。揉捏法《じゅうねつ》も同様で、むくみを助長して逆効果を招くおそれがあります。**

これはもう、脳外科の専門医がひざ関節の手術をするくらいに、専門外のこと。浮腫には浮腫に適した専門の技術があるからです。

私が実践しているメディカルマッサージの技術は、ヨーロッパでは古くから知られているものの、日本では歴史が浅いせいか、正しくメソッドを学べる機関が整っておらず、そのこと自体はほとんど知られていません。

もちろん、日本でも素晴らしい技術を持ってマッサージをされている方を知っていますし、そういう方はたくさんいらっしゃいます。しかし、私たちが実践しているメディカルリンパドレナージュというマッサージ方法で施術できるマッサージ師、理学療法士の方は、日本では数少ないといっても過言ではないでしょう。

ご自身の施術方法に限界を感じたマッサージ師の方々も受講に来られるのですが、スクールでは「楽しい！」「すごい！」と、エキサイティングな声がたくさんあがります。浮腫だけではなく、筋肉へのアプローチ方法もご自身の技術と違うので、比較、分析しながら驚かれているようです。柔軟な考え方を持ち、患者さんのために新しいことを学ばれる療法家の皆さんのあり方は、非常にプロフェッショナルであると感じています。

ところで、マッサージについて、少し詳しくみていきましょう。

日本では、「あはき法」という厚生労働省が管轄する国家資格があります。按摩《あんま》、指圧、鍼《はり》、灸《きゅう》を行う人は、国家資格を取り、マッサージ師として仕事をしています。日本では、医師以外に「マッサージ」という表記が使用できるのは、こうした按摩・指圧・鍼・灸の資格を持った人に限られています。

按摩は中国から日本に伝わり、現在では医療的徒手療法として定着しています。これに対し、マッサージはヨーロッパで育ち、特にフランスでは医療として確立されました。

Massage〝マッサージ〟という言葉はカタカナなので、元々は外来語ということがわかります。また、これは英語ではありますが、その語源はラテン語にあります。

広辞苑で調べると、次のような説明がありました。

「マッサージ【massage】手または特殊な器械を用いて身体を擦《さす》り、揉《も》み、叩《たた》きなどして行う治療法。血行をよくし、疲労を去り、筋肉の機能を高め、緊張をほぐすのに効がある。美容のためにも行う」

英語では「The action of rubbing and pressing a person's body with the hands to reduce pain in the muscles and joints.（筋肉や関節の痛みを軽減するために、手を用いて、人の身体を擦ったり、押したりする行為）」とあります。

日本語でも英語でも、マッサージは手を使って筋肉にアプローチすると説明されており、日本語の場合は手だけでなく、器械も使うと解説されています。これは、日本で一般的に知られているマッサージの概念に一致しています。

私たちを見つけて来られる、浮腫の症状がある方のなかには「退院のときに自分でマッサージする方法を簡単に書いた紙を渡された」という方が何名もいます。日本の多くの医師たちにとって、マッサージは、専門家に頼んで治療のために行うというよりも、気休め程度のセルフケアという認識なのではないでしょうか。こうしたことからも、**マッサージで治療するという認識が、日本ではまだまだ浅い**ということがわかります。

また残念なことに、もともと外国語であったマッサージという言葉が日本の国家資格に使われることで、より複雑化したように思います。少しずつではありますが、現在は国家資格を有しない人が行う場合は、医療行為ではないことをはっきり明記すれば、マッサージという言葉を使ってもよいという流れが生まれてきていると聞いています。

マッサージ師として仕事をされている方々が、マッサージができる人を限定したい気持ちはとてもよく理解できます。時間とお金をかけてしっかりと学び、その資格を有しているのですから。ただ、欧米のマッサージと日本のマッサージは、大きく異なります。今後、アロマプレッシャーメソッドを用いて、日本の治療を意識したマッサージのレベルアップを図れたら、今よりもっと多くの人に役立つはずです。

◆マッサージの歴史は戦争の歴史

フランスのリハビリマッサージは、戦争などで受けた外傷の回復のためにも行われてきました。見方を変えれば、ヨーロッパにおける戦いの歴史が、身体のケアや病院施設を発展させてきたともいえるでしょう。

フランスでは、医療行為における治療のひとつとして、マッサージが積極的に行われます。

これは目的を持った治療法であり、ダニエル先生が考案したアロマプレッシャーメソッドのバックボーンになっています。

一方、日本の医療におけるマッサージのような徒手療法は、リハビリテーションでの運動療法の「オプション」のようだと感じます。日本におけるマッサージのとらえ方というのは、フランスのそれにはまだまだ追いつけていないといえるでしょう。

フランスではマッサージはどのように発展してきたのか。その歴史をひも解くために、まずは中世時代まで歴史を遡ってみましょう。

学生時代、歴史の時間に学んだ「十字軍の遠征」――これはドキュメンタリーや映画にもなっていますし、なんとなく覚えているという方は多いと思います。11世紀から13世紀に起こったこの十字軍の遠征に、特にフランスは深く関わっています。

時のローマ教皇ウルバヌス2世（1088-1099）は、異教徒から聖地エルサレムを奪還するために、フランスのクレルモンで教会会議を開きます。そして、遠征軍（十字軍）の派遣を訴えました。これが有名なクレルモン教会会議（1095年）で、翌年、第一回十字軍が派遣されます。

ウルバヌス2世は、フランス人でクリュニー修道院の出身者です。クリュニー修道院は、ブルゴーニュ地方のロワール県にあります。歴史やワインが好きな方なら、「ああ、あそこね」と頭のなかでつながると思います。私がこの町を訪れたのは、南フランスへ行く途中、9月の

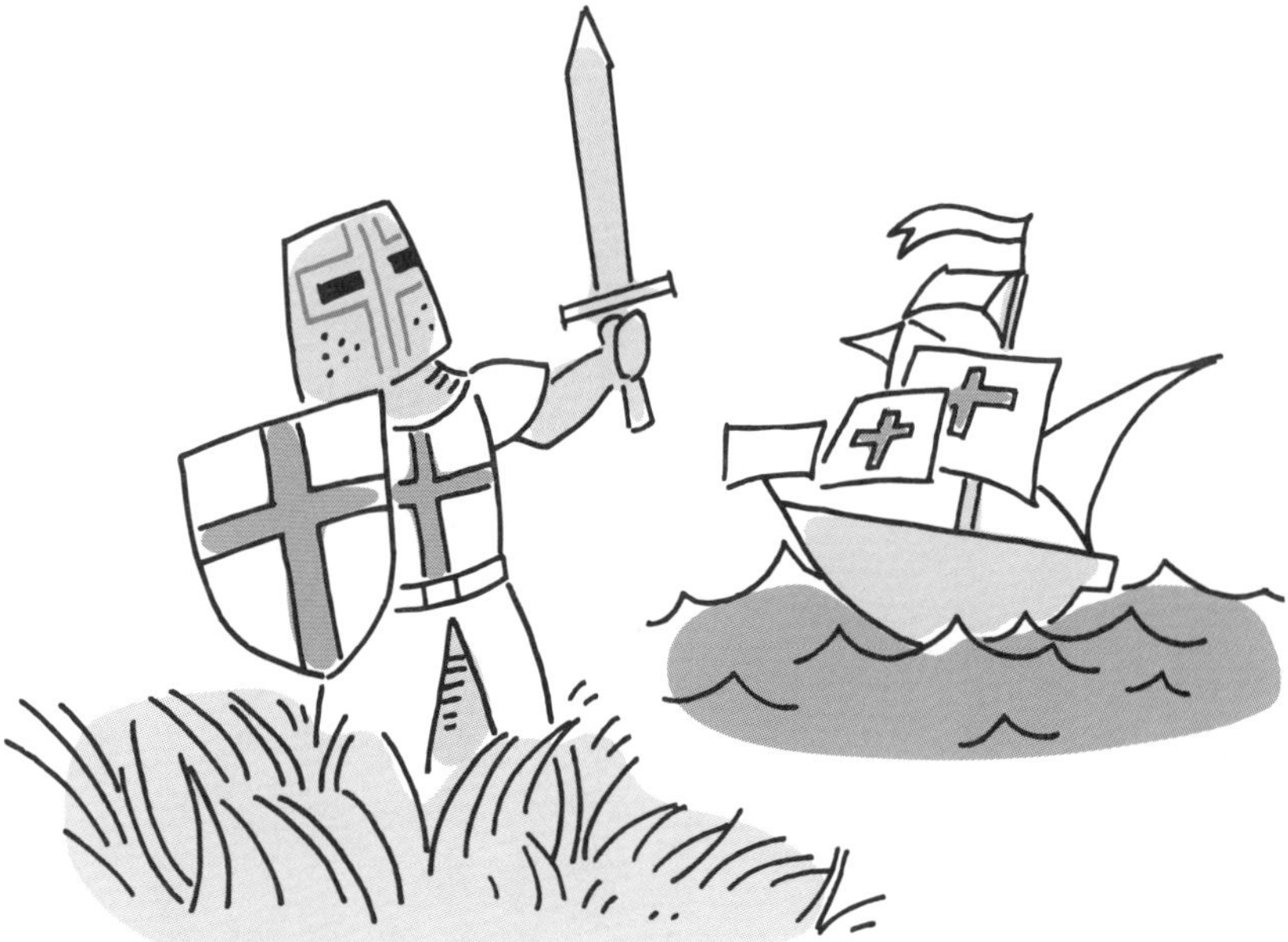

晴れた日でした。青い空と石造りの古い建物が美しく、そして重厚感のある歴史的な街並み……それらを目の前にして、深く静かに感動しました。

この遠征軍は、Ordre du Templeといい、日本語では「テンプル騎士団」と訳されています。彼らは、１３１２年にフランス王フィリップ４世が解散させるまで、活動を続けました。

テンプル騎士団とは別に、Ordre de l' hopital de Saint Jean de Jerusalem、日本語で、ホスピタル騎士団、聖ヨハネ騎士団などと訳される騎士団もありました。このホスピタル騎士団は、テンプル騎士団よりも早い時代から存在していて、病院を兼ねた宿泊施設で、巡礼者などへ医療奉仕をしていた修道士たちです。エルサレムの病院は、最大で２０００人もの人々を収容できたそうです。

そこではフランス語が話されていたということからも、ホスピタル騎士団はフランス人によって構成されていたといえるでしょう。

長期にわたる戦争は、多くの死傷者を出し、多くの人の看護が必要な状況を生み出しました。ホスピタル騎士団の修道士たちは、多くのけが人のために奉仕し、また戦いました。

ヨーロッパは、このような戦いや、隣国との領土争いなどが絶えません。日本も戦国時代がありましたが、島国という地形もあって、ヨーロッパと比べるとはるかに平和な国だと思います。フランスなどを訪れたことがある方なら、要塞に囲まれた町や村が非常に多いことに気づかれたと思います。

ただ、別の側面から見ると、**戦いは医療の向上につながっていった**といえます。

アロマセラピーを勉強された方は、今、フランスのジャン・バルネ博士のことを思い出されたかもしれません。ジャン・バルネ博士（1920－1995）は、フランスのリヨンという町で、医学生であった第二次世界大戦中、レジスタントとしてドイツとの戦争に参加します。そこで、多くの負傷兵の手当てをし、医学部卒業後は、軍医になって負傷兵の治療にあたりました。その際に薬品が足りず、ティートリーやラベンダーなどのエッセンシャルオイルを薬剤として使ったといわれています。その後、1959年に軍を去ったのち、パリで開院。外科医師として活動しながら、アロマセラピーを植物療法のひとつとして臨床応用し、研修し続けた人物としても知られています。

アロマセラピーという言葉は、それよりも前の時代、フランスの香料研究者ルネ・モーリスガットフォセ（1881－1950）によって作られました。彼は実験中にやけどをしてしまい、近くにあったラベンダーのエッセンシャルオイルを皮膚につけたところ、やけどがひどくならずにすんだことに驚き、エッセンシャルオイルを研究しました。1937年に刊行した本に、エッセンシャルオイルを使った療法の論文「アロマセラピー」を発表したことでも知られています。

中世のホスピタル騎士団や、ジャンヌダルクで知られる100年戦争、クリミア戦争、隣国との領土争い、20世紀の第一次、第二次世界大戦の負傷者は、内臓の疾患ではなくて外科的な傷を負っていたことは想像に難くないと思います。悲しいことではありますが、戦いが外科治療やリハビリテーション技術の発達に大きく関係してきたのです。

◆「心・技・体」を融合させたメソッドの実現

フィジオセラピストであるダニエル・マードン先生は、長年の経験と医師からのアドバイスをもとに、メディカルマッサージをさらに進化させてきました。それがアロマプレッシャーというメディカルマッサージメソッドです。その基本は、人間を肉体、心、魂がひとつになった存在という考え方のもと、ヨーロッパで発達した、リハビリ技術とメディカルマッサージ、メディカルリンパドレナージュで構成されています。

アロマプレッシャーの哲学は、医学の父ヒポクラテスによる古代の教えと、最新の医科学の研究、ダニエル先生の**「セラピーは、すべての人のために」**という考えがベースになっています。

そしてまた、セラピストがハッピーにセラピーを「提供」できるように、心と身体についての学び、身体の正しい使い方も習得できることを大切にしています。その結果、施術者と患者（クライアント）の双方をバランスがとれたよい状態へ導き、身体と心の健康をサポートするセラピーです。

次ページの図は、アロマプレッシャーセラピストがケアしている身体の領域を表したものです。円の中心部には、心臓、肝臓、胃、腸などの内臓があり、身体の深部を表しています。

アロマプレッシャーのホリスティックケア

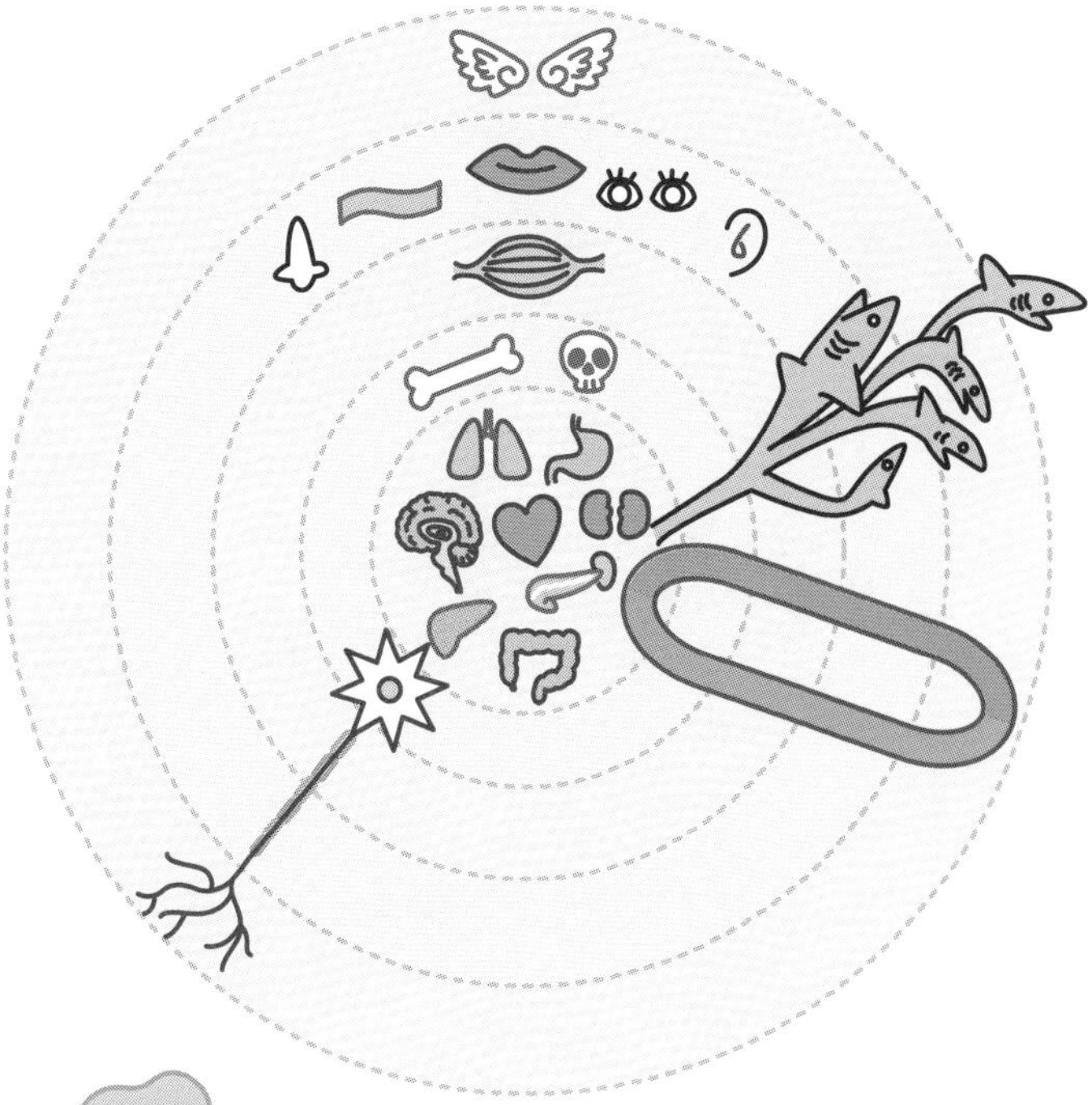

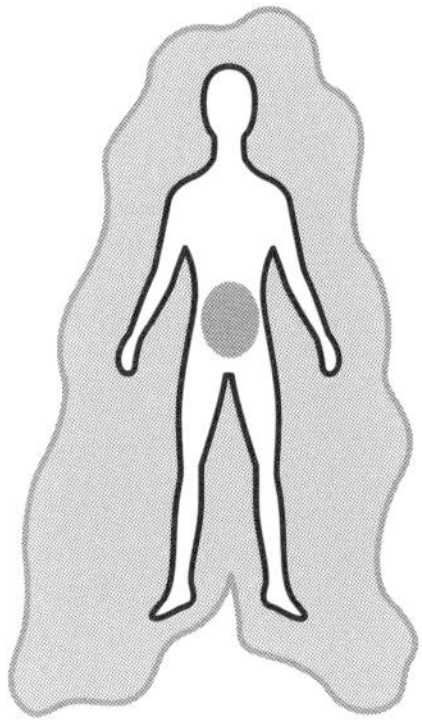

アロマプレッシャーセラピストがケアする領域は、身体から、心や精神を含む「からだ全体」である。ホリスティックの概念は、全体やつながり、バランスを表す。全体が相乗効果で機能するためには、それぞれの「部分」が大切。まず、身体に焦点をあて、それにより、目には見えない心や精神、身体から発するエネルギーのバランスもとれ、よい状態で「からだ全体」がつながる。

そのまわりに、構造的な役割を果たしている骨、そして、筋肉や靭帯、腱、筋膜などがあります。さらに、生命の泉ともいえる循環組織、神経システムがあり、一番外側に、マインドやスピリット、エーテル体が存在していると考えています。

それぞれは個々に存在しているようで、実は**すべてが相互につながってひとつである**のがイメージできますね。

ここで、ヒポクラテスの有名な言葉を英語で引用します。

〝Anyone wishing to study medicine must master the art of massage…〟

医学を学ぼうと志す者は皆、マッサージというアート（技術・能力・術）をマスターしなければならない。そして、

〝The way to health is to have an aromatic bath and a massage every day!〟

健康を保つ方法は、芳香浴とマッサージを毎日すること。

〝Each medical assessment should begin with caring touch…〟

医学的な評価・診断をするときには、１人ずつ注意しながら触れるべきである。

ということを、２０００年以上前に説いています。

ヒポクラテスの言葉を少し詳しく読んでみますね。

最初の文章は、医学を学ぼうとする誰もが皆、マッサージというアートを修得しなければな

らないといっています。この「アート」とは、芸術だけでなく、能力、技術などの意味があるので、マッサージをただのテクニックではなく、もっと深いものであると伝えていると感じます。

この教えは、16世紀、近代外科学の開祖として世界的にも知られているフランスの医師、アンボワーズ・パレという人物に引き継がれました。ヒポクラテスが没したあと、長い間マッサージは医学として研究されることなく、民間療法として伝わるのみとなりました。パレ医師は、マッサージの術や治療効果について発表し、医師たちへ広めました。ちょうど日本では、ポルトガル人が種子島に漂着し、鉄砲を伝来した頃です。

パレ医師の働きにより、フランスでは、マッサージ療法が治療法として見直されることになり、徐々に広まって、その考えも受け継がれていきました。


2番目の文章は、健康を保つには、毎日、芳香浴とマッサージをすることとあります。芳香浴は、薬草を身体に塗布したり、薫香のように植物を焚いて香りの成分を身体に取り入れたり、香りを楽しんだりすること。少し形を変えて私も実践している療法ですが、現在の日本では、医術ではなく、リラクゼーションとしてのポジションに置かれてしまっています。

健康を保つための方法として、睡眠をとりましょう！　バランスのよい食事をしましょう！　適度な運動をしましょう！　ということは、日本人ならほとんどの方が認識していることで、医学的な根拠もある程度、知っているはずです。

けれど、「健康を保つために、芳香浴とマッサージを毎日しましょう！」とは、いわれていません。私はこれを提唱していますが、日本には、「マッサージ＝リラクゼーション」「マッサージ＝肩こり」という認識が根強いのを感じます。そのため、まず考え方を変えてもらわないとなりません。

考え方を変えてもらうことは、フランスをはじめとするヨーロッパでは、あまり必要ありません。マッサージが健康によいものだと認識されているからです。アメリカでも、マッサージはリラクゼーション以上のものと認識している人が多いので、残念ながら日本との認識の違いは大きいのです。

3番目の文章は、患者の状態を医学的に評価、診断するときは、一人一人にケアしながら触れることから始めるべきであるというものです。**ケアは、介護や世話をするという意味だけではありません。注意深く、気づかいながら、責任を伴って触れて、診る**ことも意味します。

現代の日本では、病院に行くと看護師さんから体温計を渡され、自分で体温を測り、体温計を返しに行きます。血圧は自分で測定して、印字された紙を看護師さんに渡し、その紙はファイルに入ります。医師が患者に、ケアしながら触れる機会は、残念ながらほとんどなくなってしまいました。

私のスクールでは、アロマプレッシャーの哲学に基づいて、神経系、循環系、筋系および骨格系は互いに密接につながり、全身の器官につながっていることを伝えています。

アプローチするのは、一般的なマッサージでアプローチする筋肉、筋膜はもちろんのこと、浮腫・免疫に関わっているリンパシステムです。リンパシステムは、皮膚、血液、リンパの循環器系、神経系、ホメオスタシスを維持するための神経伝達物質やホルモンなどの化学物質、感覚器系、消化器系、呼吸器、泌尿器などすべてと深くつながっています。

定期的に受けられているリピーターの方からは、身体の変化として、むくみ、浮腫による痛み、セルライト、肌のトラブル、全身の疲労感、肩こり、冷え、生理痛、便秘、抜け毛、頭痛、ものごとに集中できない、イライラ、眠りが浅い、立位バランス、転倒（転びにくくなった）、などが改善されていく、気持ちが穏やかになっている、とフィードバックされます。

このようなうれしい、時には驚くようなフィードバックは、**マッサージの物理的作用、生理学的作用がもたらす**ものです。「薬」を用いなくても、いろいろな症状への効果が期待できます。**それは、セラピストの「手」によってなされています。**

column

アメリカのマッサージ

ニューヨークやシアトル、カリフォルニア、アリゾナ、ハワイなどで活躍しているアメリカ人セラピストの友人たちがいます。

彼らによると、アメリカのマッサージは、ベトナム戦争後に発達して広まったそうです。ベトナム戦争と時が重なる1960年代のアメリカ社会では、ヒッピーと呼ばれる人々の新しいムーブメントが広がり、東洋の宗教や哲学への傾倒、思想、向精神薬（ドラッグ・麻薬など）・性、フリーセックスの解禁、男女・人種の平等などの思想が広がっていました。彼らはインドへ旅し、ヨガに傾倒したことでも知られています。

ヒッピーと呼ばれる人や、ヒッピー文化に影響を受けた人たちのなかから、精神的なリリース（開放）、リラックスを求めて、ゆったりとしたスピードで行うオイルマッサージを始めた人が現れました。それは、現在も受け継がれ、アメリカのマッサージには「精神の開放や精神のリラックスを求める考え方がソースにある」と彼らはいいます。

フランスのマッサージは、まずは身体を回復させ、次に、精神面によい影響を及ぼすという、メディカルなイメージがあります。これは、ドイツやイタリアでも、同じように感じます。

私は、ハワイでも、また、現在も、戦争によるトラウマを抱えているクライアントのケアもしています。ベトナム戦争やアフガニスタン戦争などの帰還兵の方たちです。

第2章

リンパサイクルの解剖生理

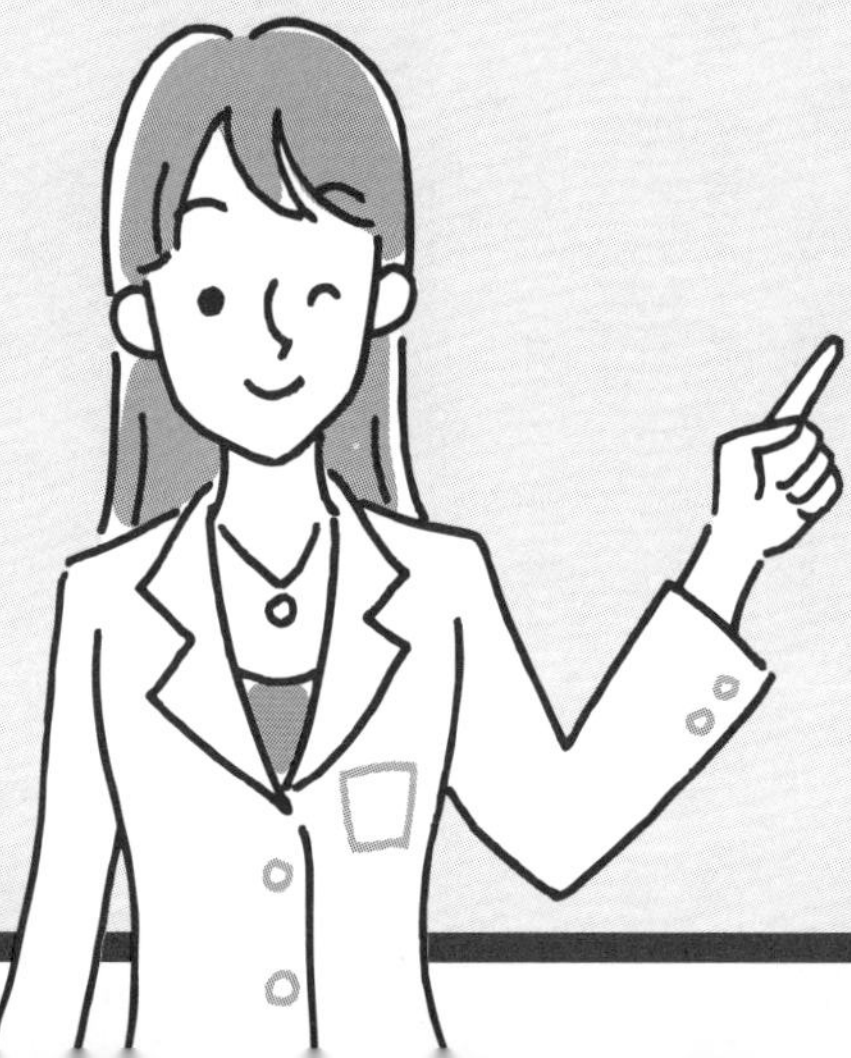

◆「運動しているからマッサージはいらない」は大きな間違い

現代社会では、身体によくないとわかっていることでも、それを完全に避けることは不可能です。慢性の睡眠不足、ストレスでイライラする、忙しい日の昼食をコンビニのお弁当にする、運動不足もあるでしょう。

私が今までにケアしてきたスポーツインストラクターやダンスの先生、トライアスロンなどのアマチュアスポーツ愛好家の人が、口を揃えて言うのは「スポーツをしているから、大丈夫！マッサージはいりません！」。

これは、大きな間違いです。

疲労物質や不要な代謝産物を取り去るためにも、筋肉の緊張を和らげるためにも、体液のバランスを整えるためにも、そして、さらによい結果を出すためにも、マッサージはとても必要です。このような方たちを施術すると、実際には、かなりの割合でコンディションが悪い人が多いのです。

ご本人も、「実は、○○の状態がよくないのです」などと自覚があるのに、「運動しているから大丈夫」と言います。日本人は、まだまだボディケアに対する認識が低いことや、ケアできるレベルのセラピストが少ないことも原因しているのではないかと思います。

運動不足や冷え性も、同様です。そこで、**積極的にリンパ液や組織間液を流してあげると血**

流がよくなり、体循環が促進されて、体液が健康な（きれいな海のような）状態に導かれます。

むくみは、リンパ浮腫だけの症状ではありません。長年のクライアントの男性アスリートは、激しい練習や大会のあとは、必ずむくみます（特に下半身）。高齢者は、筋肉量が低下し、運動量も減る人が多いので、循環が悪く、むくんでいる方が多いです。立ち仕事の人も、逆にデスクワークの人も、夕方には多くの人がむくみを訴えます。薬の副作用もあります。寝たきりの人もむくみがあります。外科手術後も、そうですし、ホルモンの影響を受けやすい女性も生理のときはむくんでしまうことが多いのです。

実は、痩せている人も、たとえ外見は太って見えなくても、むくみを持っている人は多いのです。ベジタリアンにも、むくんでいる人が多くいます。

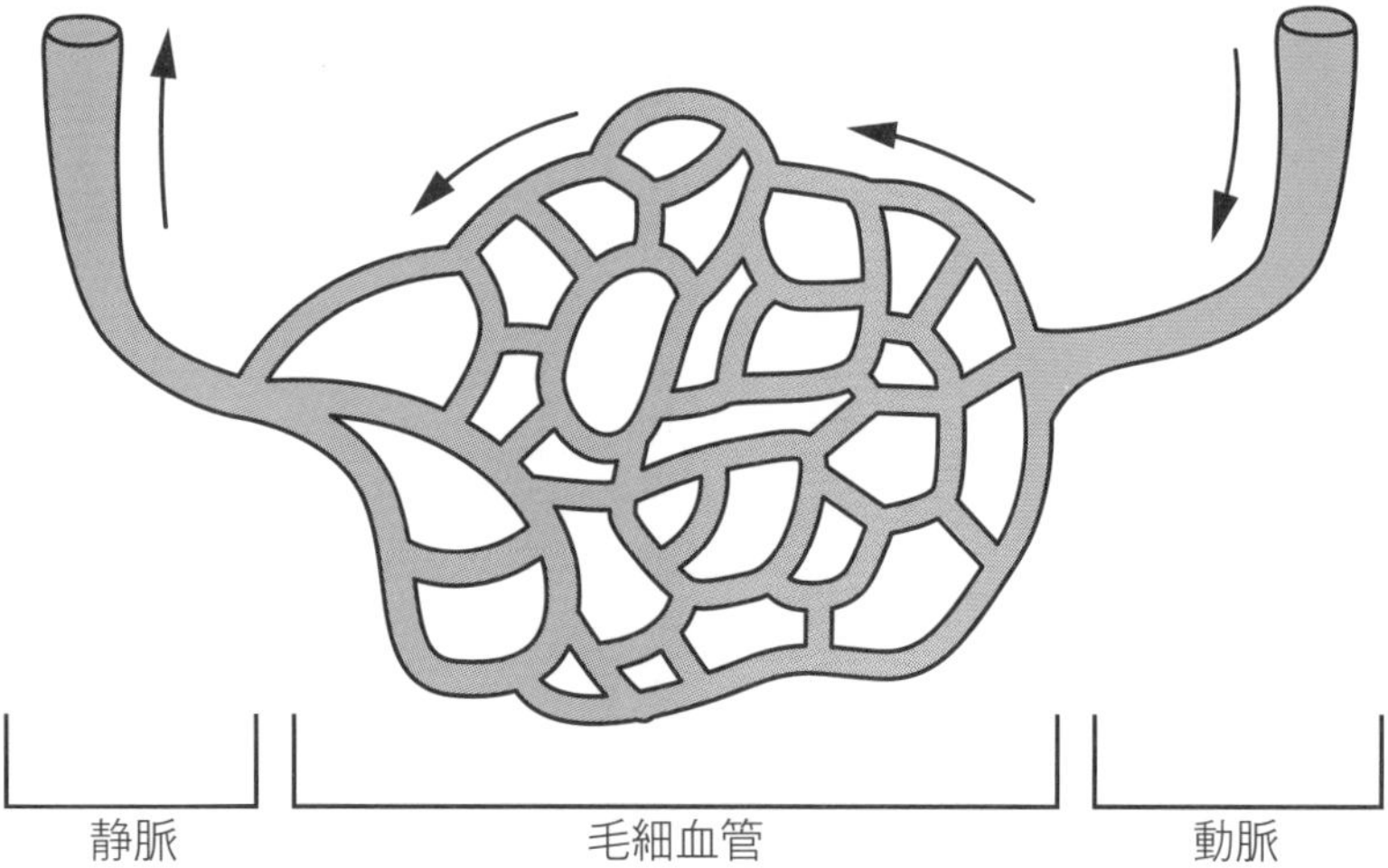

リンパ液のサイクルについて考えてみましょう。まず、血液の循環について確認します。

血管には動脈と静脈、毛細血管があります。心臓から送り出された血液を運ぶ動脈、末梢から血液を心臓へ送り返す静脈、毛細血管は、動脈と静脈の間にあります（55ページ）。

動脈—毛細血管—静脈

心臓を起点に詳しく見ると、循環は次のように行われます。

心臓→大動脈→動脈→小動脈→細動脈→毛細血管→細静脈→小静脈→静脈→大静脈→心臓

動脈は、酸素と栄養素を運び、静脈は、二酸化炭素と毒性のない老廃物を心臓へ運びます。動脈と静脈の間に位置する毛細血管は、それぞれをつなぎ、次の物質の交換①②を行います。

①栄養素⇕老廃物
②酸素⇕二酸化炭素

物質の交換とは、毛細血管の外、組織間液に満たされた細胞とのやりとりです。細胞が栄養素や酸素を受け取るのは、毛細血管が細胞に直結しているわけではなくて、細胞の外にある水

血液の大循環と小循環

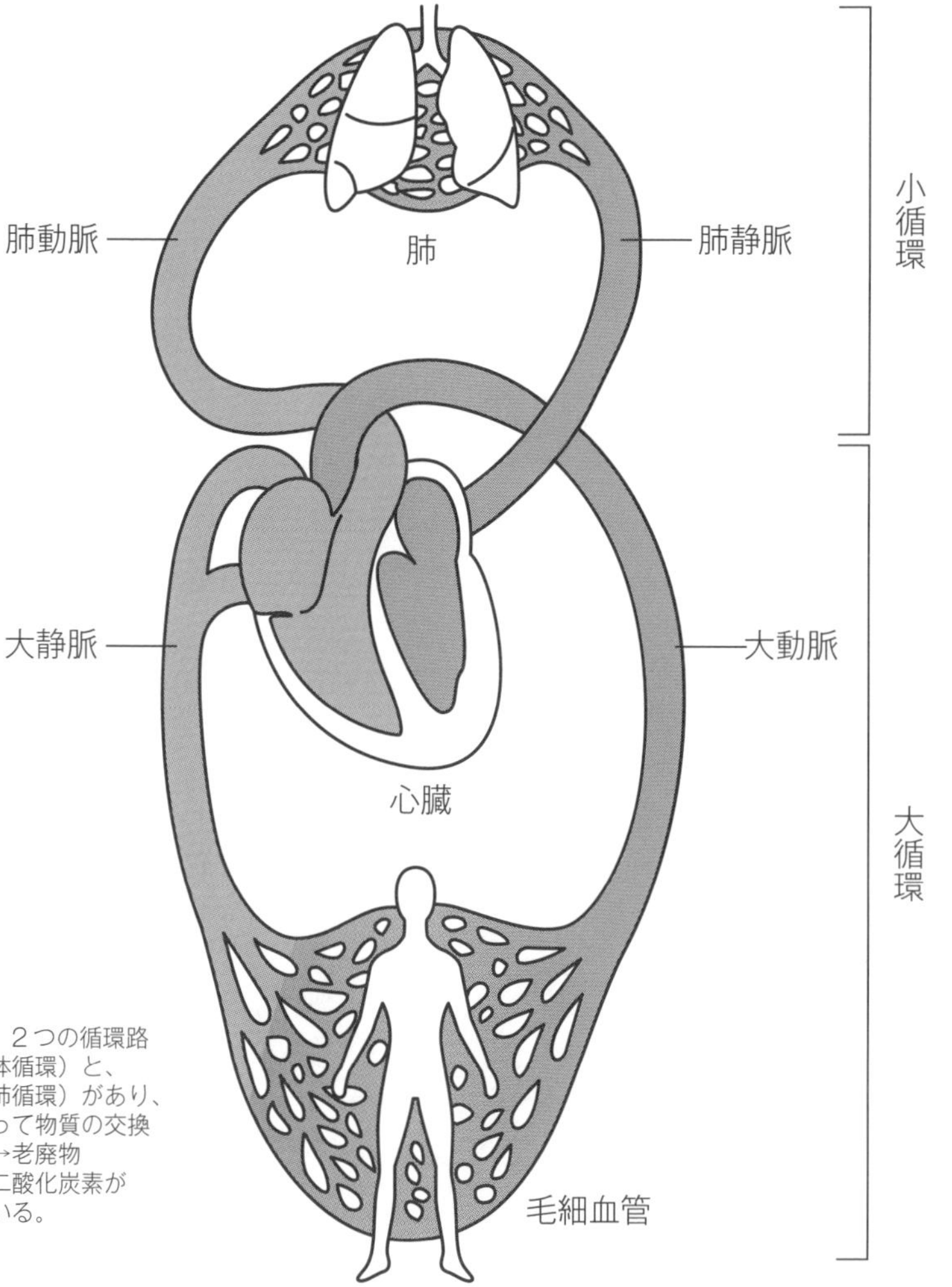

血液には、２つの循環路
大循環（体循環）と、
小循環（肺循環）があり、
それによって物質の交換
①栄養素↔老廃物
②酸素↔二酸化炭素が
行われている。

＝組織間液を介して行われます。細胞から出される老廃物や二酸化炭素も同様です。

毛細血管は薄い膜でできているため、血漿や栄養分の移動が可能です。漏れ出た血漿は組織間液になります。


血液には、**2つの循環路、大循環（体循環）と小循環（肺循環）があります**（57ページの図）。この循環がなされるのは、収縮と拡張を繰り返し、血液を全身に循環させている心臓があるからです。心臓はよくポンプにたとえられます。そのポンプの動きは、心臓が筋肉（心筋）で構成されているためにできることで、休むことなく一生動き続けてくれる臓器です。

大循環と小循環をここで確認しましょう。

1．大循環（体循環）：全身に栄養と酸素を補給
循環ルート：　左心室→大動脈→全身の器官・組織→上下大静脈→右心房

2．小循環（肺循環）：ガス交換を行う
循環ルート：　右心室→肺動脈→肺→肺静脈→左心房

私たちの身体の3分の2は水分

生命があるところには必ず水があります。

世界四大文明のエジプト文明、メソポタミア文明、インダス文明、黄河文明は、それぞれナイル、ティグリスとユーフラテス、インダス、黄河という、大河のほとりで生まれました。私たちが作物を育てるのにも、乾いたのどを潤すのにも、体内で起こる化学反応にも、ヒトの身体を構成する約60兆個の細胞へ栄養分や酸素を届けるのも、すべて水です。

今から120年ほど前に、海水を用いて助かる見込みのない数多くの病人の命を救った（といわれている）人がいます。生理学者ルネ・カントン（1866－1925）です。彼は、医師であり、生物学者であり、航空技術の発展に貢献したフランス人です。

海水の成分が血液と非常に似ていることから、さまざまな研究をし、愛犬の血液を抜いて濃度を調整した海水を注入する実験をしました。この犬は数年後、事故にあうまで元気に生き続けたそうです。これが有名な「ルネ・カントンの犬の実験」です。

私たちの身体の3分の2は水分で占められています。この水分は、いったい何でしょうか？どんなものが「水分」にあたると思いますか？

血液や、唾液、消化液などを思い出すかもしれません。それらも、身体の3分の2を占める液体です。でも3分の2の主なものは、細胞のなかの液体と、細胞と細胞の間を満たす細胞の外に存在する液体です。この細胞のなかの水を「細胞内液」、外の水を「細胞外液」といいます。
細胞内に存在する水「細胞内液」は、身体の液体成分の約3分の2で、残りの約3分の1は、細胞の外を満たす「細胞外液」です。さらに「細胞外液」には、組織間液、血液の液体成分の血漿《けっしょう》、リンパ液、脳脊髄液《のうせきずいえき》、唾液、消化液などがあり、これらの水分の割合は、ほぼ一定に保たれています。組織間液は、組織液や間質液ともいいますが、本書では「組織間液」、リンパ管を流れる液体を「リンパ液」とします。

この**「水」が、清らかでバランスのよい状態であることの大切さ**は、ほとんど注目されていません。「毎日1リットルの水を飲みましょう!」などといわれても、身体の約3分の2も占める水分の浄化やバランスと健康の関係に注目している人はいないようです。

◆体液がよどんだ状態とは?

海に島が浮かんでいます。きれいな海に浮かぶ島を想像してくださいね。島には、食料も酸素もありません。島に食料と酸素を運び、使用後は、排出された二酸化炭素とゴミの回収が必要です。

この島々を細胞として、身体に置き換えると、酸素と栄養素を細胞に運ぶライフラインは動脈です。回収は、リンパ管と静脈が担当します。

私たちの身体のなか

汚れた海のような状態
循環が緩慢。細胞も元気がない。
代謝が鈍い。
疲れ、むくみ、セルライトに
なりやすい。

アロマプレッシャー施術後

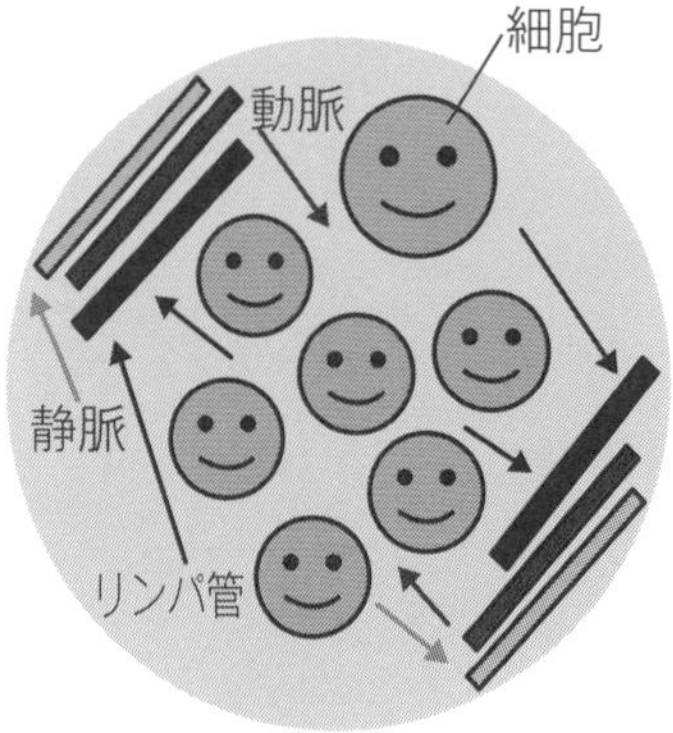

きれいな海のような状態
循環がよい。細胞も元気。
充分な酸素と栄養分が細胞に届き、
老廃物が回収される。

静脈が回収するのは、二酸化炭素と水分などです。リンパ管は、静脈では回収できない分子が大きい代謝産物、ウイルス、細菌、がん細胞などの毒性のもの、アルブミン（蛋白）、傷ついた細胞、過剰な水分などを回収しています。静脈が回収する水分は、一定量ですが、リンパ管は、マッサージなどにより、約20倍もの量を回収できるのだそうです！

日々、施術をして、むくみが明らかに軽減するのを目で確認します。施術を受けられた方は、「細くなった！」「軽くなった！」と驚いて喜ばれます。毎回ではありますが、私自身も驚きます。私の手で、回収が何十倍にも増えて、この状態になっていることに、感動し、技術に感謝する瞬間です。

61ページのイラストは、上は、組織間液が汚れた海のような状態で、細胞が不健康に。下は、きれいな海のような状態、ライフラインが円滑に機能して、細胞が元気です。

身体の水分が、きれいな海のような状態であれば、連携して機能している身体の他の器官にもよい影響を及ぼして、それが精神面にもつながることを想像してください。

では、水をきれいな海のような状態にするのにはどうしたらいいでしょうか？

答えは、**メディカルリンパトレナージュを受けること**です！

column

海水＝血液!?

59ページの「ルネ・カントンの犬の実験」を、本書ではじめて知った方は驚かれたのではないでしょうか。血液と海水の成分が似ていることに着目しての実験でしたが、pHを見てみると、海水と血液はとても近いことがわかります。

pHは酸性かアルカリ性かを数値によって示すものです。pHが低いと酸性、高いとアルカリ性です。pHとは、ラテン語でpounds Hydrogeniiといいます。Poundsは重量、Hydrogeniiは水素を意味します。したがって、酸性かアルカリ性かについては、水素イオン濃度の数値で決まります。

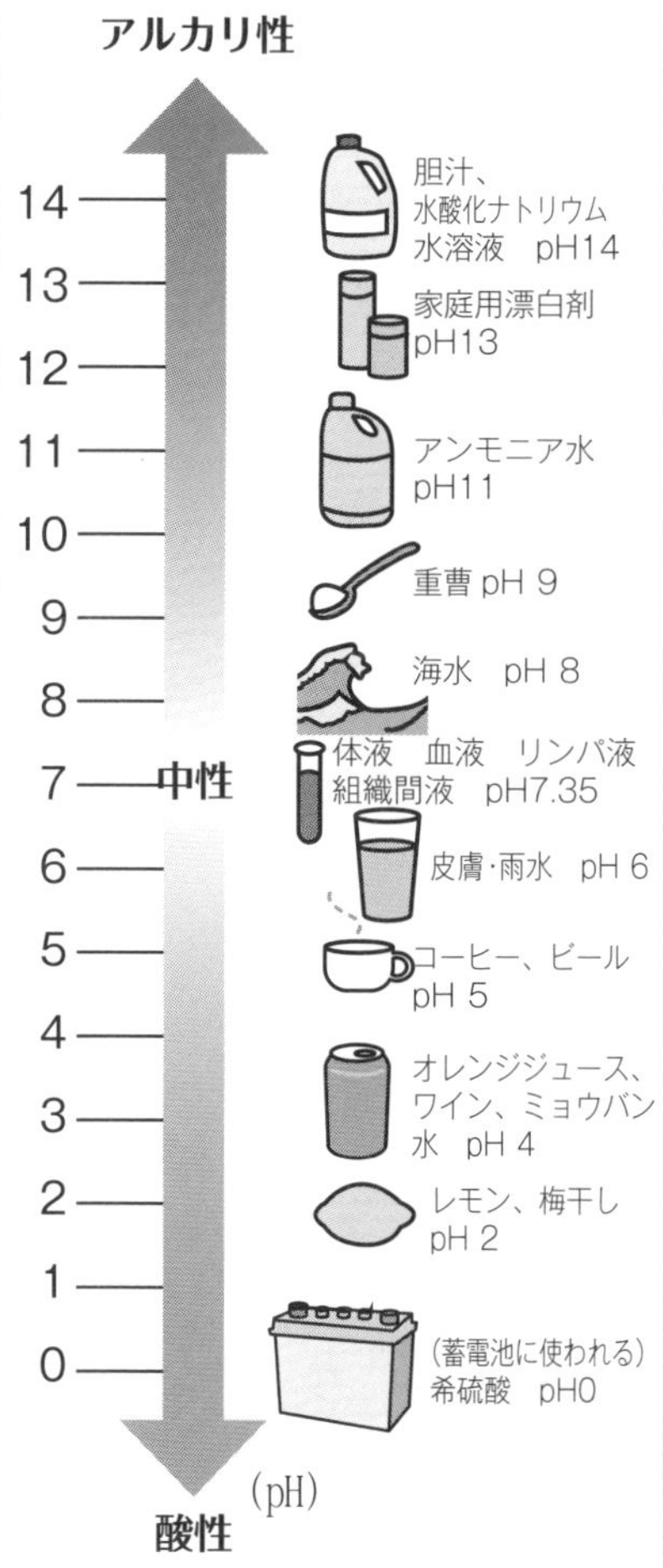

たとえば、pH 0が一番低い値ですが、蓄電池に使われる希硫酸が0です。胃散はpHは1です。対して水素イオン濃度が最も高いのはpH14で、水酸化ナトリウムの水溶液や、胆汁です。63ページを見ると、体内の液体は水素イオン濃度がさまざまであることがわかります。

一般に、肝胆汁のpH（7.1-8.5）に比して、胆嚢胆汁のpHは低い（5.5-7.7）と報告されています。

ちなみに、酸性が高いほど、酸味が強くなりますが、アルカリ性が強いほど、苦味が強くなります。とはいえ、口にすると危険な液体もありますので、決して味で確認はしないでくださいね。

◆スターリングの仮説と物質の移動　2つのフォース

1896年に、イギリスの生理学者アーネスト・スターリング（Ernest Starling）が、血液と組織間液の間で、体液のバランスをとるため起こる体液移動について、「スターリングの仮説」を発表しました。名前には敬称をつけずに呼ぶのが一般的ですが、本書では、リスペクトの意味を込めて、ミスター・スターリングと呼ぶことにします。ミスター・スターリングは、「スターリングの心臓法則」でも知られ、ホルモンの発見者で命名者でもあります。

「スターリングの仮説」は、「末梢循環のスターリングの法則」ともいわれます。この仮説は**「動**

脈側の毛細血管から濾過される体液と、静脈側毛細血管で吸収される体液とは、平衡な状態をとっている」という考えです。

この基本的なコンセプトは、今もメディカルスクールの教科書に掲載されています。

濾過量 ≒ 吸収量

しかし、実際には毛細血管から濾過される体液（血漿）のほうが、静脈側毛細血管で吸収される量より多いことが、その後の研究で明らかになっています。濾過量が吸収量を上回るため、均衡はとれなくなりますが、過剰分はリンパ管へ回収されることで、均衡がとれています。

濾過 ＞ 吸収　濾過量 ≠ 吸収量

このとき、静水圧と膠質《こうしつ》浸透圧と呼ばれるものが関係しています。圧というと、圧がかかるイメージがありませんか？　私自身、圧の解釈が英語でも日本語でも、わかりにくかった経験があります。colloid osmotic pressure が膠質浸透圧ですが、コロイド（colloid）を調べると、膠質でギリシャ語の kolla に由来し、膠《にかわ》を意味するとあり、分子より大きい微粒子が分散している状態を表す言葉でした。体液の場合には、その粒子は蛋白質を指しています。静水圧と膠質浸透圧とは、次のようなことです。

静水圧

静水圧は、静止した水で働く力のこと。生理学でも使われる言葉で、血管中の血液や、血管の外の液体（組織間液）が、血管に対してかかる圧も静水圧です。血管内の静水圧には心臓の拍動も関わっています。スターリングの仮説の静水圧は、血管内（動脈側の毛細血管）から外へ体液を押し出す力を示しています。

膠質浸透圧

浸透とは、半透膜を通過することができない物質（溶質）が混ざった液体（水溶液）があるとき、半透膜を境に、濃度の低い水溶液から濃度が高いほうへ膜を通して液体が移動します。この水の移動を浸透といいます。

浸透圧は、浸透という現象が起こるとき、水が物質濃度の高い方の液体（水溶液）に移ろうとする力のことをいいます。水には、溶質の濃度が高いほうへ移動する性質があります。生体内では、グルコースなどの糖分やイオン（ナトリウムやカリウムなど）が浸透圧に関わります。

膠質浸透圧は、浸透の現象が、物質が蛋白質（アルブミン、グロブリンなど）であるときのことをいいます。蛋白質は、水を引き寄せる性質があるので、血液中の蛋白質（血漿蛋白質）が増えると、膠質浸透圧（血漿膠質浸透圧）は上がります。

膠質浸透圧は、水を引き寄せるマグネットパワー（磁石）ようなものです。スターリングの

スターリングの仮説：濾過と吸収

①

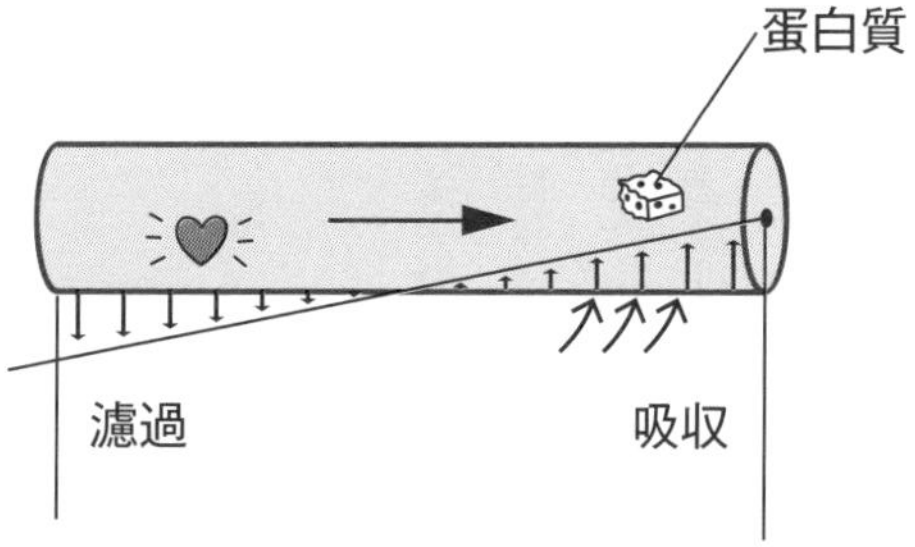

動脈側毛細血管から濾過で血管外へ移動した体液は、静脈側の毛細血管に吸収されてバランスがとれている。リンパ管の回収については触れられていない。

②

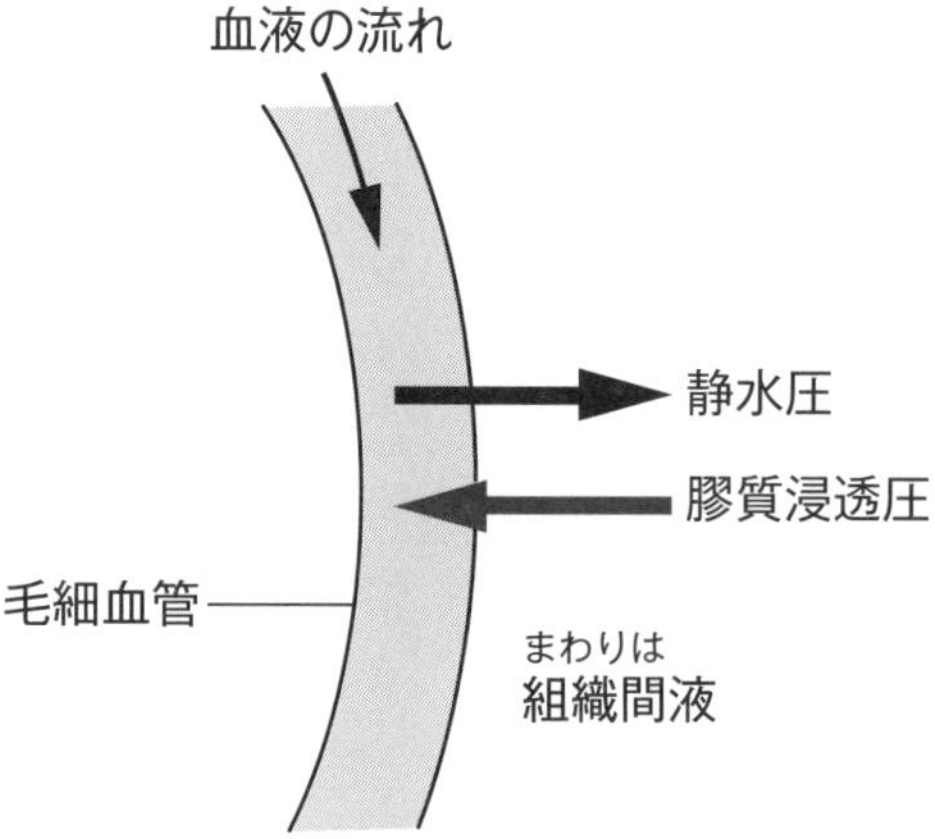

毛細血管からの濾過と吸収には、静水圧と膠質浸透圧が関与している。

仮説では、静脈側毛細血管内へ引き寄せることを示しています。「膠質浸透圧が上がる」ということは、押す力が増すのではなくて、矢印で示せば逆です。引き寄せる力が強まるということになります。

体内でどのようなことが起こって、物質が運ばれたり、移動したりしているかを知ると、楽しくなりませんか？　ここまでが、静水圧によって毛細血管から出た液体（血漿）は、膠質浸透圧によってまた毛細血管に吸収される、という「スターリングの仮説」です。方程式は、かなり単純で、下記に基づいています。

「もし、組織間液の蛋白質濃度が2％（100㎖中約2g）で、血漿が6〜8％（100㎖中6〜8g）の場合、膠質浸透圧は毛細血管のほうがより強い。ろ過と膠質組織圧の両方の相殺（つり合い）が起こる」

リンパ液は、蛋白質濃度が3％（100㎖中3g）とその強力なクリーナーの特性（引き寄せる力）にもかかわらず、スターリング方程式に含まれていません。

column

川の魚と海の魚

魚には、川や湖に住んでいる淡水魚と、海に住んでいる海水魚がいます。

淡水魚は、ほとんど口から水は飲まず、浸透によって体内に水が入ります。彼らの体に含まれる塩分が、体の外の水を引き寄せるからです。

水には、半透膜を通して、濃度の低いほうから高いほうへ移動する性質がありましたよね。

淡水魚とは逆に、海水魚は、魚より海水のほうが塩分が高いので、浸透圧によって水分が失われるのを防ぐため、口から大量の海水を飲みます。大量に取り込む塩の調整もして、生きるために体液バランスをとっています。

もっと微妙なレベルで、入浴でバスタブに浸かるとき、人もまた浸透圧の影響を受けます。海水や塩分濃度の高い温泉では、水分は身体から出て、真水の場合は、逆の現象が起こっていると考えられます。

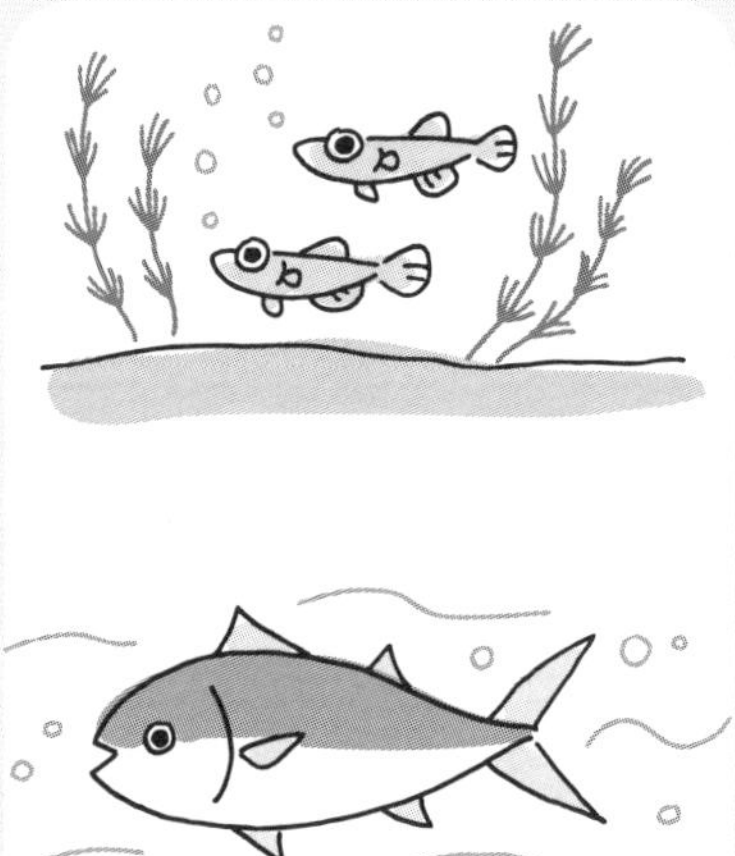

◆5つのフォース（圧・力）の存在

ここで今、さらに3つの圧を加えて、合計で5つのフォース（圧と力）の存在を考えてみましょう。

1. BHP (blood hydrostatic pressure) 血液静水圧
2. THP (tissue hydrostatic pressure) 組織静水圧
3. BOP (blood oncotic pressure) 血液膠質浸透圧（血漿膠質浸透圧）
4. TOP (tissue oncotic pressure) 組織膠質浸透圧

1. BHP

心臓の拍動が血液の流れを作り、血液を押し流して、それが毛細血管壁を押します。それにより、血液の液体成分である血漿が、血管壁から漏れて組織間液になります。

このとき、赤血球や蛋白質の大きな分子（高分子）は血管内に残ります。もし赤血球が漏れていたら、組織間液が赤くなってしまいます。

2つのメカニカルな力　VS　2つの生化学的な力

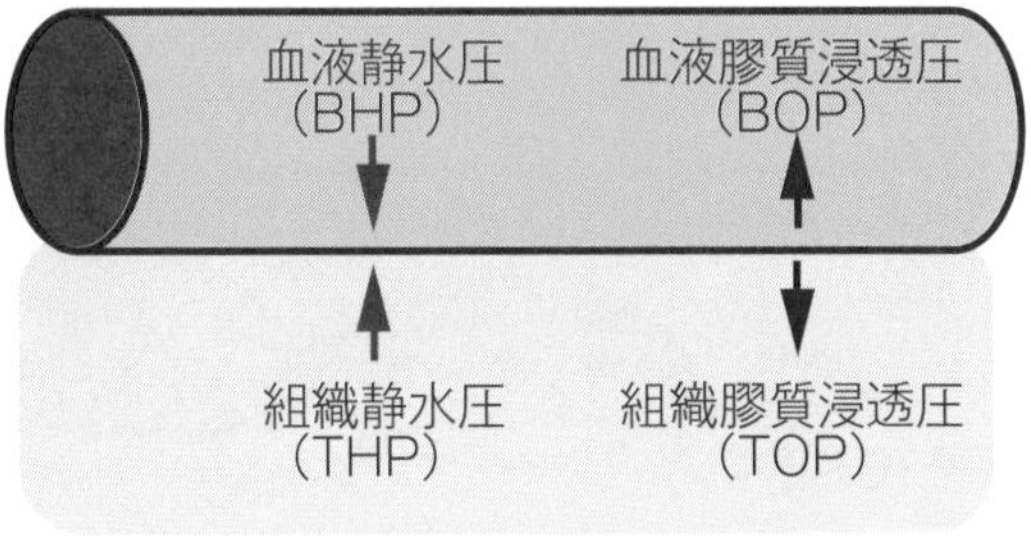

浸透と逆浸透

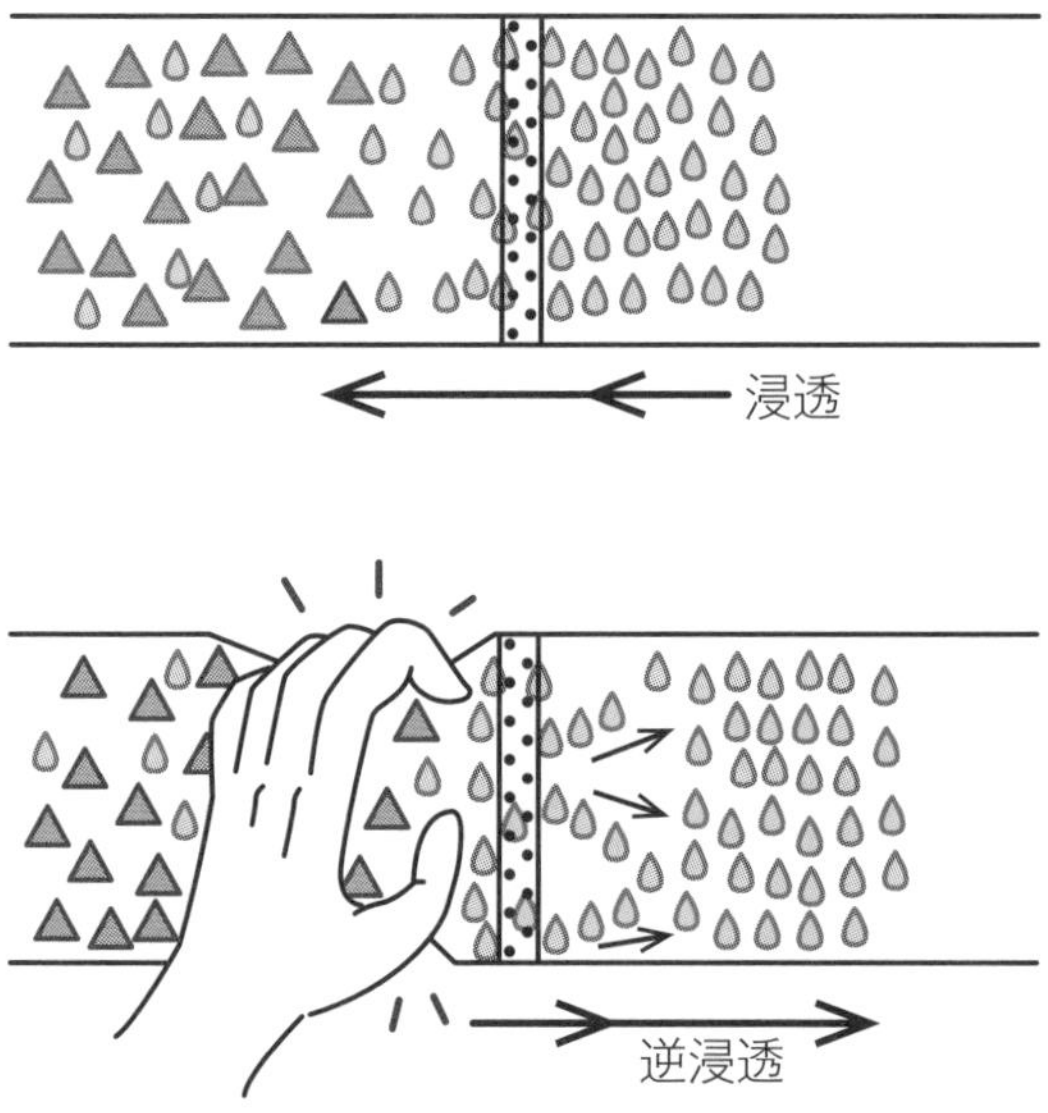

上は通常の浸透。下の逆浸透は、
水溶液が移る側に大きな圧力がかかると起こる。
強いマッサージにより起こることが考えられる。

ここでは、毛細血管内から毛細血管外への濾過されます。これを、**血液静水圧（血漿静水圧）**といいます。

2．THP

組織が機械的に圧を受けます。皮膚へ重さがかかっている状態です。ただ触れるだけでも、圧はかかります。ストッキングも、皮膚へ圧をかけます。きつい下着、ガードルも圧をかけます。組織にかける圧で身体によいものは、リンパドレナージュです。**組織間液を毛細血管へ戻す助けをする**からです。「組織間液」が血液へ濾過されていることについては、あまり言及されていませんが、ここで濾過が起こっています。

3．BOP

毛細血管内の蛋白質が、組織間液を静脈側毛細血管へ戻すのを助け、むくみを防ぎます。これを**血漿膠質浸透圧**といいます。

4．TOP

組織間液内の蛋白質が、血漿を組織へ引き寄せます。これを**組織膠質浸透圧**といいます。

次に、４つの違うアクションが存在することを確認しましょう。２つの濾過（ＢＨＰとＴＨ

P）と、2つの吸収（TOPとBOP）があります。わかりやすくするために、ペアにしてみます。

BHP　血漿→組織へ　メカニカル
TOP　血漿→組織へ　バイオケミカル（生化学的）
THP　組織間液→血管　メカニカル
BOP　組織間液→血管　バイオケミカル（生化学的）

毛細血管と組織間液でどのような作用が存在しているか、クリアになってきたでしょうか。

さらに、今まで知られていない意外な新事実があります。

◆リンパ膠質浸透圧

そして5番目は、LOP＝Lymph Oncotic Pressure **リンパ膠質浸透圧**です。**蛋白質は、水を引き寄せる性質がある**ことを覚えていますか？

5．LOP＝Lymph Oncotic Pressure リンパ膠質浸透圧

リンパ液には蛋白質が含まれています。普通の健康状態であれば、蛋白質の濃度は、リンパ液のほうが組織間液よりも高いです。ここまで読まれた方なら、次はわかりますね。リンパ管内にリンパ膠質浸透圧が起こります。これは、組織間液をリンパ管内へ引き寄せる力です。

蛋白質濃度：　リンパ液　＞　組織間液

リンパドレナージュやリンパマッサージは、リンパ管を開けて水を移動させるという物理的な方法ですが、リンパ膠質浸透圧という生理現象も存在しています。

私たち、リンパセラピストの大切な仕事に、**組織間液中の蛋白質の回収**があります。がん細胞など身体に有害なものや、血球や細胞のかけらなどの老廃物を回収することも大切な仕事です。そして、過剰な組織間液の回収もとても重要です。

それらをリンパ管内へ誘導するのは、セラピストの手です。回収には、次のことが関係します。

・LOP　リンパ膠質浸透圧
・THP　組織静水圧
・毛細リンパ管を開ける

５つのフォース

BOP　血漿膠質浸透圧
TOP　組織膠質浸透圧
BHP　血液静水圧
THP　組織静水圧
LOP　リンパ膠質浸透圧

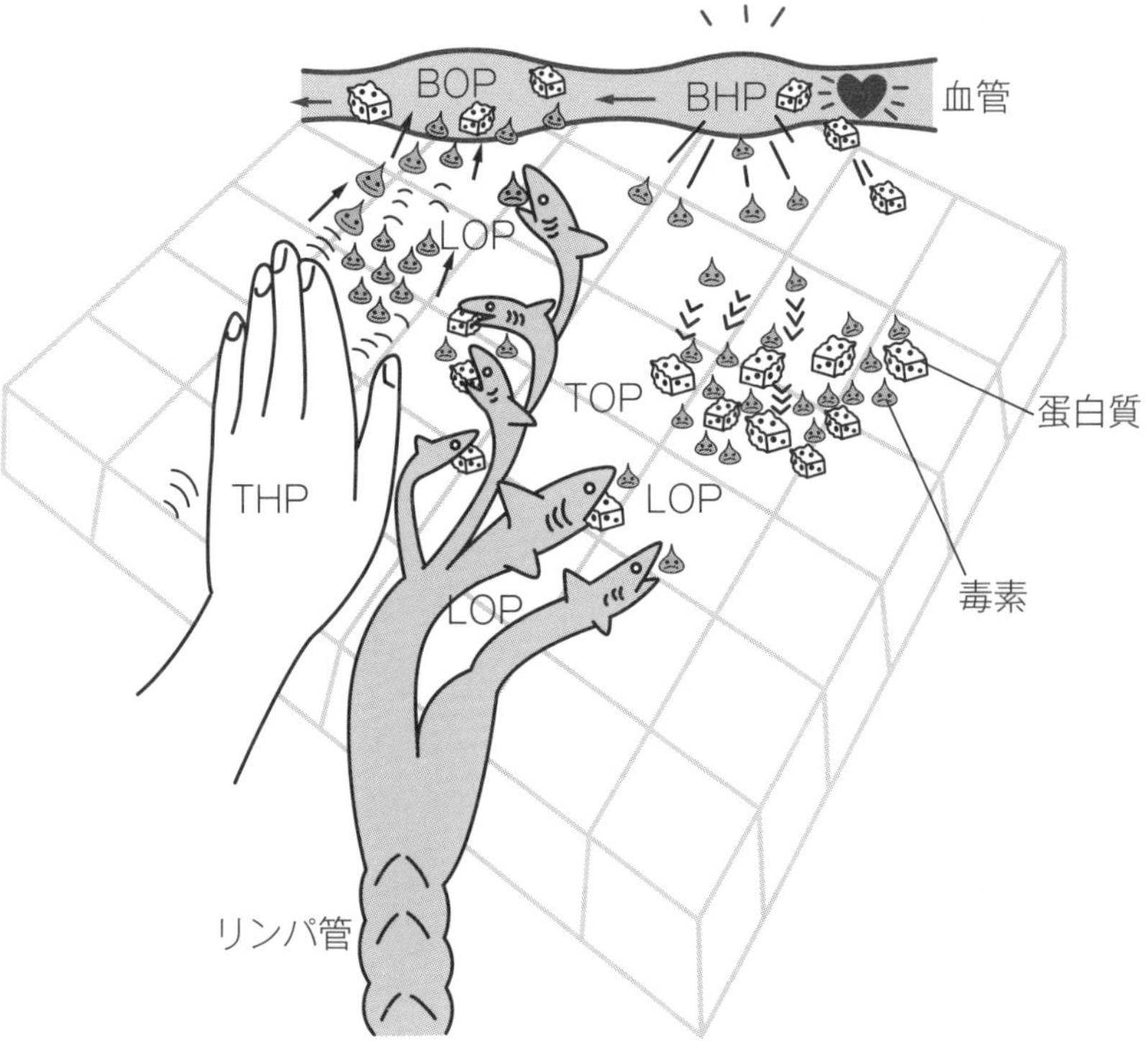

毛細血管の壁の外は、組織間液に満たされた世界。
手はリンパセラピストの手を示している。毛細リンパ管を開けてウィルスや蛋白質を組織間液とともにリンパ管へ招き入れ、同時に血液循環を促進している。

有害な毒素なども含んだリンパ液は、リンパ節を通過するたびに濾過され、浄化されたリンパ液は、再び貴重な血漿になります。そして、その血漿が組織間液になり、リンパ液になって……これがリンパのサイクルです。ミスター・スターリングにとって、血管から失われた血漿が再び血管に戻ることが中心であり、組織間液やリンパ組織のことについてはほとんど言及していません。均衡（バランス）を重要視していました。ビジョンは、血漿の濾過と吸収で、主役は血漿です。

現在でも、組織間液については、一般的にほとんど注目されていないので、ミスター・スターリングの頃は、血液などの副産物のように考えられていたのかもしれません。

血液は、1日に約20ℓが毛細血管で濾過されて、血管の外へ流出します。毛細血管から濾過された液体は組織間液となり、栄養素や一部の蛋白質の輸送を助けます。それらは、体細胞の修復および維持に必要とされます。

健康な組織間液の流れは、新たなリンパ管の形成を助けることや、循環機能および免疫機能にとって重要な役割を果たすことがわかっています。

細胞間質は主にコラーゲン、エラスチン繊維および糖蛋白質から構成されていて、これらがゲル（ジェル状）の液体を有する3Dネットの世界（マトリックス）を作っています。マトリックスは、線維芽細胞と呼ばれる特別な細胞によって産生されますが、同じ細胞が50日ごとに、マトリックスを分解する酵素も放出します。この３Dの網状構造は、水と溶質のスポンジのようなものでできています。

局所的な条件やホルモン因子（要因）によって、マトリックスを合成する速度に影響が及びます。そのことからも、メディカルリンパドレナージュが、健康的な細胞間質とすべての身体の機能を助け、維持に貢献していることは明らかです。

皮下組織への血漿の濾過は、栄養素の輸送を助けるだけでなく、マトリックスを正常な状態に維持します。正しい圧で正確な技術のマッサージは新たなチャネル（経路）の産生を促し、拡散と吸収を高めることは明らかです。

ダニエル先生は、これらのチャネルを「プレリンファティック prelymphatic channel」と名づけました。それは、毛細リンパ管へ導く道を意味します。スクールでは、大雨の流れを導く道が自然に土を掘ってつくる川にたとえます。組織内で流体の流れを促進するどの圧力も、新しい管の新生現象を刺激します。これは、循環をよりスムーズにする新しい管ネットワークの創造（創生）を意味します。

リンパ液のサイクル

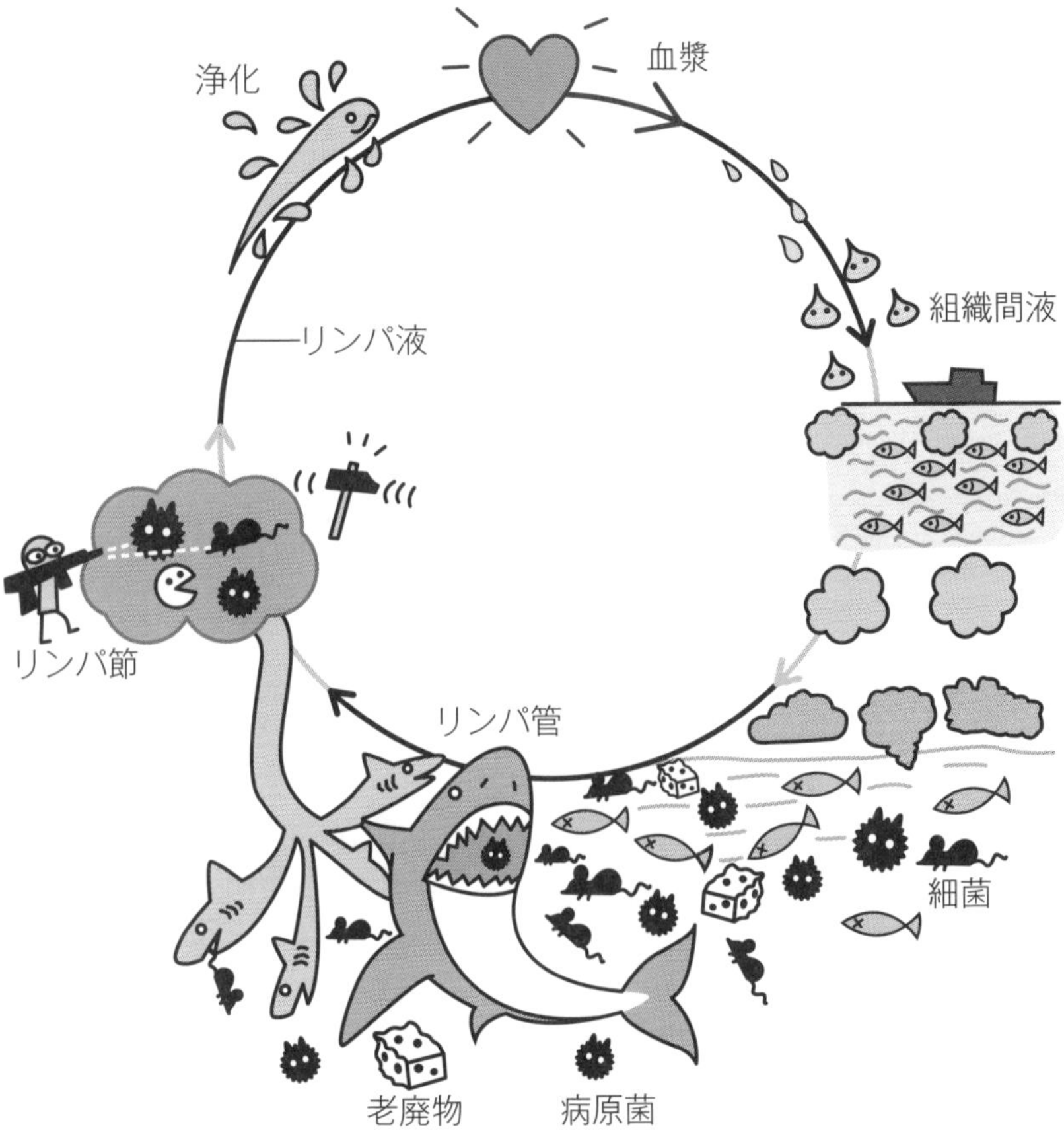

病原菌や老廃物が漂う組織間液がリンパ管（サメ）へ吸収され、リンパ節を通過して、濾過されて浄化。再び血漿になり、組織間液へ……。

◆吸収とリンパ・オブリガトリー・ロード

　毛細血管は、ガス（主に二酸化炭素）と一緒に組織間液からきれいな水を吸収します。安全でない組織間液は、リンパ系によって拾われます。これをリンパセラピストは、リンパ・オブリガトリー・ロード Lymph Obligatory Load（LOL。リンパがすべき仕事）といいます。

　弾性の強いストッキングや、やさしいマッサージのように、組織にかかる力である組織圧（THP）／皮下組織圧によっても、吸収は助けられます。高血圧と運動、強いマッサージは、濾過を増加させ、皮下組織の蛋白質含有量を増加させます。それによって、TOP（組織膠質浸透圧）が上がります。炎症も、より多くの濾過を生み出します。より多くの蛋白

リンパ・オブリガトリー・ロード

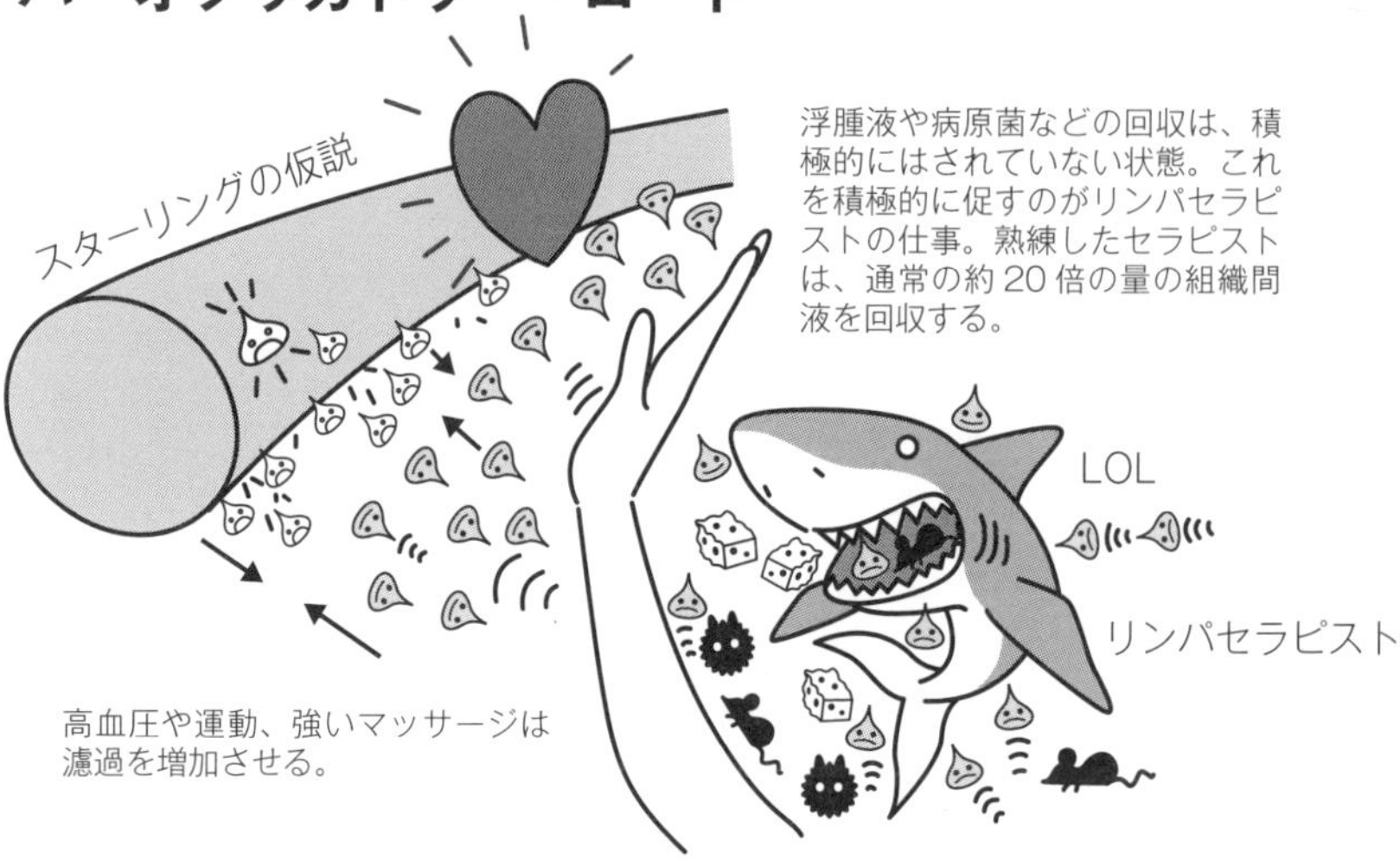
スターリングの仮説
浮腫液や病原菌などの回収は、積極的にはされていない状態。これを積極的に促すのがリンパセラピストの仕事。熟練したセラピストは、通常の約20倍の量の組織間液を回収する。
LOL
リンパセラピスト
高血圧や運動、強いマッサージは濾過を増加させる。

質が、毛細血管を透過するからです。

健康な状態であれば、夕方に足がむくんだとしても、適切なＴＨＰ（組織静水圧）がかかることで、毛細リンパ管が開き、組織間液が回収されます。**訓練したセラピストなら、回収する量はこの20倍以上**にもなります。

スターリングの仮説では、濾過と吸収が、血漿膠質浸透圧により均衡がとれているとありましたね。ミスター・スターリングの時代は、ここまでわかっていなかったかもしれませんが、今は数字で確認できます。

ノート　蛋白質以外での水を引き寄せるもの

塩分は蛋白質と同様に水を引き寄せる。
組織中の塩分は、蛋白質と同様に水を引き寄せる。
結合組織内のムコ多糖蛋白質は、水を引き寄せ保持する。

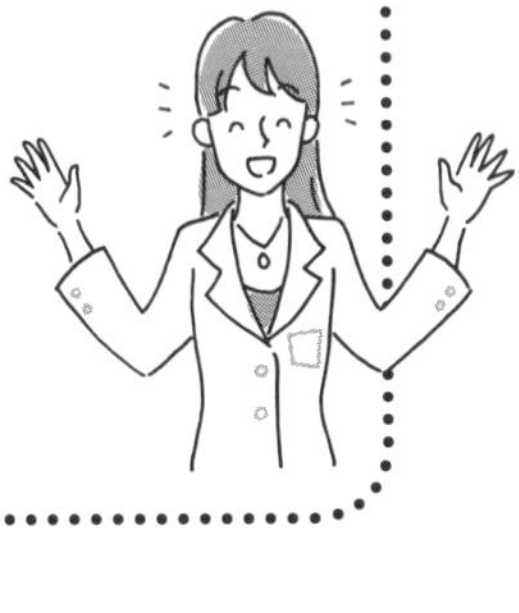

column

膠質浸透圧

悲しい例になりますが、アフリカの貧困な国の子どもたちのお腹が膨れているのを見たことがあると思います。手足は細いのに、お腹が腫れているように水が溜まっています。栄養失調で蛋白質が血液に不足して、組織間液中の水分を血液中に取り込めなくなっているのです。良好な栄養状態で蛋白質が血中にあれば、膠質浸透圧によって、毛細血管へ水分は移動します。

先に、ベジタリアンにはむくんでいる人が多いといいましたが、同じような理由です。野菜やフルーツ、炭水化物では、蛋白質が十分に摂取できないからです。蛋白質（動物性、植物性ともに）の摂取がむくみに関係していることを知っていただけたでしょうか。

クライアントでベジタリアンの方には、このことを伝えています。

◆リンパセラピストのミッション

私たちリンパセラピストのミッションは、マッサージによって、可能な限りの組織間液を濾過して血液循環へ送ること。そのため、私たちのビジョンは、血漿より組織間液にフォーカスしています。なぜかというと、私たちは、**組織間液は、血漿の源でもあり、ただ偶然に漏れたものではない**と学んだからです。

リンパセラピストは、組織間液を大切に扱います。愛情をこめて世話をする、というと驚くかもしれませんが、クライアントの組織間液が私の手のひらと対話するように感じながら、大切に心を込めて移動させる感覚があります。敵ではなくて存在すべき大切なものだからです。

最新の科学ではさまざまな新しい発見があり、今まで考えられていたことが、180度覆されることもあります。物議をかもしている話題もあります。

一般的に800個といわれているリンパ節は、もっと数が多いとしている海外のリサーチもあります。脳にはないとされていたリンパ（管＋液）が、2015年にアメリカで発見されたことがかなり大きなニュースにもなりました。

そう、**脳のなかにもリンパがある**ことがわかったのです。科学雑誌ニュートンにも掲載されたので、見た方もいると思います。これに関しては、フランスの専門家の間には、さほど驚きはないようでした。逆に「今」認識されたことに驚きがありました。日本でもニュースになったことは、セラピーに関わる人のためにもよかったと思います。

末梢循環に関しては、一般的にいわれているよりも、リンパ管が多くの組織間液を回収している可能性があるという海外の研究もあります。なぜなら、輸入リンパ管から流入したリンパ液がリンパ節を経て、輸出リンパ節へ流れるとき、約40％も減っているという理由からです。この多くは、リンパ節に接合している静脈へ流れていると考察されています。

フランスでの研究では、1930年代、すでにリンパ系がすばらしい吸収システムであることが示されていました。リンパドレナージュという手法を開発したエミール・ヴォッダー博士のようなリンパ療法士は、最初にリンパ系によって濾過されずに、直接組織間液を血液に吸収することは有害であろうとすでに考えていました。毛細血管吸収には限界がありますが、リンパ管吸収には限界がありませんから……。

ヴォッダー博士は、毛細血管からの濾過量は、１日に70ℓだが、毛細血管壁に浸透するのは7000ℓであるとしました。もし毛細血管の長さが１㎜で、それをつなげたら、20万㎞。これは、地球から月までの半分の長さだという計算をしています（概算）。

その他では、毛細血管からの濾過量は、約１日に20ℓ、そのうち17ℓが毛細血管へ、２～４ℓがリンパ管へ回収される、とあります。そして、毛細血管の長さは、10万㎞以上あり、これは、地球を2周半できる距離であるなど……。

これらの数には、大きな違いがあります。

今や、人間が月や火星を征服しようとしている時代ですが、実際のところ、人体の基本的な体液交換について、正確には測定できないそうです。数値は、身体の状態や、環境、また計測する身体の部位によっても変わります。毛細血管といっても、脳と肝臓では物質を通す透過性にも違いがあります。

どちらにしても、数字の解明はその道の研究者に任せることにします。私には、確かにわかっていることがあるからです。

それは、私が実践している手技の効果です。

リンパドレナージュは、白血球などの免疫細胞が活性化して、免疫力アップにつながることが知られています。また身体の部位を計測すれば、むくみは軽減し、確実に数値は減ります。数値を正確に把握できなくても、むくみが軽減され、痛みが和らぐこと、筋緊張は緩和し、尿の量が増えたり、頭痛が軽くなったり、関節の痛みが和らいだり、顔色がよくなったり、そして、気分が明るくなったりする、クライアントの方からのフィードバックデータが数多くあります。喜んでくださる声とたくさんの笑顔も……。

リンパセラピストの私のミッションは、**組織間液中の蛋白質、病原菌、過剰な液体を回収し、リンパのサイクルを促し、クライアントをよい状態へ導くこと。**そして、1人でも多くの方のケアをすることなのです。

◆濾過と拡散

ここでそのほかの物質の移動、濾過と拡散について確認しましょう。

●濾過

濾過というと、コーヒーのフィルターを想像されるかもしれません。お湯を注いでできるのは、香りのよい美味しいコーヒー。お湯は透明ですが、ドリップで落ちたコーヒーは、色も香りも味もついています。サラサラな液体ですが、コーヒーの成分が水と混ざって存在していま す。これはイメージできますよね。

血液の液体成分である血漿は、毛細血管から漏れて血管の外へ出ます。毛細血管壁の薄い膜は、体内のミクロの世界でコーヒーフィルターと同様の役目をしています。これが毛細血管の濾過です。このとき、グルコースなどの栄養素なども小さなすき間から一緒に漏れますが、蛋白質のような大きなものは、ほとんど通過できません。

濾過で通過した血漿や栄養分は、組織間液（間質液）となります。酸素や栄養分を細胞に届ける媒介となる組織間液は、細胞からの老廃物を組織間液と一緒に、毛細血管の静脈側へ運びます。このとき、毛細血管壁を通過できるのは、分子の小さいものです。がん細胞などの危険なものや大きなものは、濾過されません。

ここまで読まれて、気づかれたと思います。濾過は、実際には血漿が血管外に移動する場合も、組織間液が血管内に移動するときも、両方に起こるのですが、ミスター・スターリングは、血漿が血管外に漏れることに限定して、濾過と呼びました。

●拡散

液体や気体に存在する物質（分子）は、体積中に限界まで（分子熱運動により）広がっていきます。また、**物質の濃度が不均衡な状態であるとき、時間とともに物質の濃度は、均一になっ**

●拡散の時間

ヴォッダー博士は、拡散にかかる時間について、方程式；拡散時間（T）＝距離^2（D）で増加、より、皮下組織を１秒で1㎜旅すると仮定し、次のように計算しています。皮下組織を思い浮かべながら、数字を見てくださいね。

1㎜＝１秒
2㎜＝４秒
3㎜＝9秒
4㎜＝16秒

距離が長くなるごとに、拡散にかかる時間が、大幅に増えることがイメージできますね。

さらに、毛細血管から細胞へ酸素が拡散する移動時間は、次のようにいわれています。単位が1㎜未満だとイメージしづらいので、ヴォッダー博士に合わせて1㎜からにします。
（※細かい条件は省いた数字になっています）

1㎜＝4分
1㎝＝400分
10㎝＝40,000分（約28日）

1㎜で４分だったものが、1㎝になると400分もかかっています。10㎝になると約28日間も！
これらにより、距離が長いと代謝しにくくなることが十分に考えられます。

ていきます。これらの現象を拡散といいます。

コップの水にインクをたらしたら、インクの色が水に広がっていくのを見ることができます。これも拡散です。

コーヒーの入ったカップに砂糖を入れたら、かき混ぜなくても砂糖は溶けていきます。そして、数週間後には、液体の濃度は均一になります。普通は「砂糖が溶ける」といいますが、実際には、砂糖の分子が濃度の低いコーヒーの液体へ移動しているというのが、拡散の現象です。

私たちの身体のなかでは、拡散によってさまざまな物質の移動が起こっています。酸素と二酸化炭素のガス交換も拡散です。拡散は、温度に影響を受け、環境が低温だと遅く、温度が高いほうが速くなります。

毛細血管から細胞までの距離は、本当はとても短いのですが、私がケアしているリンパ浮腫

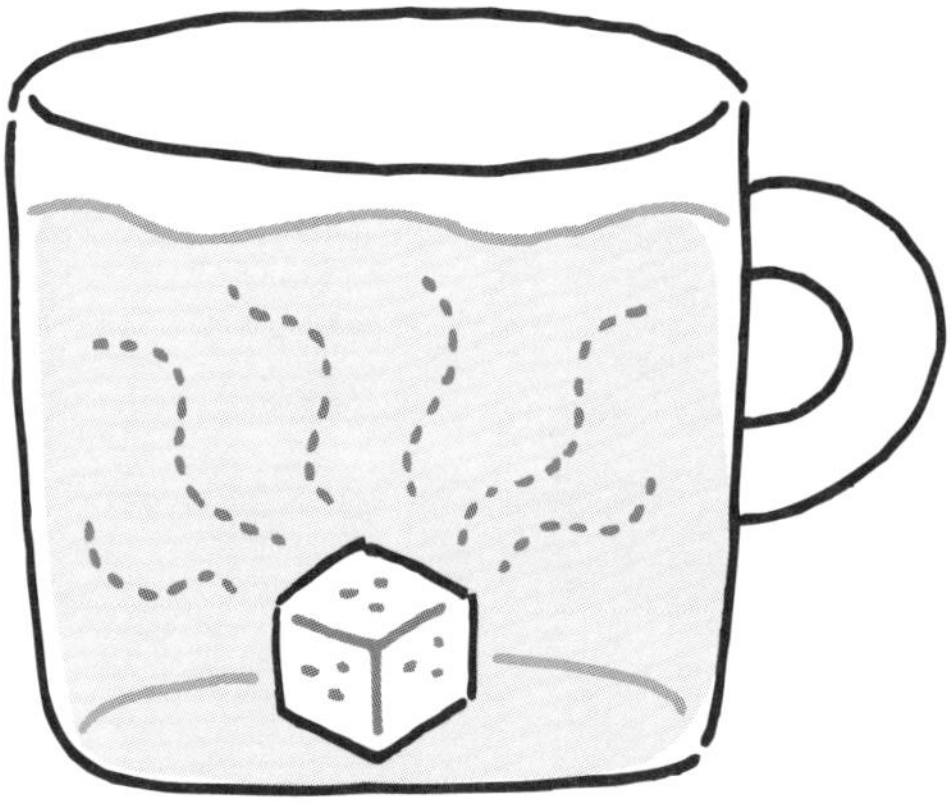

カップに水と角砂糖をいれる。かき混ぜなくても、時間の経過とともに、砂糖の分子は広がって、濃度が均一になっていく。

の方は、距離が長いです。むくみで水が溜まっている状態だからです。拡散には、環境の温度も関係するので、むくんで循環が悪く、冷えていると、さらに条件は悪くなります。

腕のリンパ浮腫でも、ほとんどの方は、下半身の循環も低下していると感じます。そして、循環が滞っているのが部分的でも、全身の循環に影響すると感じます。腋窩《えきか》のリンパ節を郭清（悪性腫瘍の転移によりリンパ節を切除すること）された方であれば、多くの方が背中までむくんでいます。循環も悪く、かたくなっています。

毛細血管から細胞までの距離を縮めることが、代謝にも大きく影響していくことがイメージできたでしょうか。

◆現象を加速させるセラピストの手

コーヒーに砂糖を入れたとき、何もしなくても、数週間で砂糖は溶けるとお話ししました。では、スプーンを使ったらどうなるでしょうか？　クルクルクルとかき混ぜれば、すぐに溶けますよね。

これを身体に置き換えると、このとき、スプーンの攪拌《かくはん》の代わりになるのが、私たちセラピストの手です。これは、シクソトロフィー（体液を流しやすくする手技）にも関係してきます。それほど、セラピストの手はすごいのです。

「手を洗います」の手技と全身のマッサージにより、循環がスムーズになり、肌の血色もよくなり、冷たかった手足や全身が温かくなります。**環境に影響される拡散が、温かい環境になることで、促され、代謝が上がる**ことも考えられます。

これは、クライアントの方の実例ですが、定期的に私たちのマッサージを受けていたら、体温が上がった方がいます。低体温症で冷え性だったのですが、体温が1度上がったのです。

体温が平熱37度から1度下がると、免疫力は37％下がり、酵素活性は50％失われ、代謝は12％低下してしまいます。

この方の場合、35度が36度に上がって、逆のことが起こったといえます。

リンパドレナージュは、マッサージオイルなどはつけないで行うのが一般的ですが、私は、

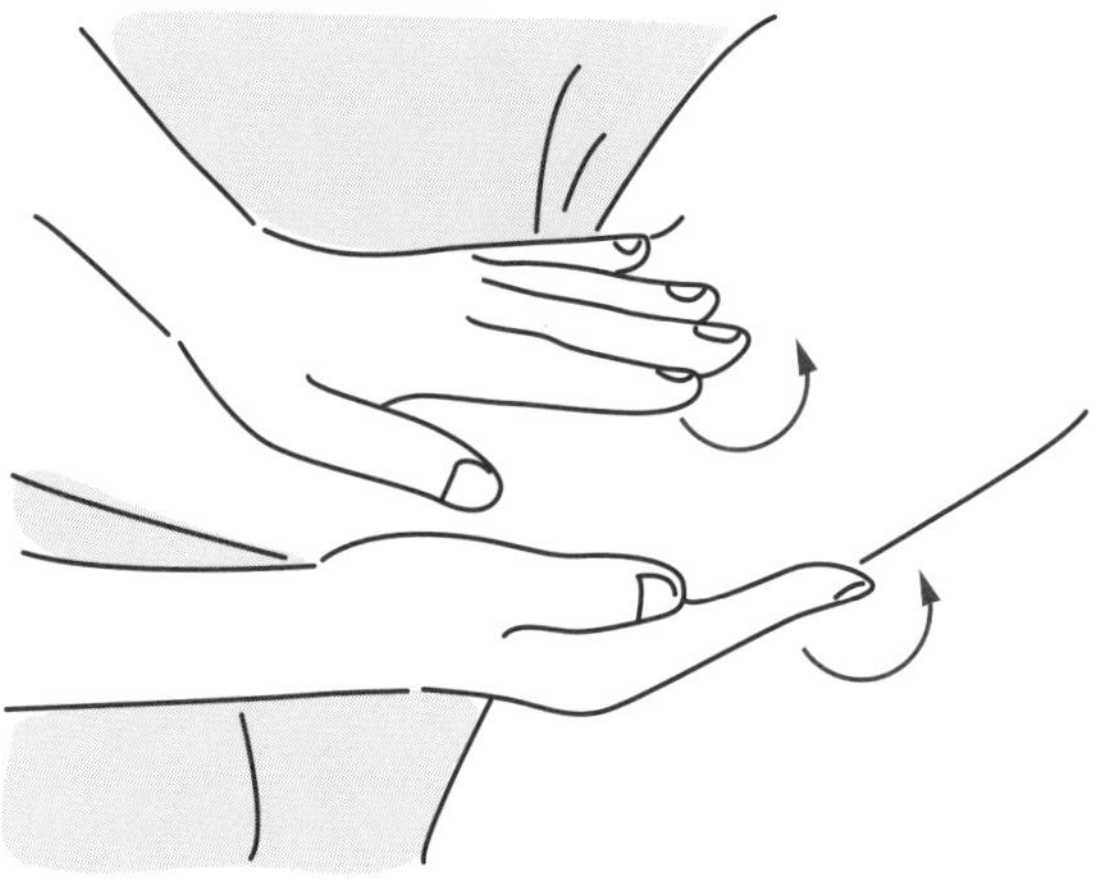

上肢のリンパケアの手技「手を洗います」。

オイルを使います。リンパ浮腫に選ぶのは、むくみを軽減したり、循環を促すとされている、エッセンシャルオイルです。

サプリメントや健康食品は、いつの時代も注目されますが、**手によるセラピーは、実はパワフルで価値のあるもの**だと、もっともっと正しく認識される日が来てほしいと思います！

ノート

アロマプレッシャースクールでは、上肢のリンパ浮腫には、「手を洗います」という手技を使います。これは、腋窩リンパ節や乳房の周囲のリンパ節を切除したことによっておこるリンパ浮腫に対するリンパドレナージュです。手を洗うような手技なので、この名前になりましたが、「フランス語がいい」という受講生の方もいました。でも、今ではダニエル先生がつけたこの名前が、すっかり定着しています。

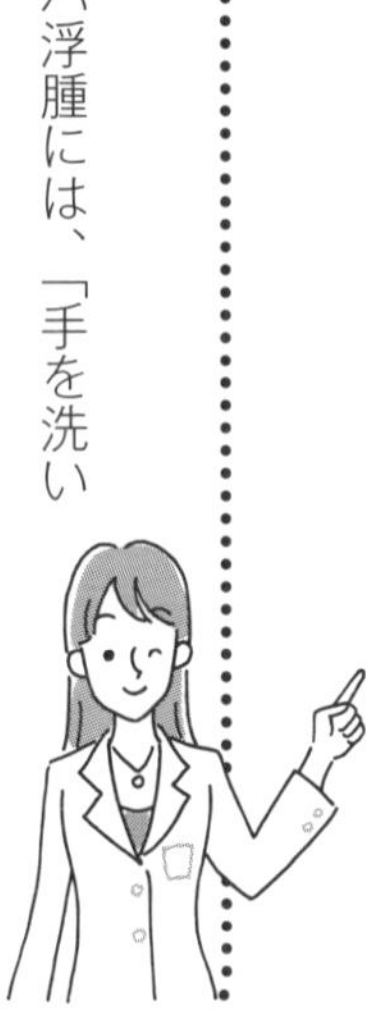

◆リンパ節の「濾過」機能

リンパ節は、全身に網目状に張り巡らされているリンパ管とつながっており、濾過装置の役目をしています。「関所」とたとえられることが多いですが、これは通過するときに、危険なものがあれば取り除いたり、力を弱められたりするからです。

なぜ、それができるのかというと、**リンパ節には免疫細胞のリンパ球などを含む白血球が多数存在していて、それらが外界からの侵入者（異物）に対応できるよう、待機している**からです。

リンパ節は、全身にあります。腋窩（脇の下）、鼠径（足のつけ根）、耳の前後から顎下やターミヌース（鎖骨の上。リンパ液の最終出口）にかけた頸部にも多くあります。鼠径、腋窩、頸部など浅いところにあるリンパ節には、施術のときに手で触れて、確認できるものもあります。

たとえば、下半身にけがをして、リンパの流れが滞った場合、鼠径リンパ節が腫れることがあります。そのようなときは、施術の時間配分を少し変えて、脚部に対する施術を長くします。それにより、リンパ節がスーッと流れるように小さくなることがあるからです。

身体の深部にある内臓にも、リンパ管やリンパ節があります。リンパ管の多くは、血管に絡まるようにして存在しています。スクールでは、お腹をマッサージするときに、腹部のリンパを意識して行う手技もあります。

視点を変えて、身体のなかのミクロの世界から、宇宙や生物などを含んだ自然科学的なマクロの世界を見てみると、そこにも「濾過」「拡散」「浸透」などがあります。こうした自然の摂理を知ることは、とても楽しいですし、人間は宇宙や自然の一部であることを実感することができます。

◆動脈と静脈と3つの毛細血管

　ここで毛細血管壁について確認しておきましょう。毛細血管は、肉眼では見えない細さですが、紙でちょっと指先を切ったりするだけでも、血がにじむことから、至るところに存在していることがわかります。**毛細血管中の血液は、全血液の約95%を占める**といわれています。

　血管には基本的に**「内膜」「中膜」「外膜」**という3つの層があります。動脈は特に中膜が厚く、弾力性があります。心臓ポンプ（心筋の収縮）による圧力に対応し、血液を心臓から末梢に送るためです。

　静脈の血管壁は動脈に比べて薄く、筋組織や弾性線維も少なく、圧も小さいので、静かに心臓へ流れています。また、血液の流れが

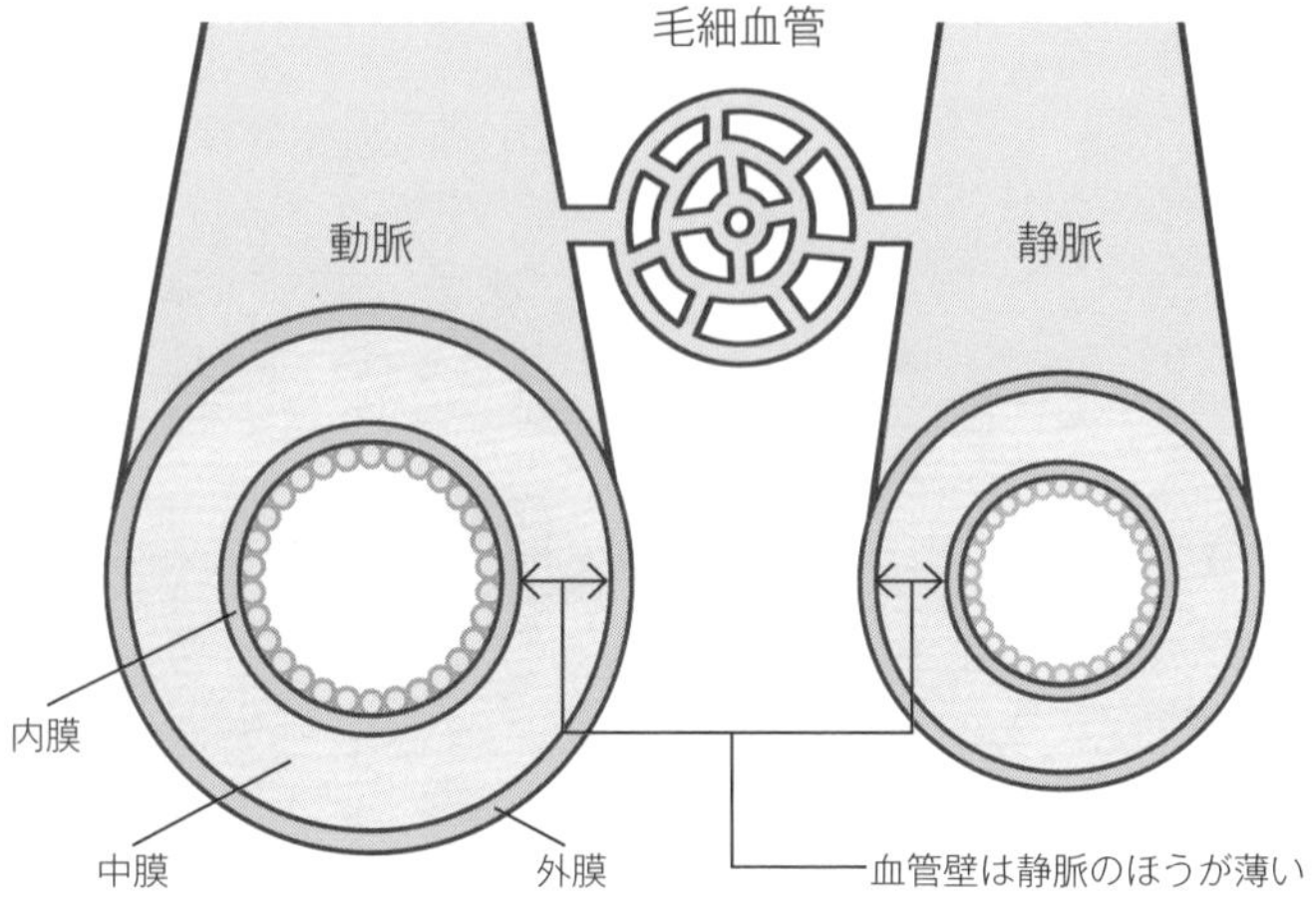

逆流するのを防ぐための弁（静脈弁）があり、特に下肢には静脈弁が多くあります。

毛細血管の壁はとても薄く、１層の内皮細胞と基底膜からなり、半透膜でできています。この薄い壁を通して物質の交換が行われるのです。

実は、毛細血管の内皮細胞にはさまざまな形状があり、物質を通す透過の度合いが違います。内皮細胞が密に結合しているものや、すき間があるものなど、形状の違いで次の３つに分けられます。

Ⅰ 連続性毛細血管／例：脳、心臓や骨格筋。もっとも密なのは脳。透過性は低い。
Ⅱ 有窓性毛細血管／例：消化管。透過性は、連続性毛細血管より高い。
Ⅲ 非連続性毛細血管／例：肝臓。透過性はもっとも高い。

身体のどこに、どのような圧を受けるのか？

身体のとらえ方はさまざまにありますが、アロマプレッシャーの観点では、私たちの身体を４つの主なレイヤー（層）でみています。表層から深層までの各層にはそれぞれ異なる目的（使命）があるので、望む効果を出すために、適切な技術を施さなくてはなりません。「浅い」「中」「深い」「とても深い」という４つの層をみていきましょう。

●第1レイヤー（層）：浅い

ここでは、**皮膚と結合組織の体液（組織間液）をターゲットに行うマッサージ**を施します。身体にかける圧は、ソフトな圧と、強い圧の両方があります。この層で使われるメディカルリンパドレナージュの技術は、エフルラージュ、ポンピング、リバースポンピング、ミルキング、ツイスティング、サッキング、バキューミング、フラットハンドです。

リンパと組織間液の約80％は、第1レイヤーの浅い層に属するため、メディカルリンパドレナージュの技術がもっとも活かされるのがこの層です。**リンパ節への刺激を効率的に行える層**であるともいえるでしょう。

浮腫を改善するには、リンパ管内のリンパを刺激するだけでなく、特に組織間液を誘導し、毛細リンパ管に吸引して過剰な水分を除去する必要があります。第1レイヤーで行う技術は、リンパドレナージュ／スウェーデン式マッサージなどになります。

●第2レイヤー（層）：中

アロマプレッシャーが考案したマトリックスマッサージは、結合組織の骨組みである「マトリックス」のストレッチとアライメントを目的としています。第2レイヤーにあるマトリックスは、皮膚、筋肉、骨など全身の細胞組織を支えています。エジプトのミイラを想像してみてください。包まれた布をとると見えてくるものは、マトリックスでもあります。動脈や、静脈、毛細血管のトンネル（管）にも、マトリックスはあります。

第2レイヤーでのターゲットはマトリックスで、ファッシャも含まれます。身体へかける圧は、第1レイヤーで行うものよりも少し強めです。その度合いは、皮下組織の状態によって調整します。

●第3レイヤー（層）：深い

筋肉マッサージは、数多くあるマッサージのなかで、もっともよく知られているものです。私たちは肩がこったり、腰が痛かったりするとき、肩や腰に手をあてて揉んだりして、自然に筋肉マッサージをしています。こうした習性は人間だけでなく、犬や猫などの動物でも、お互いにマッサージを行う自然な反射反応を持っています。

●第4レイヤー（層）：とても深い

この層でのターゲットは内臓です。内臓のドレナージュ、または、内臓スパズムのために中程度の圧を使います。内臓へアプローチするためには、まず第1レイヤー、第2レイヤー、第3レイヤーと、それぞれの層へアプローチしてから行います。

なお、第4レイヤーへの施術は、筋肉層の抵抗を超えて深層へ到達するため、強い圧が必要になるケースがあります。そのため、第4レイヤーにおける施術は、スクールでは上級者のみに限定しています。

◆2つの解剖学的経路

リンパの流れを効果的に促すためには、第1から第4までのレイヤー（層）に対し、それぞれに適した施術方法や圧を加えていくことが大切であると、おわかりになったと思います。

このなかで、特に第3レイヤーの筋肉マッサージについては、**感覚的な方法とメカニカルな方法（力学的）**の2つに分かれます。ここではそれぞれの方法についてご紹介しましょう。

A．感覚的な方法

筋肉へのマッサージは、まず皮膚に触れる必要があるため、さまざまな形式の手法（リンパドレナージュ、タイ、アーユルヴェーダ、スウェーデン式マッサージ、指圧など）があるように、多様な感覚的なアプローチがあります。この**感覚的なアプローチは、〝触れる〟という感覚（触覚）によってもたらされます。**

ここには反射的と感情的、2つの反応が含まれます。反射的な反応は通常、皮膚の感覚である触覚の受容器（146ページ）に心地よい感触をつくり出します。これはあらゆるマッサージに共通の現象です。しかし、受け手の感情を伴う精神状態によっては、変化する可能性があります。実際、受け手（猿、猫、犬などの場合も同様）の機嫌が悪いときや、過去に人から触れられたことで心的外傷体験をしたことがある場合、気持ちが不快になる可能性があります。

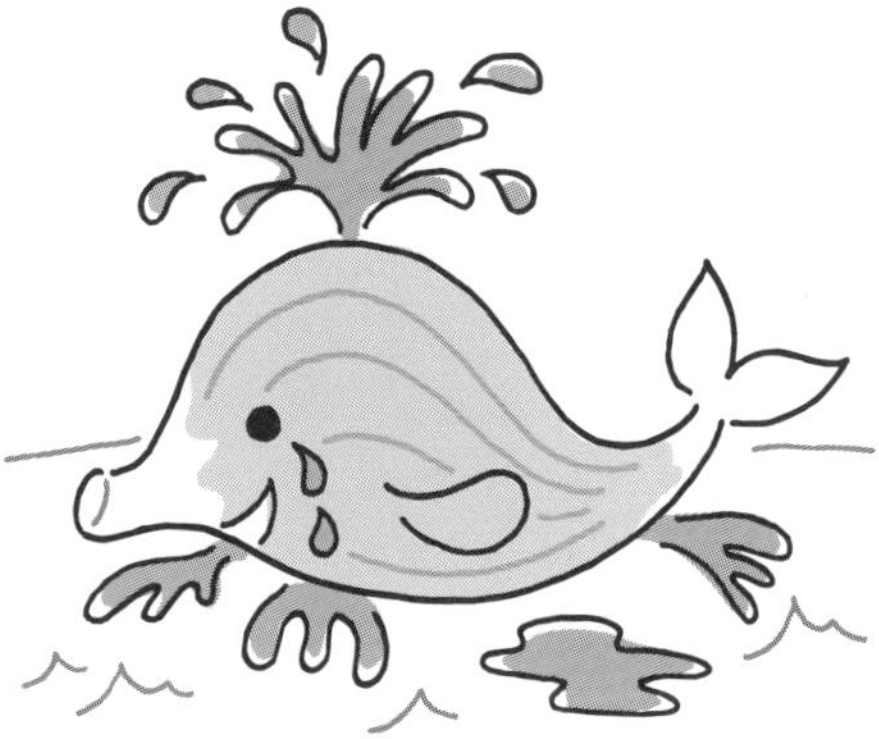

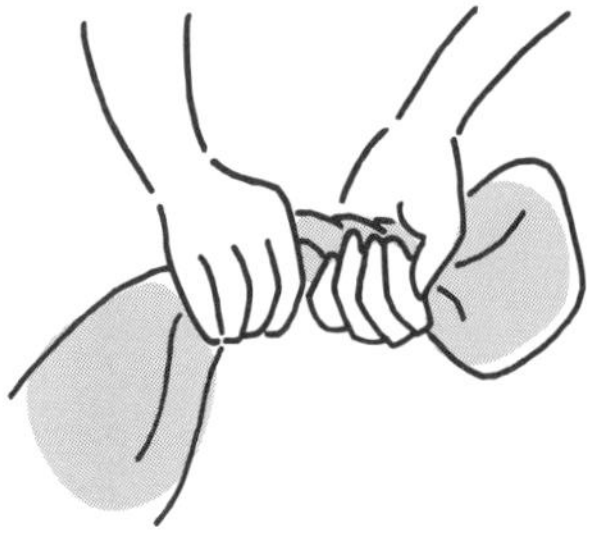

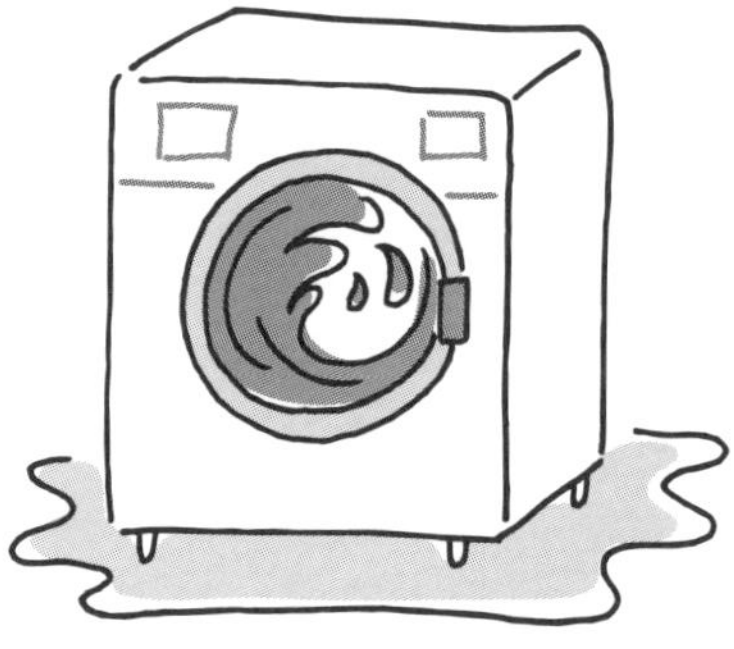

筋肉は、多数の筋細胞（筋線維）が集まった筋組織で、筋細胞の収縮によって、何かしらの運動や動作が起こる。筋肉は①骨格筋、②平滑筋、③心筋でという３種類で組織構成されている。

一般的に筋肉というと、骨格筋をさす。筋肉マッサージは、この骨格筋が対象。なお、骨格筋は随意筋といって、意思によって動かすことができる筋肉で、平滑筋は血管やリンパ管、胃腸管などの壁を構成する筋肉である。こちらは意思によって動かすことのできない不随意筋。最後に心筋は、心臓の壁を構成する筋肉で、心臓は主に筋肉によって構成される。心筋によるポンプの動きで、血液を全身へ送り出すことが可能。なお、こちらも不随意筋である。

けれどもたいていの場合、触れられることや、触れて誰かをケアすることに対し、よい感情を持つ人が多いと感じます。

B. メカニカルな方法（力学的）

筋肉マッサージの身体的反応は、不随意（意志の支配を受けないこと）です。その人の身体の状態に適したソフトな圧が筋肉にかかる場合は、リンパドレナージュに似た作用が現れ、筋肉や体内循環によい刺激を与えます。

スウェーデン式マッサージにおいて、適度な圧で行うペトリサージュ（揉捏）の手技は優れており、アロマプレッシャーでは、身体の深部へのアプローチでさまざまに使われます。

強い圧で行うもみほぐしや押圧（指でポイントを押す）をすると、その効果は神経系に反射します。脳へリラックス（弛緩）を要求し、筋肉の緊張をリセットするためのメッセージを送り、痛みや筋スパズムを和らげるので、身体の状態を整えるのに非常に効果的です。

ここで理解しておきたいのは、筋肉へ強い圧がかかっているときは、常にまわりの組織間質は、放出された毒素でより汚れてしまう、つまり不健康な状態になってしまうことです。そのため、**組織間質をきれいにする手技として、リンパドレナージュを取り入れる**べきなのです。

リンパドレナージュは、洗濯機で体内の汚れた部分をすすぎ洗いし、水気をきって身体を脱水するような作用があります（97ページ）。そうした作用が、身体組織を整えていきます。

column

ペトリサージュと揉捏法

ペトリサージュは、フランス語です。この言葉は、フランスではパン職人が使う言葉で、パン生地をこねることを意味します。フランスのパン職人には男性が多く、その大きな手を器用に動かして生地をこね、パンをつくります。

日本でフランスパンと呼ばれている細長い形のものだけでも、バケット、パリジャン、バタール、フィセル、ドゥ・リーヴルなど多くの種類があり、どこのパン屋さんもはずれが少なく、美味しいです。

ペトリサージュには、熟達した技術が必要です。ただこねるだけではなくて、繊細な圧から強い圧まであり、こねる方法も数多くあります。

マッサージの手技の名前でもあるペトリサージュは、日本語では揉捏（揉捏法）といいます。英語ではニーディングです。この3つは、同じ意味をもつマッサージ用語ですが、私は、愛情と熟練の技術を感じる「ペトリサージュ」という言葉が好きです。

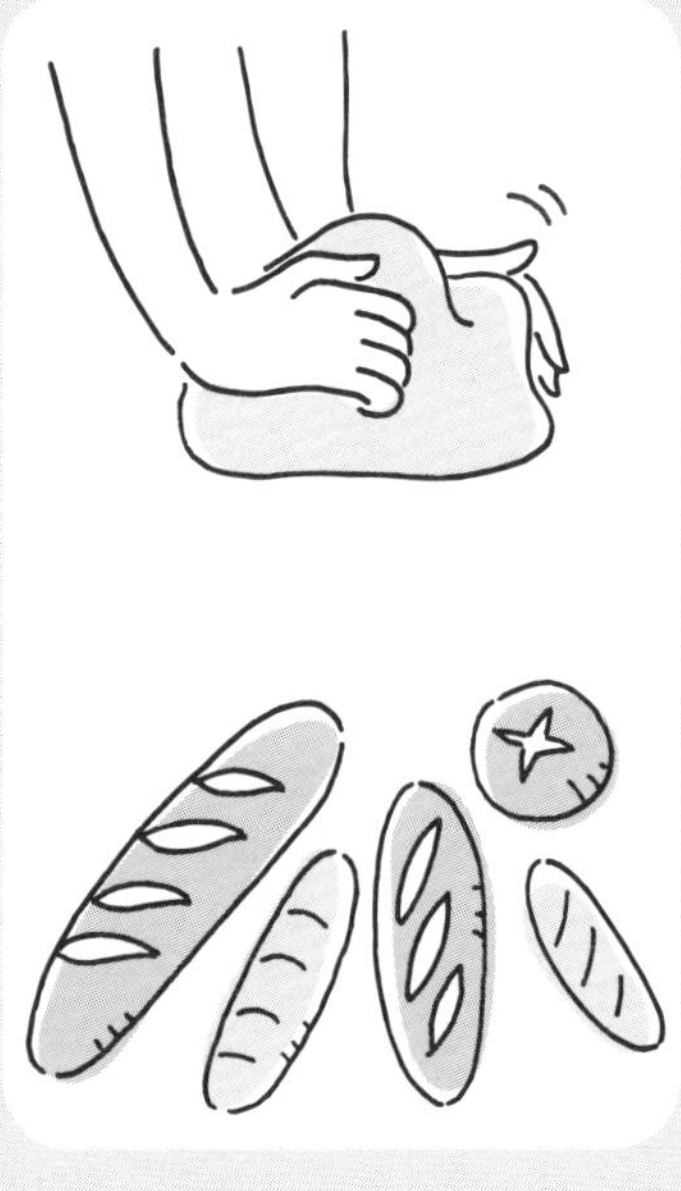

第3章

症状を改善する最適な技術

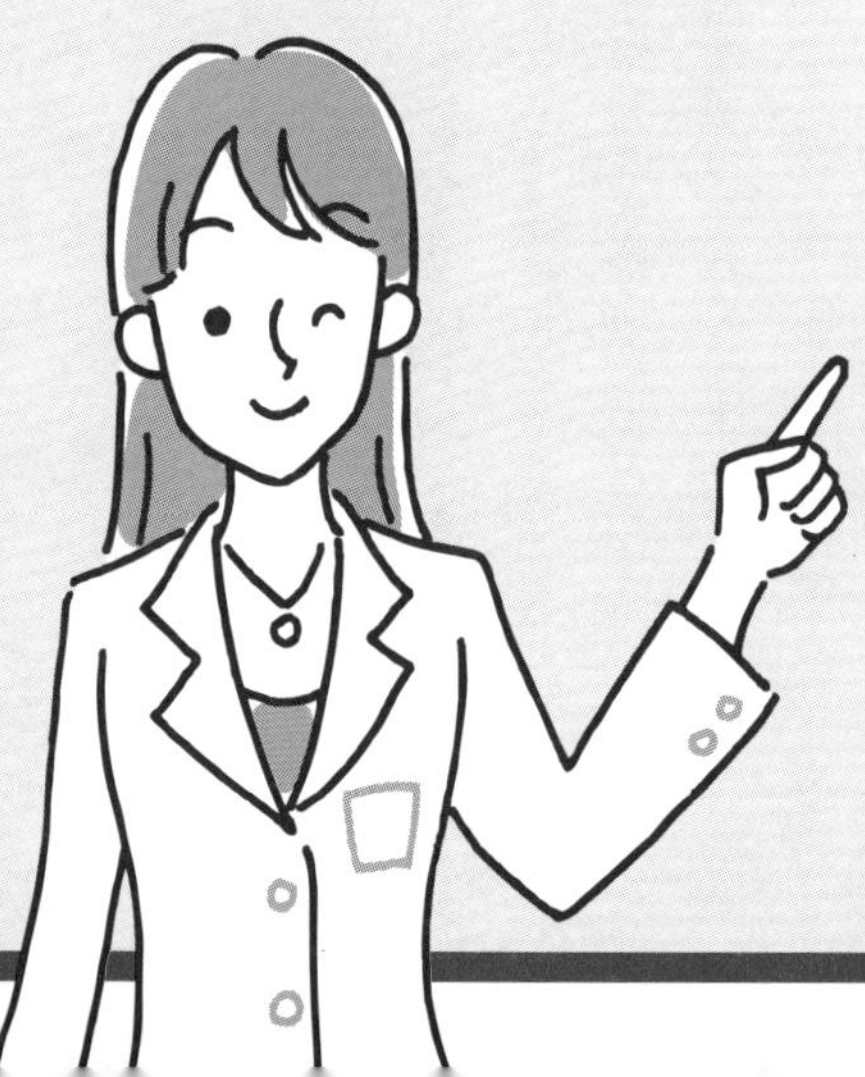

＜マトリックスセラピー　byダニエル・マードン＞

◆①マトリックスセラピーとは何か

マトリックスは、すべての体細胞の間で連携して、骨組みとなるような支持フレーム（構造体）として存在している結合組織です。そのために、「細胞間セメント」とも呼ばれます。しかし、マトリックスは、単なる籠《かご》や檻のようなシステムではありません。特定の機能を果たすために、細胞を組織化するという機能をもっているからです。さらに、細胞の調整や全身の健康においても、重要な役割を果たしています。

Interstitium（細胞間質）は、組織と器官の間の空間を明確に定義するために使われる言葉で、マトリックスとは別のラテン語名です。そこは線維によって作られた個室のようになっており、液体で満たされています。皮膚、筋肉、臓器、神経系、循環器系だけでなく、すべての器官に沿って存在するため、実際には、マトリックス・細胞間質は、人間の最大の

ファッシャも含まれている
3D マトリックスセラピー

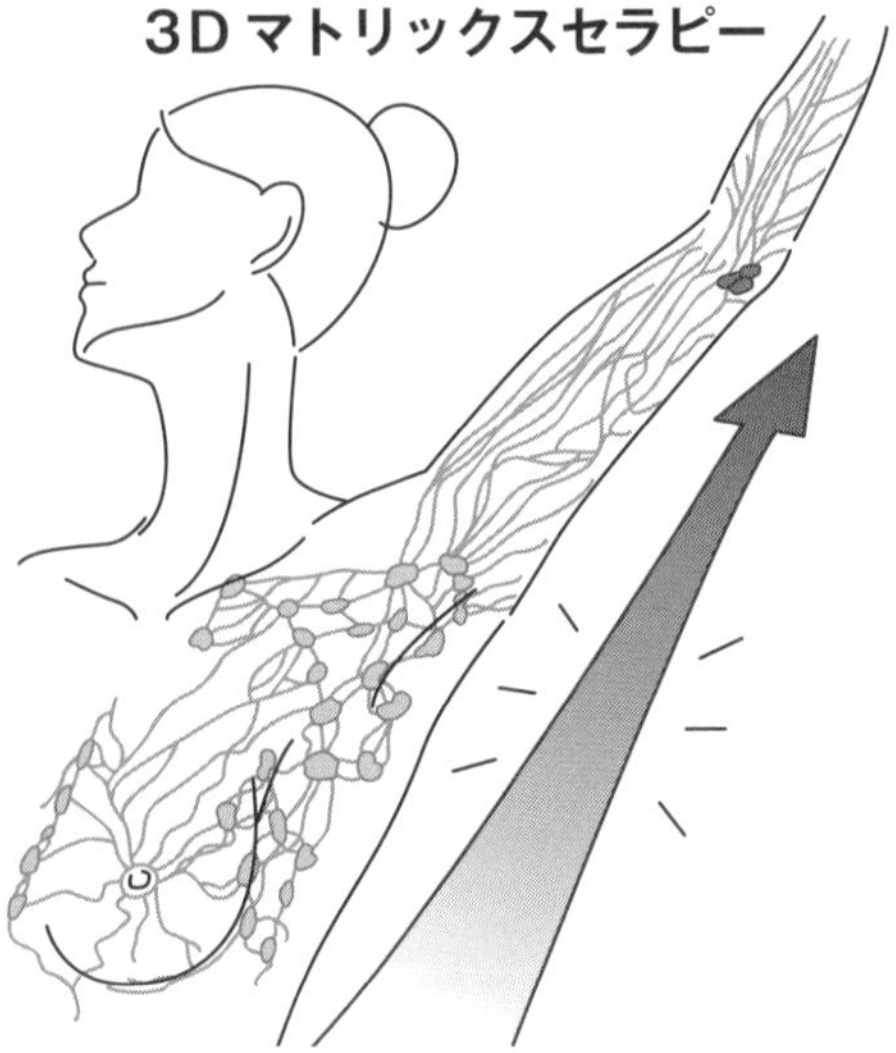

器官ともいえるでしょう。

現在、科学者たちは、がんの転移、浮腫、線維症の発生、すべての代謝におけるマトリックスとの関連性や、これらが及ぼす影響について研究しています。

マトリックスの使命は、かたい構造の骨も含めて、**多くの組織や器官を保持し、生命を育むこと**です。細胞や組織、器官に常に適応しており、一口にマトリックスといっても、疎性結合組織、線維性結合組織、細網組織など、異なるタイプの結合組織が存在します。

なお、結合組織の線維芽細胞は、マトリックスを構成する線維（コラーゲン、エラスチン、細網線維）および基質（ヒアルロン酸のようなグリコサミノグリカンからなる）の両方を生み出す特殊な細胞です。

骨の場合、マトリックスは主にカルシウムでできているため、かたく、重力への抵抗や筋肉、腱および靭帯を固定して支えるだけでなく、カルシウムの貯蔵庫としても働いています。

皮膚と皮下組織は、アロマプレッシャーが特に専門にしている部位です。マトリックスは、疎性結合組織、細網組織、または線維性結合組織などで構成され、水を溜めて保有していることで、適切な循環を形作ります。そこでは、マクロファージ、抗体、リンパ球などの免疫細胞の活動と平行して、多くの細胞間で物質の交換が起こっています。脂肪細胞の代謝もそのレベルで起こっているため、脂肪細胞を囲む細網繊維も機能的でなければなりません。

私が、手による特殊な技術を考案したのは、そのような密で循環が停滞しやすい結合組織をストレッチして、〝アイロン〟をかけるためです。つまり、手によってアライメントを整えるということです。

この手法は、線維組織に深く包まれていることが多いリンパ節に、非常に有効です。リンパ節は、リンパ液の流れを妨げないためにも、免疫細胞が理想的な環境で活動できるためにも、自由であるべきだからです。

マトリックスがつぶれたり、折り重なったりするようなひずみは、血液、リンパ液、組織間液、ガス、電磁気エネルギー（経絡、気、鍼）、神経伝達などの循環を圧迫し、閉塞させる可能性があります。そうなると**代謝だけでなく、物質交換も妨げる可能性がある**のです。

多くの主要なリンパ節は、関節のなかに隠れるように存在しています。アロマプレッシャーが、受動的ジョイントムーブメントの技術を多く使う理由はそこにあります。

あなたがカーペットや、朝起きたときのブランケットを振って、ヨレや歪みを整えているところを想像してみてください。体液や神経伝達をブロックするものを避けるために、体内でそうすることがとても重要になるのです。

マトリックスとファッシャ

すべての体細胞の間で連携して、骨組みとなるような支持フレーム（構造体）として存在しているマトリックス。その中には、血液やリンパ、ファッシャも含まれた３Dの世界が広がっている。

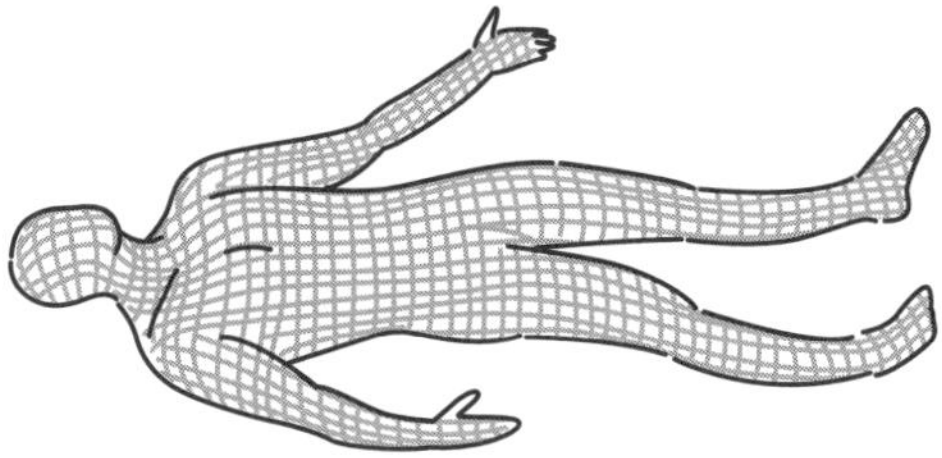

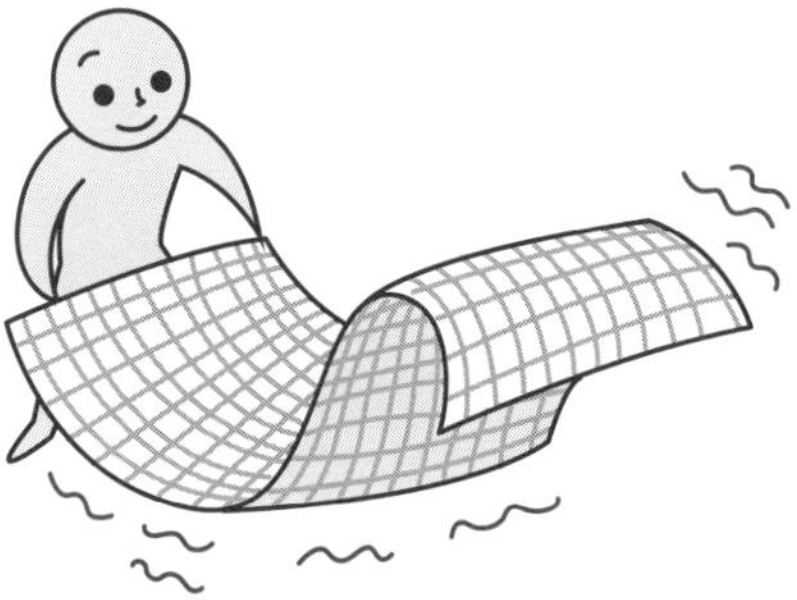

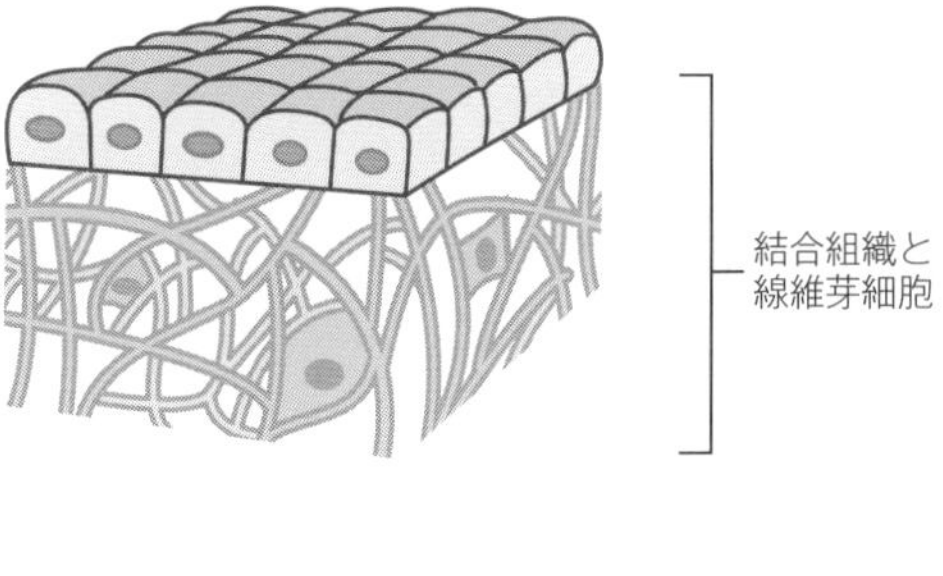

◆②マトリックスセラピー　筋膜とファッシャ、マトリックス

筋膜とファッシャとマトリックス。この3つの言葉について考えてみます。

筋膜に関しては、さまざま療法があります。ただなかには、筋の膜にアプローチしていないものも、筋膜療法に含まれていることがあります。これは、解剖学を勉強しているセラピストにとって、疑問が湧いてしまう点だと思います。

実は、ファッシャを遡ると、イギリス、そしてもっと古くはフランスにたどりつきます。ファッシャはラテン語から生まれた言葉です。ファッシャについて、有名なフランス語の辞書〝Larousse（ラルース）〟には、その意味は、「バンドや帯」と書かれています。テープのような帯状の形態を表すものです。

ファッシャという言葉が、はじめて体内の組織を表す言葉として使われたのは、医師で解剖学者、生理学者であるマリー・フランソワ・グザビエ・ビシャ（1772-1802）によってでした。それは、1799年にビシャ博士が「膜」について書いた、解剖学の百科事典の中であり、約220年も昔のことです。この本は、すぐに評判になり、多くの医師や研究者に読まれ、解剖と臨床医学に大きく役立てられました。彼はいくつかのタイプの結合組織（表在、深部、内部、内臓など）についても説明しています。

ビシャ博士によると、ファッシャは、**「主にコラーゲン繊維でできており、わずかな弾性もある。体の動き（筋肉の動き）または外力のいずれかによって引き起こされるストレスと緊張を伝える受動的な機能のみを持っている」**とされています。

フランスでは、ビシャ博士は非常に有名で、ヨーロッパでもよく知られている人物です。通り、病院、学会、大学には彼の名前があり、功績を称えて彫像が建てられています。国立医学史博物館があるルネ・デカルト・パリ第５大学の庭にも、ビシャ博士の彫像があります。さらに、エッフェル塔には、フランスで功績のあった72人の科学者のうち、68番目に名前が刻まれています。パリに行くことがあったら、エッフェル塔のビシャ博士のことを思い出して下さいね。

ビシャ博士が出版した約60年後（１８５８）、ヘンリー・グレイというイギリスの医師が解剖学の本『Gray's Anatomy』を出版しました。その本で、ファッシャ（fascia）という言葉を彼自身の定義で提案しました。

グレイ医師にとって、**ファッシャは肉眼で見ることができる大きな膜であり、絡み合った繊維でできているもの**だったそうです。

その後ファッシャは、解剖で使われる用語として、英語で認識されているようです。日本では、**「ファッシャ＝筋膜」**としてアメリカから療法が入ってきているように思います。

ファッシャとは何?と考えたとき、アメリカの定義? イギリスのグレイ博士の定義? それとも、フランスのビシャ博士の定義を持ち出しますか? そうでなければ、語源のバンド(帯)まで遡りますか?

このように、ファッシャにはさまざまな定義が存在します。そこには、筋膜も、筋膜の療法の定義も関係してきそうですが、ラテン語とは関連のない日本語を使う私たちにとっては、この流れを把握したうえで、ファッシャとはなんなのかを認識していないと、本来の「ファッシャ」とは、ずれた理解をすることになるかもしれません。

言葉の壁、そしてその言語が持つニュアンスを理解せずに一つの意味に執着するのは、理解が偏る可能性が出てくるのではないかと、懸念しています。または、絶対と信じていたことが実はそうでなかった、ということも起こり得るのです。

最後にマトリックスについて。マトリックスの原義には、母を意味するマザーや、起源、植物が根を張り、動物が生きる源である地球、そして内臓までもが含まれています。

母親とつながり、胎児が横たわっている子宮を安全に支えているのもマトリックスといえます。マトリックスからは、はるかな大きくて強いパワーと信頼できる確かな何かを私は感じます。

アロマプレッシャーがマトリックスにこだわるのは、インテリジェンス(知性)と独自のプログラムを感じるからです。アロマプレッシャーでは、筋膜やファッシャは、マトリックスのなかに存在しています。

◆③マトリックスセラピー　元に戻る力「ヒステリシス」

鋼《はがね》とゴムには、どちらにも弾力の性質がありますが、違いもあります。鋼のコイルスプリングには、車のサスペンションやマットレスのスプリングのように、力が加わって伸びても、逆に押されて縮んでも、元のサイズに戻る特性があります。一方、ゴムには驚くくらいよく伸びる性質があります。そして引く力を弱めると一気に縮みます。

私たちの身体を構成しているものに、この２つの性質によく似た線維があります。ひとつは、**皮膚のコラーゲン線維**です。衝撃を吸収したり、強度を保ったりして、鋼のコイルと同じような働きをしています。もうひとつは、**エラスチン線維**といって、ゴムのように伸びる性質があり、弾力に富んでいます。

赤ちゃんのふっくらしたほっぺは、コラーゲン線維とエラスチン繊維、そして水分もたっぷり内包されているため、弾力性があってフワンフワンなのです。

ではここで、鋼のバネと細いゴムがかけられている水平の棒を思い浮かべてみてください。それぞれに5キロの重りをつけましょう。鋼のコイルは少し伸びます。ゴムはたくさん伸びます。

次は2倍にして、10キロの重りをつけましょう。鋼のコイルは5キロのときと同じくらいの長さが、さらに伸びます。ゴムも伸びますが、前の2倍には伸びません……。つまり、かけられたストレスが同じでも、コイル（コラーゲン線維）やゴム（エラスチン線維）は同じようには伸びないのです。

次に、重りを取りはずしていきます。コイルとゴムは、重りをつけたときとまったく逆の現象で元に戻ります。ですが、元の形に戻る過程は、ゴムはスッキリきれいにとはいきません。伸ばしたときの強さや継続時間、経過した年数、そして、ゴム（エラスチン線維）の状態などの要素が影響するからです。

ゴムを持って試してみてください。引っ張ると、どのように作用しますか？　短く素早く引くと、張りが強くなります。一方、ゆっくり長く引っ張ると、おそらくゴムの限界まで十分に伸ばすことができますよね。**伸ばしすぎても、線維が傷つかない限り、ゴムはだんだんと元のサイズまで縮みます。この現象を「ヒステリシス」といいます。**

ヒステリシス

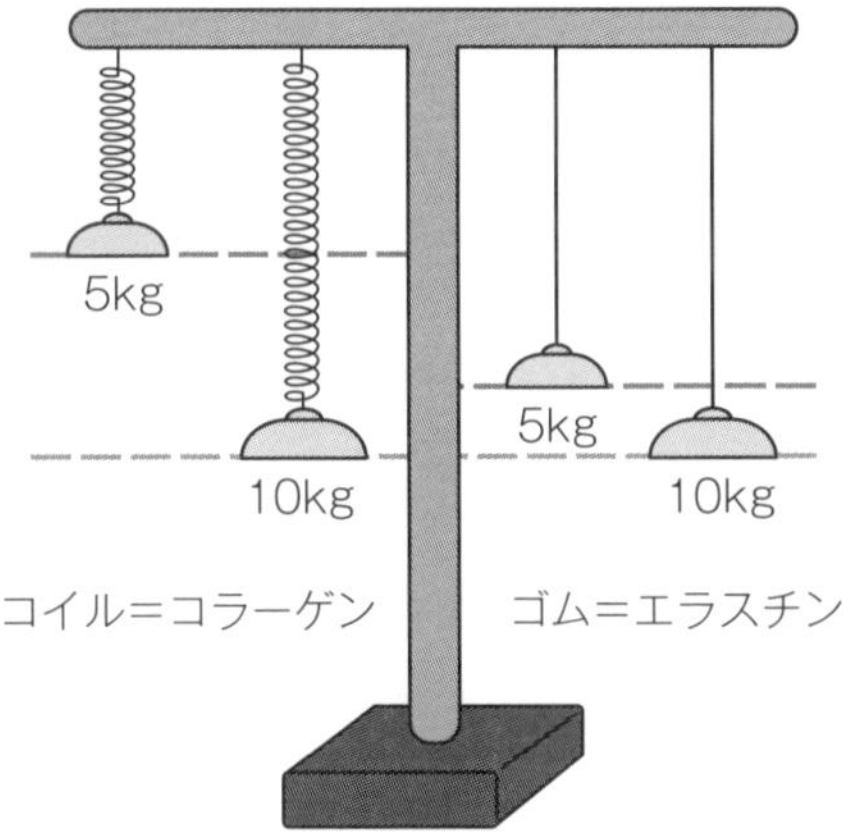

左のコイルはコラーゲン線維、右のゴムは弾性線維とする。重りをつけたとき、重りをはずしたとき、それぞれの線維と重さによって違いがあることを理解する。

しかし、弾性限界まで伸びきったゴム（エラスチン線維）は、永久的なダメージを負います。これを「ストレッチマーク」といいます。

このことを念頭において、浮腫や、脂肪、炎症などがエラスチン線維にどのような影響を与えるか、想像してみてください。**機能が回復する可能性や回復までにかかる時間は、ゴムと同様に組織にかかったストレスの時間の長さや強さによって違ってきます。**

メディカルリンパドレナージュでは、コラーゲン線維、エラスチン線維のそれぞれの特殊な性質に対応するため、さまざまな技術を使い分けています。

最善のリンパドレナージュを施し、組織に浮腫がなくなっても、皮膚が膨らんだままになってしまい、以前と同じサイズに戻ることはないかもしれません。このような場合は、トリートメントを継続して受けることが必要です。深刻な状態であれば、リンパドレナージュとともに、バンデージ（圧迫療法）も行う必要があります。熟練したリンパドレナージュやバンデージの技術は、ヒステリシスを助け、身体が元に戻ろうとするときに、体液が過剰になるのを抑えます。

column

ディープマッサージと手のひらのパッド

①テーブルの上にあなたの手を置いてみてください。できる限り、手のひらを平らにして、テーブル面に触れるようにします。圧は入れないで、そっと置きます。

②そのままの状態で、手首と腕だけに少しの力を加え、手はリラックスしたまま上方向と下方向へ動かしてみてください。
③あなたの手のなかにある水分をテーブルに対して感じてください。
④手は平らで、できる限りテーブルに触れる面積を大きくします。皮膚の表面の柔らかい部分と、水を含んだスポンジのようなフワフワのパッド（クッションのようなところ）を使います。

これは手の圧を抜く練習と、テーブルに触れている接触面の皮膚感覚を脳へフィードバックさせるアロマプレッシャーのトレーニングプログラムのひとつです。あなたはどのように感じられましたか？

毛細リンパ管のフラップ（すきま）を開くため、毛細リンパ管の繋留《けいりゅう》フィラメント（※）を引くための技術は、手のひらをクライアントの皮膚に接触させたまま、やさしく円を描いてフィニッシュします。これを半月のモーション、もしくはキャンディケーンと呼んでいます。これらのサーキュラーテクニックは、深部のリンパの管ストレッチ受容体を刺激します。

※毛細リンパ管が潰れないように真皮とつながっている細かい線維。

Let's try and feel !!

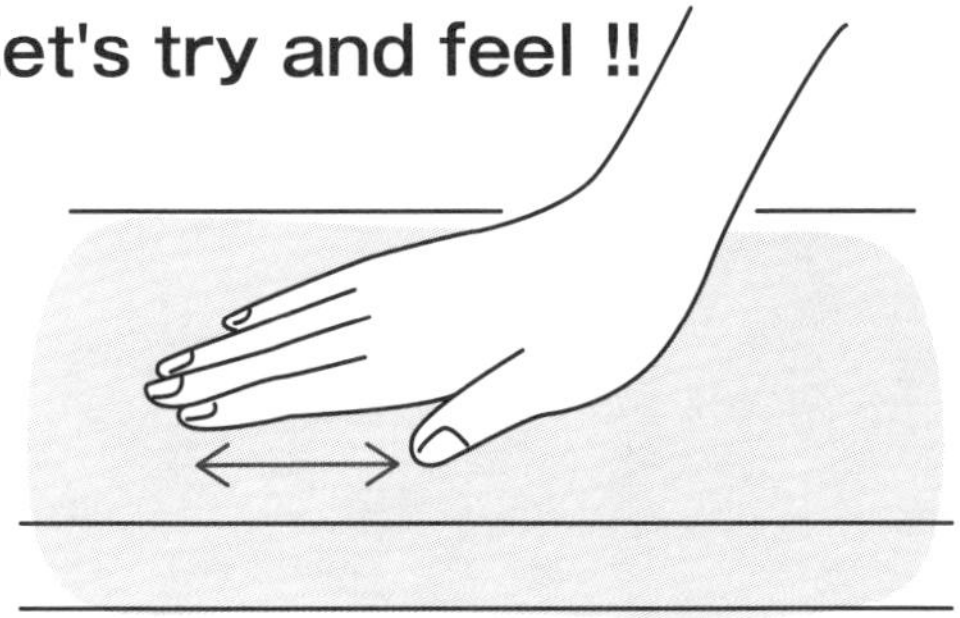

テーブルの上に手のひらを下にして置き、リラックスした状態で上下に動かす。

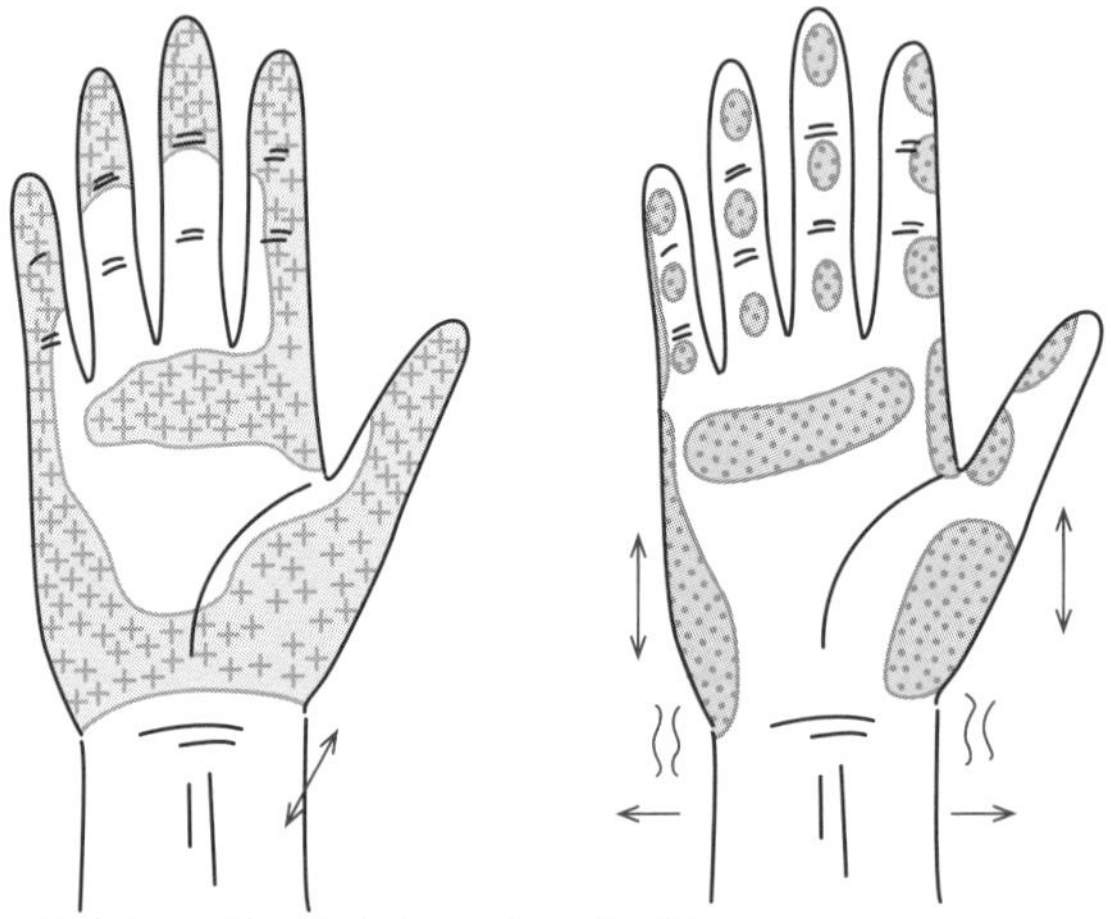

左：一般的なマッサージ／ディープマッサージ
右：メディカルリンパドレナージュ

赤い部分は、強く圧がかかる部分。青い部分は、もっとも重く圧がかかるスポット。左は手首をアップダウンさせる。右の手首はとても柔軟に使う。

縦ストレッチ→速度（約10倍）　斜めストレッチ→力を増加。

これは、リンパ浮腫に対して行う施術法のひとつで、セラピストがかける圧は、浮腫と身体の状態によって調整しなければならない。

◆神経とホルモンの解剖生理

よいことが起こると、身体にエネルギーが満ちて元気になるのを感じたり、うれしいことが起こると、ハッピーな気分になったりします。逆に苦手なことへの対応を迫られているときは、気分が落ち込んだり、ゆううつになったりすることってありますよね。そのようなとき、身体に起こっている反応は、自律神経、ホルモン、免疫システムと深く関係しています。

「幸せホルモン」「愛情ホルモン」などと呼ばれるオキシトシンは、信頼や安全、無条件の愛などを感じるときに分泌されるホルモンです。このようなことではよく知られているオキシトシンですが、**子宮筋収縮や母乳を出す（射乳）などの作用があること**は、それほど知られていません。

スクールを受講される方から、「ホルモンがよくわからない」という声をよく聞きます。私のクライアントのなかにも「ストレスが原因でホルモンバランスが崩れた」と不調を訴えている方が少なくないのですが、なぜストレスはホルモンのバランスを崩すのでしょうか。そして、このときに崩れているのは、果たしてホルモンだけでしょうか。

ホルモンの話をする前に、まず神経について理解しておいていただきたいと思います。

神経系を分類すると、まず大きく2つに分けられます。「中枢神経」と「末梢神経」です。**中枢神経は、脳と脊髄から構成されています。**全身からの情報を受け取って判断し、筋肉などへ対応を指令する働きをする部分です。**末梢神経は、皮膚や感覚器官、筋肉、腺などが、ネットワークのようにつながって、中枢神経と連絡している神経**です。こちらは「体性神経」と「自律神経」に分類されます。体性神経には、身体が外部から受けた情報を脳へ伝える感覚神経（知覚神経）と、脳からの指令を送る運動神経があります。

仕事で大失敗をしてしまい、「しまった！」と焦るとき、身体は一瞬で緊張して冷や汗が出て、食欲がなくなってしまう……こんなときは、交感神経が促進されていて、リラックスした状態にする副交感神経は抑制されています。

ストレスを感じると、身体は交感神経が優位になり、私たちの身体は、ストレスと戦ったり、自分を守ったりするための準備をします。状況を見極めるために瞳孔が拡大したり、体内により多くの酸素を取り込もうと血圧や呼吸数が上がったり、脳や筋肉へ血液を送るための血管が拡張したり、ということが起こります。身体ってすごいですよね。

「緊急反応」といわれるこれらの反応を発見したのは、ウォルター・キャノンという20世紀のアメリカの生理学者です。目の前の敵に対してどのように対応するか――ネコを使った実験で「闘争か逃走か（ファイト or フライト）」の反応には、アドレナリンというホルモンが関係していることを突き止めた人物としても有名です。

交感神経をプラスとすると、マイナスの副交感神経が存在します。副交感神経は、リラックスしているときや、食事、睡眠時など、身体が休息しているときに優位になる神経です。この

2つを合わせて、自律神経といいます。

交感神経と副交感神経は、基本的には同時には働かず、どちらかが優位のときは、どちらかは弱まるという拮抗《きっこう》作用で動いています。自律神経は多くの臓器に分布しており、意志とは無関係に血管、内臓、汗腺など、身体の内部の環境を自動的に調節しています。

ノート

自律神経

交感神経　突発的な事故や敵へ対応するように作用。身体を緊張状態にする。
・血圧を上げる、心拍数や脈の促進、末梢血管の収縮など。

副交感神経　休息、体力の回復やエネルギーを充電するように作用。
・身体をリラックスした状態にする。
・血圧を下げる、消化液の分泌を増加、末梢血管の拡張など。

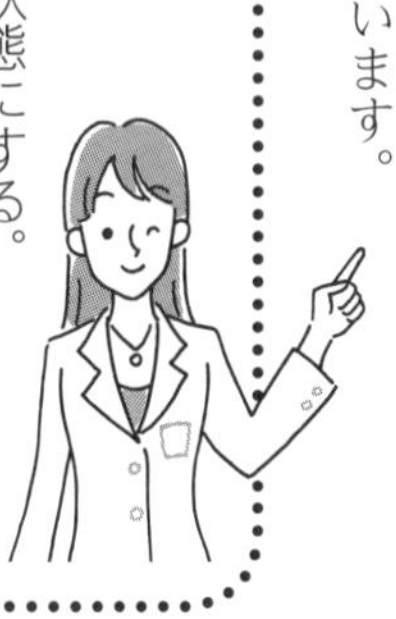

さて、改めて考えてみましょう。神経は何のためにあるのでしょうか。私たちの身体に備わっているものは、かけがえのないものばかりです。なかでも**神経は、生きていくために情報を得たり、考えたり、行動したりするのに必須の、重要なシステム**です。そして自律神経は、さまざまな身体の調節をして、安定した状態（恒常性、ホメオスタシス）に保ってくれる神経です。

同様に、身体の調節をしてホメオスタシスを保ってくれているものに、内分泌系があります。

中枢神経と末梢神経

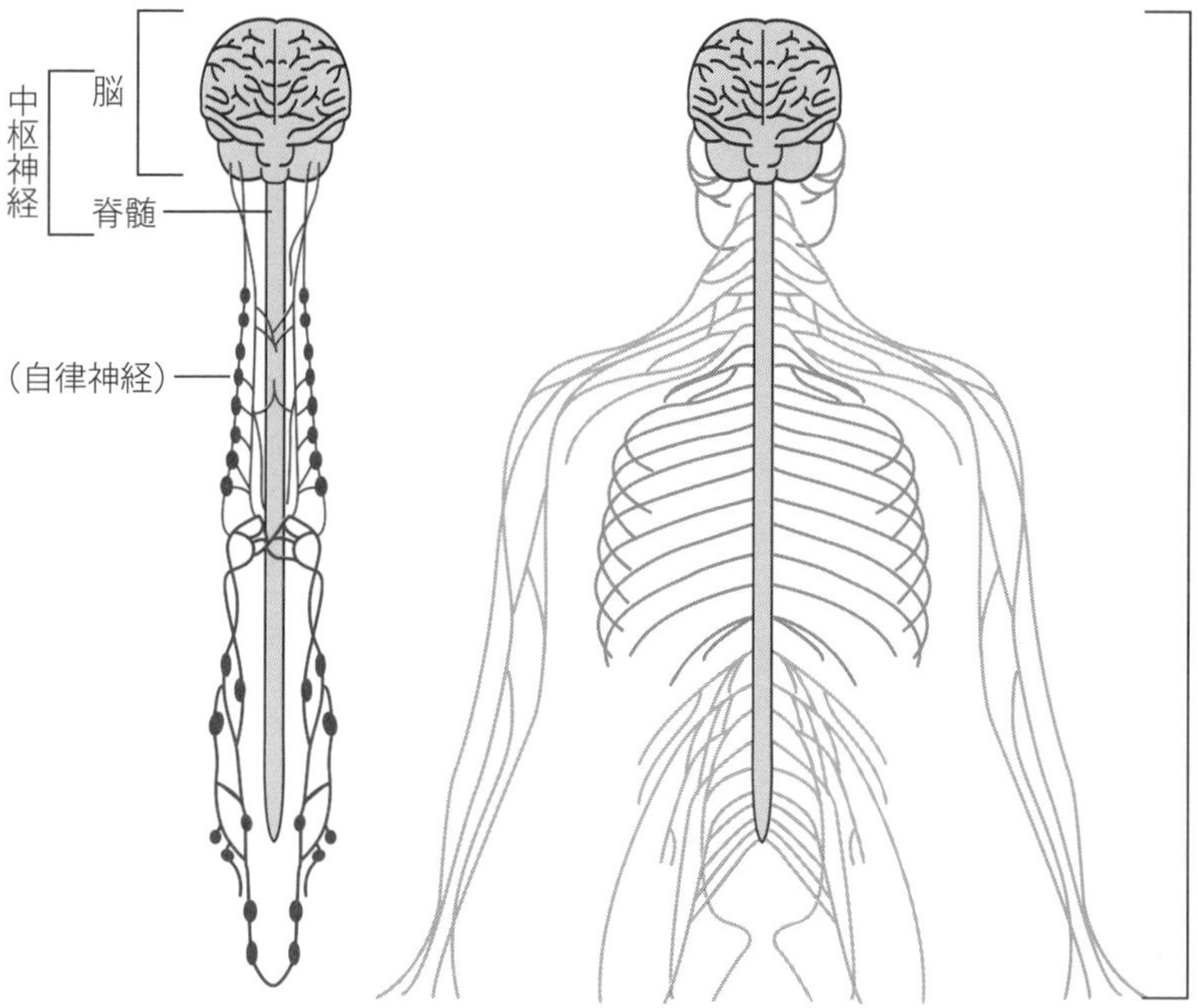

神経系

- 中枢神経
  - 脳（大脳・間脳・中脳・小脳・橋・延髄）
  - 脊髄（頸髄・胸髄・腰髄・仙髄）

↓↑

- 末梢神経
  - 体性神経
    - 感覚神経／知覚神経　☆求心性
    - 運動神経　☆遠心性
  - 自律神経
    - 交感神経　☆遠心性
    - 副交感神経　☆遠心性

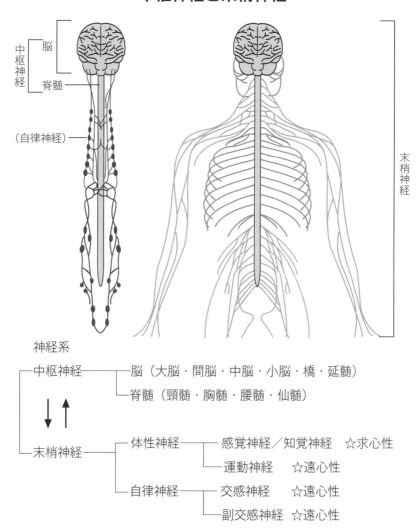

ここでホルモンが出てきます。

身体には、内分泌腺（内分泌器官）と外分泌腺（外分泌器官）があります。外分泌腺は、唾液腺や膵臓など、身体の表面や消化管などへ分泌物を分泌する器官です。内分泌腺には、視床下部、下垂体、甲状腺、すい臓、副腎、卵巣、精巣などがあり、**内分泌腺から分泌される化学物質をホルモンといいます。**

ホルモンには、成長ホルモン、甲状腺ホルモン、インスリン、女性ホルモン（エストロゲンやプロゲステロン）、男性ホルモン（テストステロン）、アドレナリン、セロトニン、オキシトシンほか、多くの種類があります。

神経は神経線維によって、情報を伝達しますが、ホルモンは血流にのって、遠くの器官へ到達します。これは体内環境の調節、身体の成長、妊娠や出産などに関わっています。神経は情報の伝達が早く持続性が低いのですが、**ホルモンの伝達は神経より遅く、作用は長時間持続します。**

◆ストレスは身体にどんな影響を与えているのか

私たちの脳は、進化に伴って変化しています。高等な動物ほど、大脳の外側（大脳新皮質）が大きく発達しています。大脳新皮質は、認知、思考、創造、意志、言語、運動など、高次な機能を担う中枢があるところです。「精神の座」ともいわれる前頭連合野や、運動野、体性感

主な内分泌腺

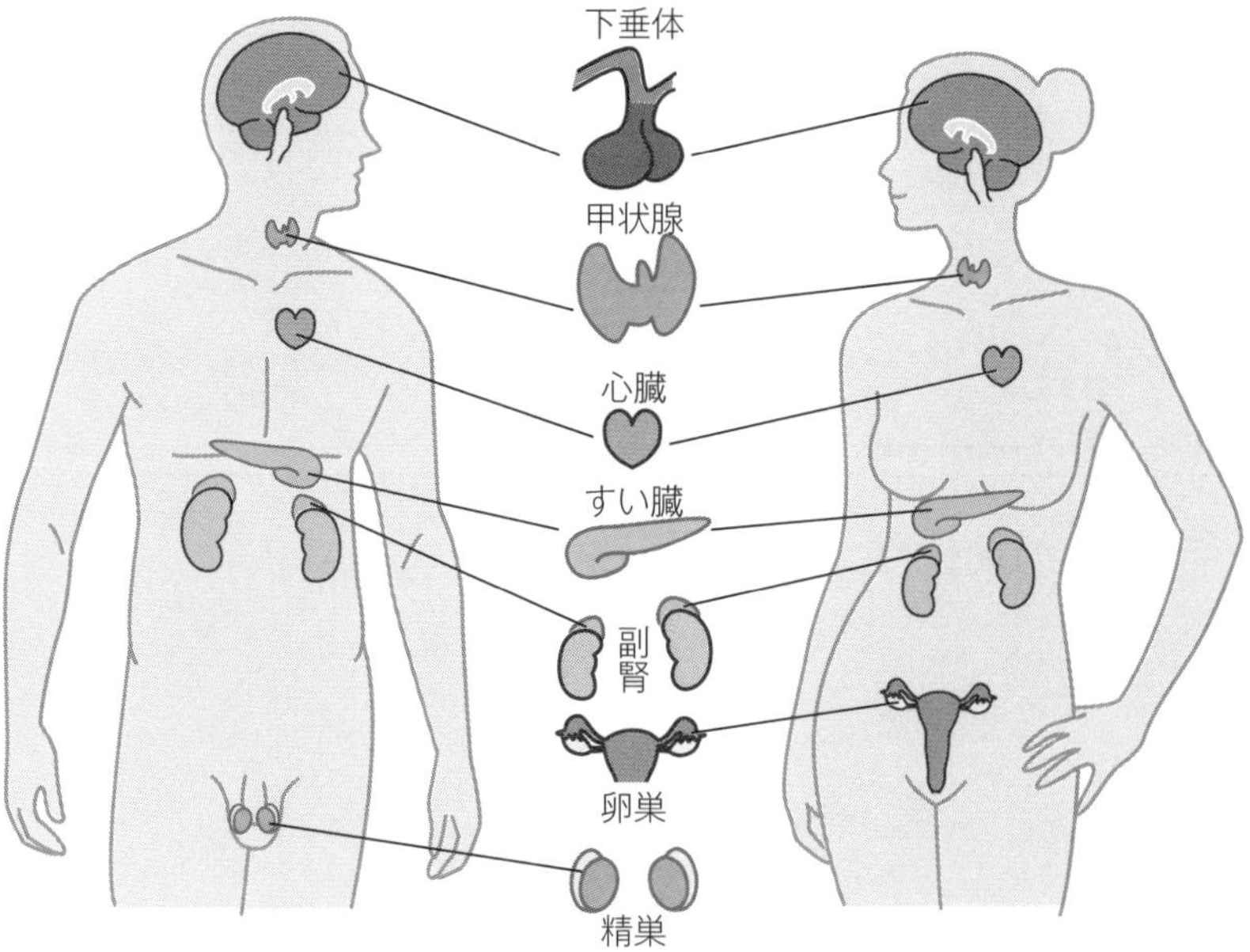

主な内分泌腺には、男女で共通の下垂体、甲状腺、心臓、すい臓、副腎などがある。男性の精巣と女性の卵巣も内分泌の機能をもっている。

覚野などがここにあります。

その大脳新皮質に包まれるように、大脳辺縁系があります。ここは、進化的には大脳新皮質より古く、「原始的な脳」と呼ばれています。本能的な快・不快や、食欲、性欲を司《つかさど》り、そこには記憶と関係が深い海馬もあります。

さらにその奥にある間脳に視床下部があります。この**視床下部は、先程の自律神経と内分泌系をコントロールする司令塔のような重要な働きをしている**ところです。

下の図で、おおまかに位置を確認してみてくださいね。皮膚など体性感覚で受けた嗅覚以外の情報は、大脳新皮質へ伝達され、自律神経と内分泌を調整している視床下部へ伝わります。心身で受けるストレスも同様に視床下部へ伝わります。

私たちの心と身体へ影響を及ぼすストレス

主な脳の部位

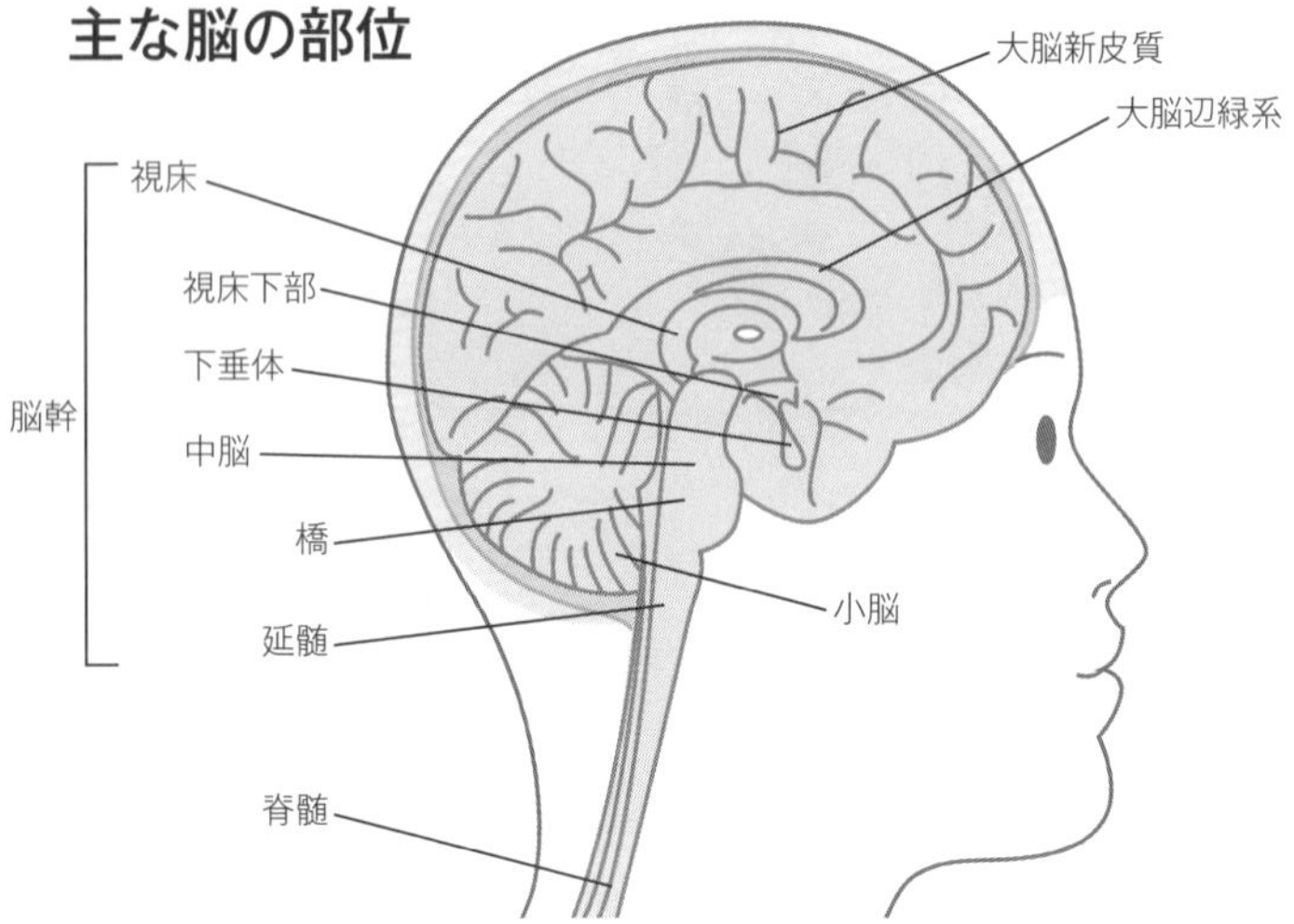

（正式にはストレッサー）は、「外的ストレス」と「内的ストレス」に分けて考えられています。

①外的（身体的）ストレス　気候、騒音、環境汚染、病気、けがなど。

②内的（精神的）ストレス　人間関係（仕事、家庭、学校など）、喪失体験や将来の不安、心の不安定さなど。

①②とも、**ストレス反応は、心と身体の両方で起こります。**

あなたにとってのストレスは何でしょうか？　あなたがもしセラピストだとしたら、クライアントが感じているストレスは何でしょうか？

視床下部が何らかの脅威（ストレス）を知覚すると、自律神経系と下垂体へ指令が伝わります。自律神経系では、交感神経が促進され、副腎髄質からアドレナリンやノルアドレナリンが放出されて、ストレスに対抗しようとします。下垂体からは副腎皮質刺激ホルモン（ＡＣＴＨ）が放出され、それを副腎が受け取ると、副腎皮質ホルモンを放出してストレスに対抗しようとします。副腎皮質ホルモンのコルチゾールには、ストレス反応を抑えるため免疫機能を弱める作用があります。これらのホルモンは、総称して「ストレスホルモン」と呼ばれています。

ストレスが短期的であれば、身体は適応しますが、長期的に過剰なストレスを受けていると身体は適応できなくなり、バランスを崩してしまいます。こうなると免疫力は低下した状態となり、不眠や胃潰瘍、心臓の病気、代謝の異常や頭痛など、あらゆる心身の不調や病気を引き起こしやすくなります。

ホルモンの分泌

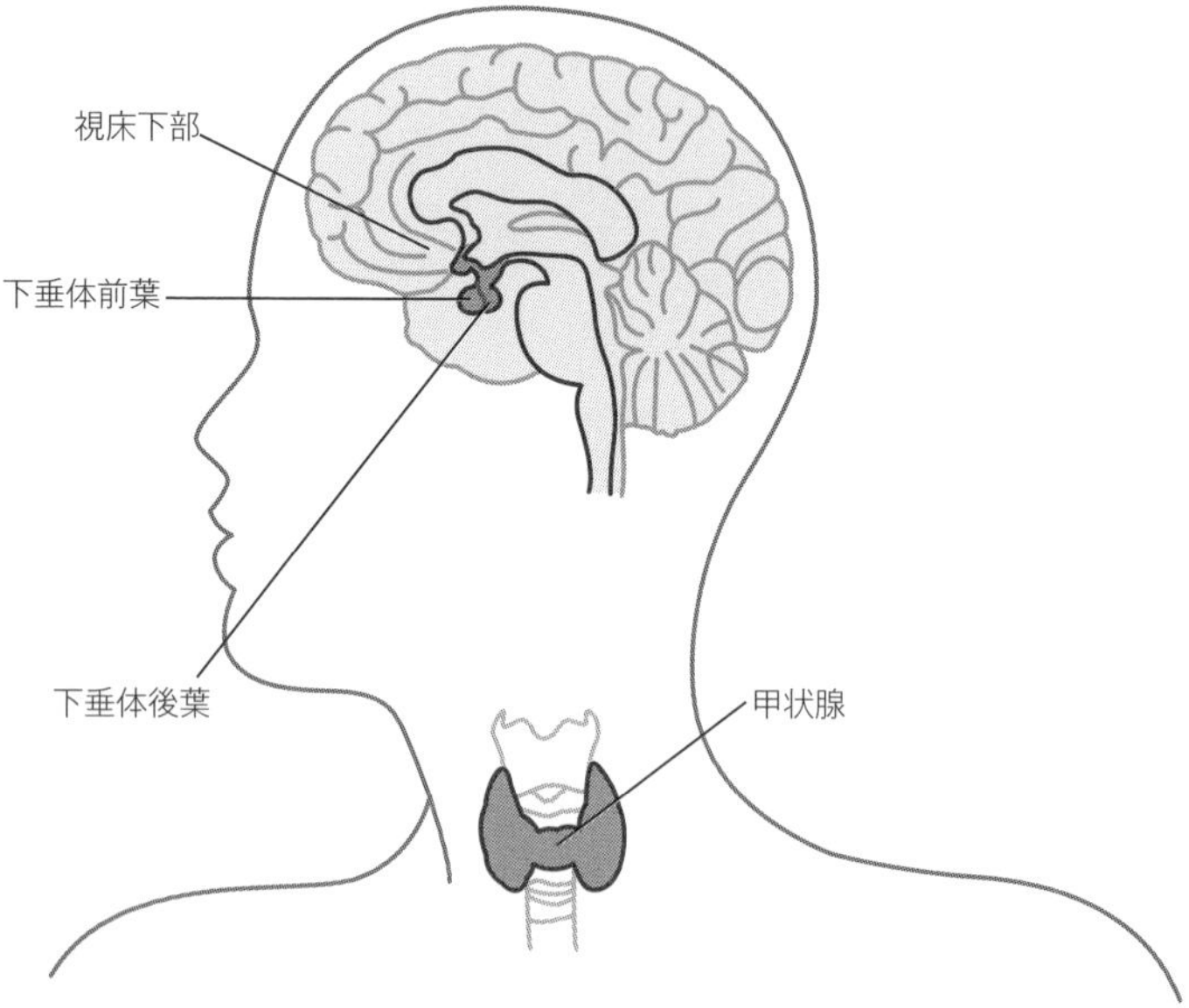

●主な視床下部ホルモン
成長ホルモン放出ホルモン（GRH）
成長ホルモン抑制ホルモン（GIH）
副腎皮質刺激ホルモン放出ホルモン（CRH）
甲状腺刺激ホルモン放出ホルモン（TRH）
性腺刺激ホルモン放出ホルモン（GnRH）
プロラクチン抑制ホルモン (PIH)

下垂体から分泌されるホルモン
●下垂体前葉ホルモン
成長ホルモン（GH）
プロラクチン（PRL）
甲状腺刺激ホルモン（TSH）
副腎皮質刺激ホルモン (ACTH)
性腺刺激ホルモン(黄体形成ホルモン(LH)、卵胞刺激ホルモン(FSH))

●下垂体後葉ホルモン
オキシトシン
バソプレッシン（ADH）

免疫力が低下すると病気になりやすいのは、よく知られていることです。疲れているときは、風邪をひきやすいですよね。逆に、免疫力が低下していないよい状態（＝免疫細胞が元気に活動している）というのは、リンパシステムがうまく機能しています。40歳を過ぎると、私たちの体内では、毎日５０００個以上ものがん細胞が発生するといわれていますが、免疫細胞がこれらを処理してくれています。免疫系がきちんと機能していれば、がんにもなりにくいのです。

スクールの授業の際には、メディカルリンパドレナージュが浮腫の軽減と免疫に深く関係していることを話すのですが、その内容を本当に理解できると、セラピストは技術にも自分自身にも自信を持ってイキイキし始めます。達成感や喜びの感情は、免疫を活性化させます。理解度ＵＰ＝技術力ＵＰ！　そして免疫力もＵＰしていると私は感じます。さらには、そうしたことを感じている私の免疫力もＵＰ！しています。

免疫系にも、内分泌ホルモンのように**情報伝達を担っている物質**があります。それは**主に免疫細胞から分泌されているサイトカインという物質**です。免疫反応を増強または制御し、細胞の増殖、分化、細胞死など、細胞間の相互作用に関与している物質で、１００種類以上が発見されているといいます。インターロイキンや、肝臓病の治療で知られるインターフェロンもサイトカインで、今後も研究が続けられる分野です。

column

ＡＮＰ、ＡＤＨホルモンとマイオカイン

メディカルリンパドレナージュと深く関係しているホルモンに、ＡＮＰ（心房性ナトリウム利尿ペプチド）と、ＡＤＨ（抗利尿ホルモン）があります。循環血液量が増えて心房が拡張されると、ＡＮＰの分泌量が増えます。ＡＮＰは、腎臓に作用して利尿を促進、血圧降下作用があります。一方では、ＡＤＨの分泌が抑制されるため、尿の量が増えます。施術を受けたあとにクライアントが、「尿の量が増えました！」とおっしゃる理由は、ここにあります。

最近、私が注目しているホルモンにマイオカインがあります。がんの発症を抑制している可能性があるといわれ、そのほかにも、身体へよい作用があることがわかってきています。運動すると筋肉から分泌されます。

「脂肪燃焼ホルモン」といわれるレプチンも、ここで紹介しておきます。

レプチンは、脂肪細胞によって生成される蛋白質ホルモンで、脂肪の貯蔵を調整し、食欲を抑えてカロリーを積極的に消費するとされています。肥満の人の場合、レプチン耐性のある人が多いといわれています。骨関節炎を引き起こす炎症の要因にもなるそうです。

◆神経伝達物質のいろいろ

次に、神経伝達物質についてお話しします。ホルモンは血液によって運ばれる化学的メッセンジャーで、全身のさまざまな組織や細胞に到達します。「ホルモン」という言葉は、主に内分泌系の化学的メッセンジャーを表しますが、神経系で使用する化学的メッセンジャーに対しては、「神経伝達物質」という言葉が使われます。そして、日本語には「脳内ホルモン」という呼び方もあります。

アドレナリンやセロトニンなどは、「ホルモン」としても、「神経伝達物質」としてもあげられる化学物質です。そして、神経伝達物質（脳内ホルモン）によって、私たちのさまざまな感情は生まれ、体内に伝わります。つまり、ホルモンは私たちの人格というものに、大きな影響を及ぼすものです。

私がセラピーの仕事をスタートした頃は、「オキシトシン♡幸せホルモン」ということは、世間では話題にもなっておらず、まったく知られていないことでした。脳の研究はここ数十年で飛躍的に進んでいるといいます。情報がどんどん新しくなっているのも感じます。それでも、まだわかっていないことが多いので、５年後、10年後がとても楽しみです。

ドーパミン：快楽ホルモン

喜び、快感を与え、意欲を生み出す報酬系ホルモンです。達成感を味わうときに分泌されますが、分泌が過剰になると、依存症にかかわる心配もあります。

アドレナリン／ノルアドレナリン：ファイトホルモン

肉体的、精神的ストレスにより、怒り、恐怖、不安などが生じるときに分泌されるホルモンです。

連動して血管の拡張と収縮など、さまざまな身体の覚醒機能を引き起こします。

オキシトシン：愛と信頼のホルモン

心からの信頼や、無条件の愛を感じるときに分泌されるホルモンです。子宮筋収縮作用や射乳作用があります。

セロトニン：ハッピーホルモン

精神のバランスをとり、穏やかでよい気分

私たちの人格に影響を及ぼす脳内ホルモン

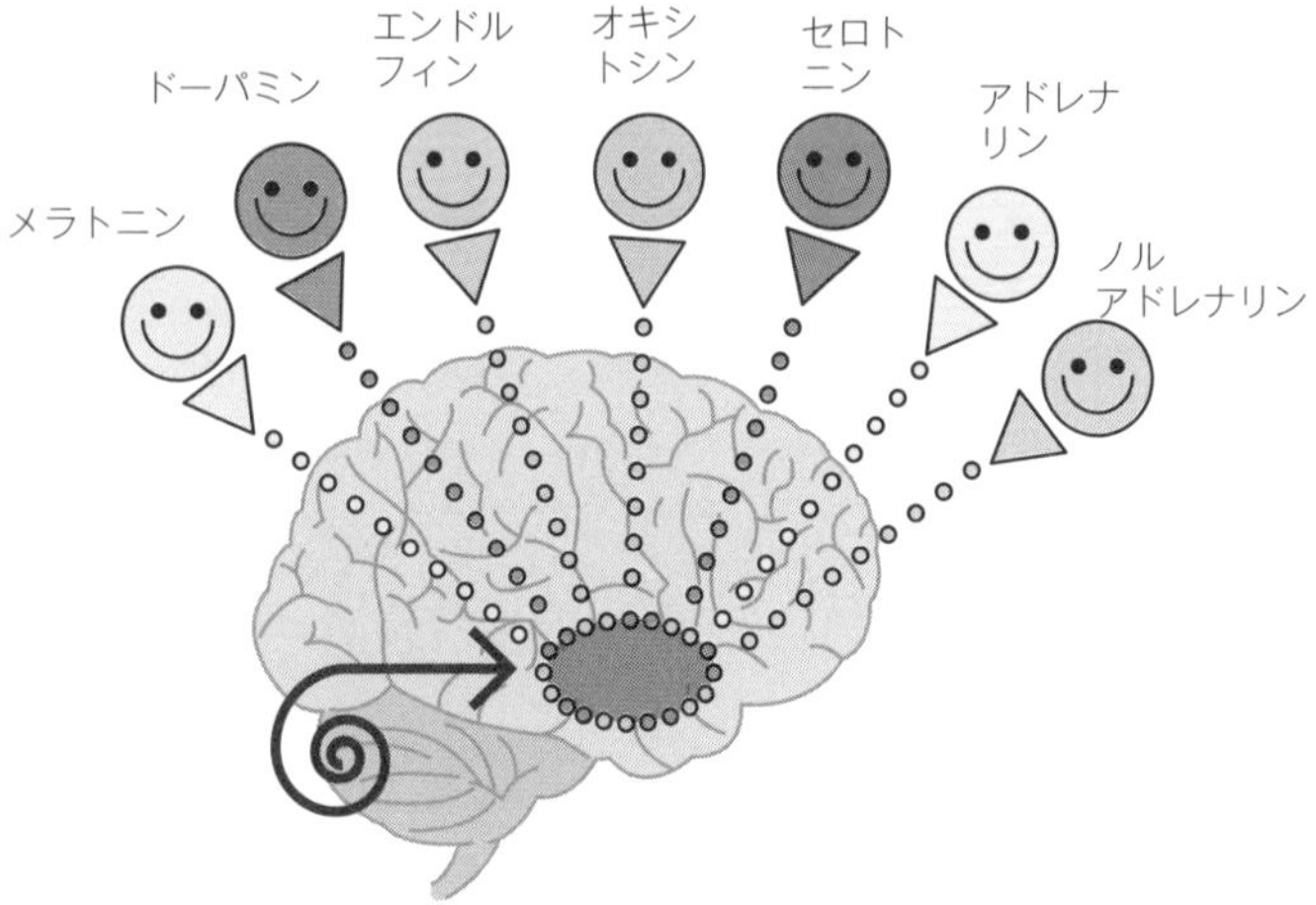

にさせるホルモンです。アドレナリンやドーパミンなどの覚醒系のホルモンを抑えます。うつ病はセロトニンの低下によって起こることがわかっています。消化管、腸のホルモンとしても働いています。

メラトニン：眠りをうながす睡眠ホルモン

体内時計（概日リズム）と連動して、夜になると分泌量が増えて眠りへ導くホルモンです。

免疫細胞の活性化や、抗酸化作用によるアンチエイジング効果などがあることがわかってきています。

エンドルフィン：鎮痛作用と多幸感をもたらすホルモン

痛みや悲しみなどのつらい体験が長く続く時、また、本能的な幸せを感じるときに分泌されます。

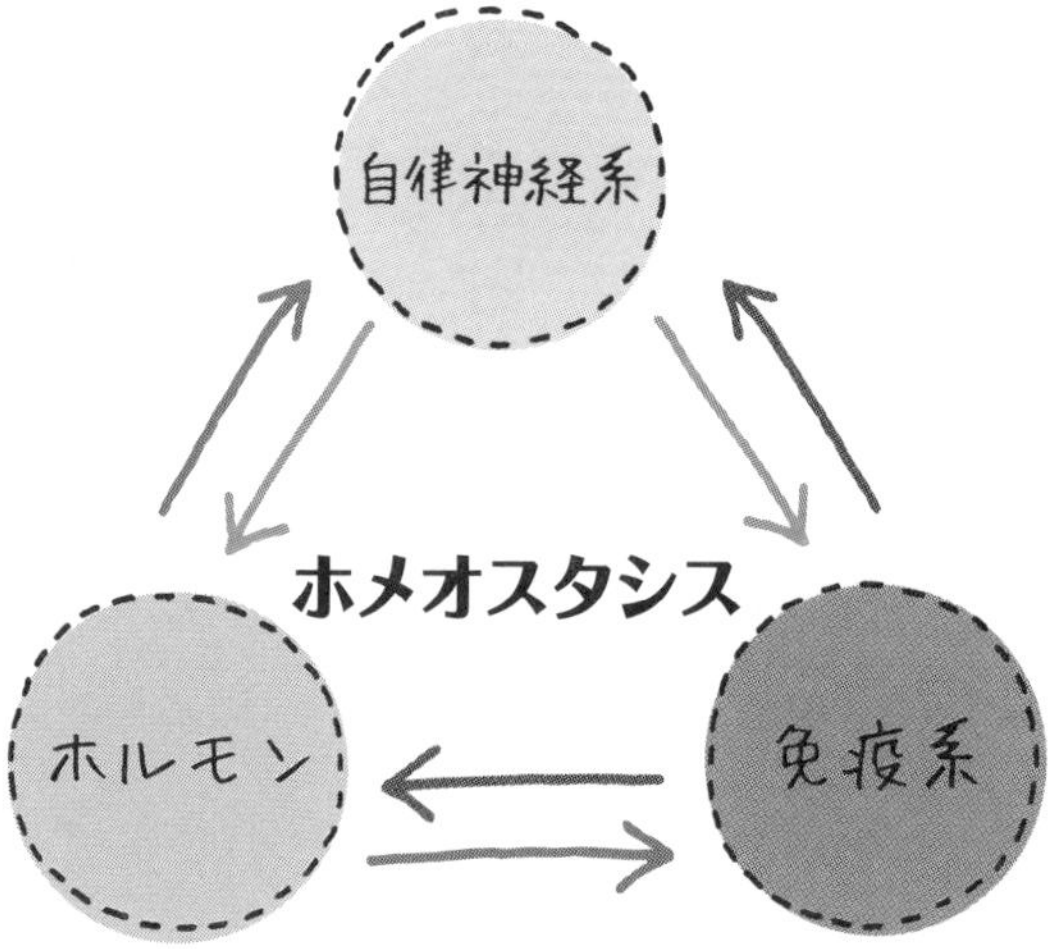

運動中や運動後に「楽しい！」と感じるときにも分泌されていて、ランナーズハイは、β-エンドルフィンによるものといわれています。

ホメオスタシスを保つには、自律神経、ホルモン、免疫システムが、運動して機能することが大切です。

身体的・精神的ストレスの軽減を助けることは、ホメオスタシスのバランスをサポート→免疫力を低下させない→病気になりにくい状態へ導く、という流れをつくります。

◆お腹の脂肪燃焼のカギはアドレナリン受容体とホルモン

小腹が空いたらスイーツに手を出して、罪の意識を感じながらも、パクパク食べてしまうことはありませんか？　ショッピングにでかけたとき、鏡に映る自分の姿を見て、「太った……！」「お腹が出ている……！」など、気にする人は多いと思います。私もその1人です。

脂肪を燃焼するのに何より有効なのは運動で、食事制限も併せて行うことがよいことを知っていても、痩せるとうたわれているサプリメントの購入者は減りません。けれども、そう簡単に痩せることはできないし、下剤のようなものを摂り続けるのも、食欲を抑えるためのタバコも、ストレスで食べられずに痩せ細るのも、身体には大きな負担をかけてしまいます。

また、体重を落とそうと激しいスポーツをすると、むくみを助長し、「運動しなければ！」

という義務感はストレスになります。楽しくダイエットができればよいですが、ダイエットというのは往々にして、精神的なストレスとなります。

人間の祖先は、長い進化の過程では、常に飢えの危険にさらされてきました。今の日本では、エネルギーの過剰摂取や溜め込んだ脂肪をどのように減らすかということのほうが重要になっていますが、エネルギーを余分に摂取できたとき、脂肪という形で身体に蓄積し、獲物が得られないときは、それをエネルギーとして使う——これは人類や多くの動物たちが獲得してきた、生き延びるためのシステムです。

２０１８年のＷＨＯ世界成人の肥満率ランキングでは、日本は１８９カ国中、１６６位でした。順位はとても優秀ですが、メタボリックシンドロームや生活習慣病という言葉を、毎日のように目にしたり聞いたりしていますよね。また最近では、子どもの肥満が急激に増加していることが問題となっており、５年後、10年後には、順位が上昇してしまうのではないかと思っています。

私自身ここ数年、とても気になっているのが、子どもを含む若い人たちの**皮下組織の状態が不健康なこと**です。今、拠点としている沖縄でも、この傾向が顕著にみられます。

人の身体には、２５０億個から３００億個の脂肪細胞があるといわれています。脂肪細胞は、栄養を脂肪として貯えられ、また、脂肪を分解して熱を産生するという役割があります。

イラストの脂肪細胞を見てください。脂肪細胞には、アドレナリン受容体があります。アンテナのようなところがそれです。身体は自律神経でコントロールされていて、緊張や興奮すると交感神経が優位になります。そして、それに対応して活動できるようにと、アドレナリンやノルアドレナリンなどのホルモンの分泌が促進されます。

これらのホルモンをアドレナリン受容体が受けとると、受容体は、脂肪加水分解酵素であるリパーゼ（ホルモン感受性リパーゼ）を活性化します。すると、脂肪は、脂肪酸とグリセロールに分解されます。分解された脂肪酸は、全身の筋肉などの各組織の細胞に運ばれていき、エネルギーとして使われて燃焼されます。これが脂肪燃焼のメカニズムです。

ところが、**腹部エリアの皮下脂肪の脂肪細胞には、アドレナリン受容体が少ない**といわれています。つまり、脂肪が燃焼しにくいということです。さらに、モンゴロイド系の民族には、一部のアドレナリン受容体が少ないことがわかっています。これは、腰まわりの脂肪だけでなく、内臓脂肪にも関係するということが、海外のリサーチにもあります。実際は、受容体は存在するので

脂肪の燃焼

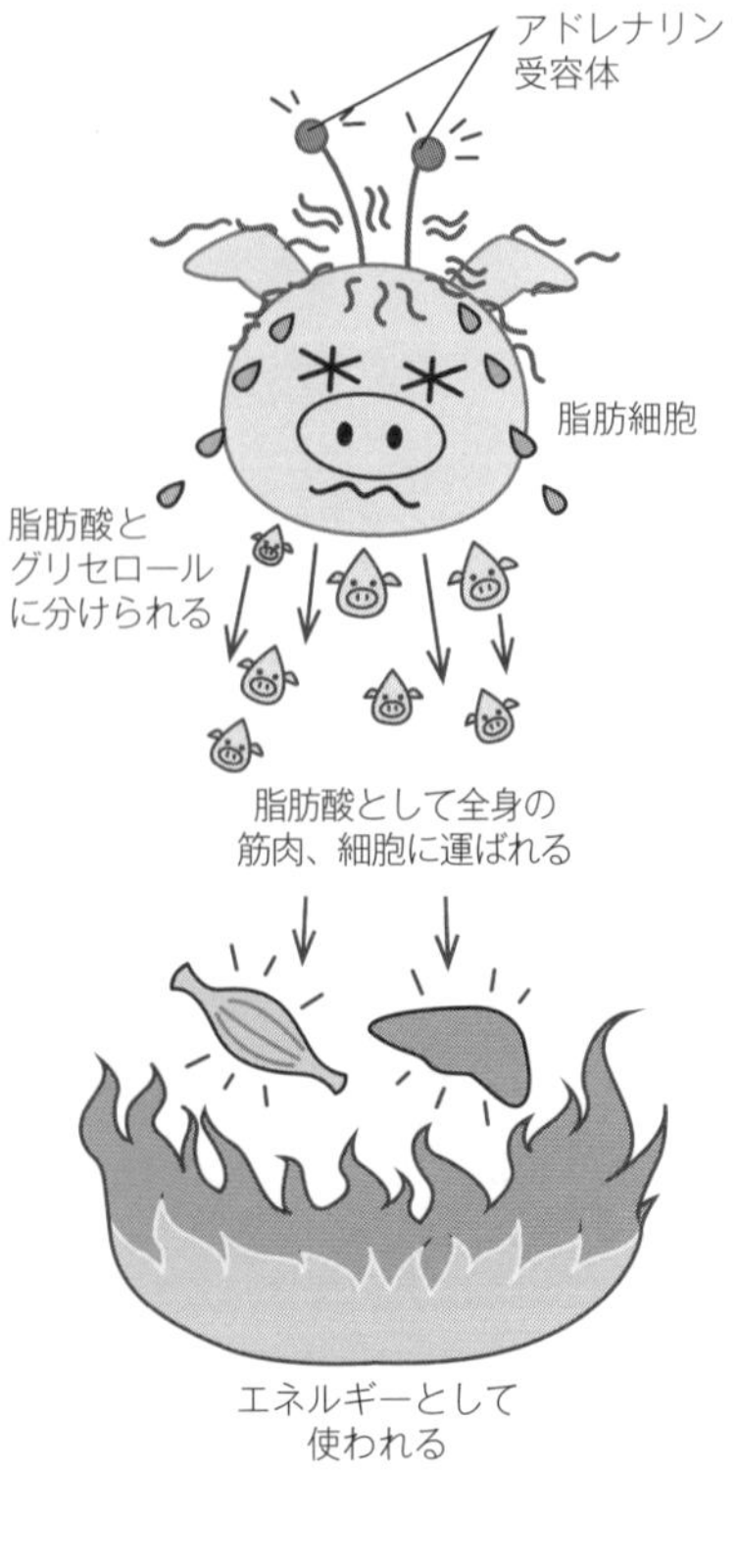

すが、遺伝子的な異常のために作用しないのだそうです。**白人に比べて、日本人は3倍も肥満になりやすい**というのは、あまりにもショッキングなデータです。

私たちがせっかく痩せても、脂肪を取りたい腹部や腰まわりはなかなか落ちず、残しておきたいバストなどのサイズが落ちてしまうのは、このことが関係しているのかもしれません。

◆腹部のマッサージとホルモン

腹部はとても大切な部位です。以前、リゾートホテルのスパの立ち上げに携わっていたとき、腹部のマッサージを取り入れたのですが、当時はとても驚かれました。ダニエル先生がその大切さを提唱したことで、その理由をご理解いただき、腹部の研修も行った結果、多くのお客様に喜ばれることとなりました。

数年前にブームとなった腸内フローラ（腸内細菌叢）は、腸の大切さや腸と脳の関係を多くの人に知らしめるきっかけになりました。医学の父・ヒポクラテスは、“death sits in the bowels” and “bad digestion is the root of all evil”「死は腸のなかにある」そして「消化が悪いのはすべての悪の根源である」と述べたといわれています。なお、ここでいう「消化が悪い」は一時的な消化不良でなく、慢性的な消化器の不調を表しています。

それから２５００年あまりが経過して、ヒポクラテスが述べたことは適正であったということが現代のサイエンスで発見され、大きな話題になっています。ヒポクラテスも、どこかで微笑んでいるかもしれませんね。

人の腸には、約1000種類の菌が100兆個あまりも存在します。そして、脳の発達や性格、身体の成長に大きく関係しているそうです。自閉症や発達障害の子どもの腸内細菌はバランスが崩れているといいます。また、脳内の幸せホルモンといわれるセロトニンは、ほとんどが腸内でつくられていますが、うつ病の人は、このセロトニンが少ないとされています。このように腸内細菌は、幸福感からイライラに至る感情の変化や心の不調など、私たちの心にさまざまな影響をもたらしています。

セロトニンは、約90％が消化管粘膜に、8％は血液中の血小板に、2％が脳内にあり、さまざまな身体の調整をしています。なお、幸せホルモンといわれるセロトニンは、脳内のセロトニンです。これは腸でつくられたものが脳へ運ばれるのではありません。脳のバリア機能（血

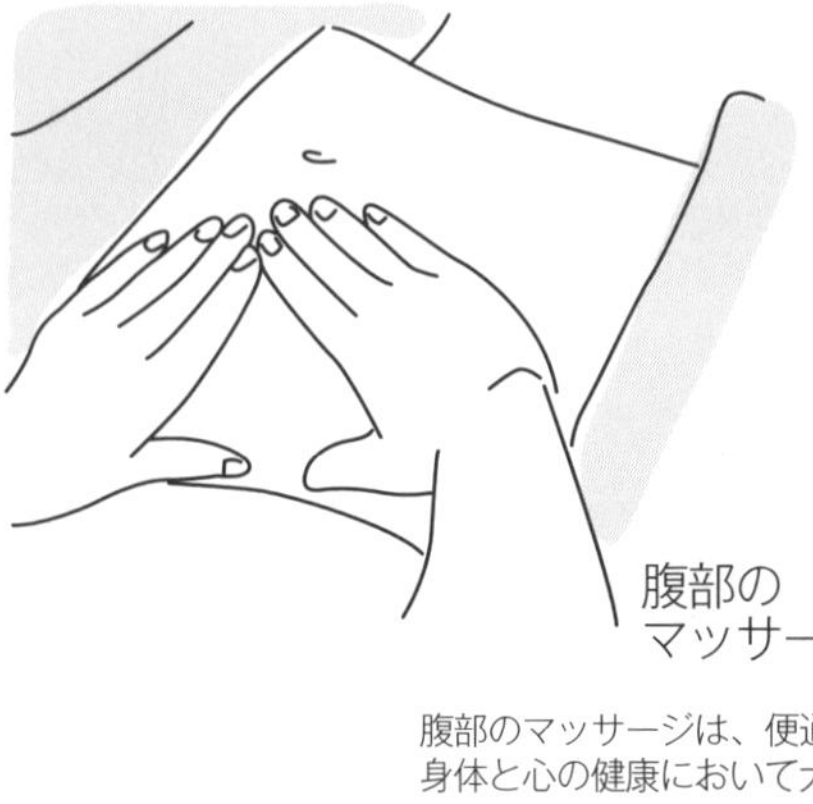

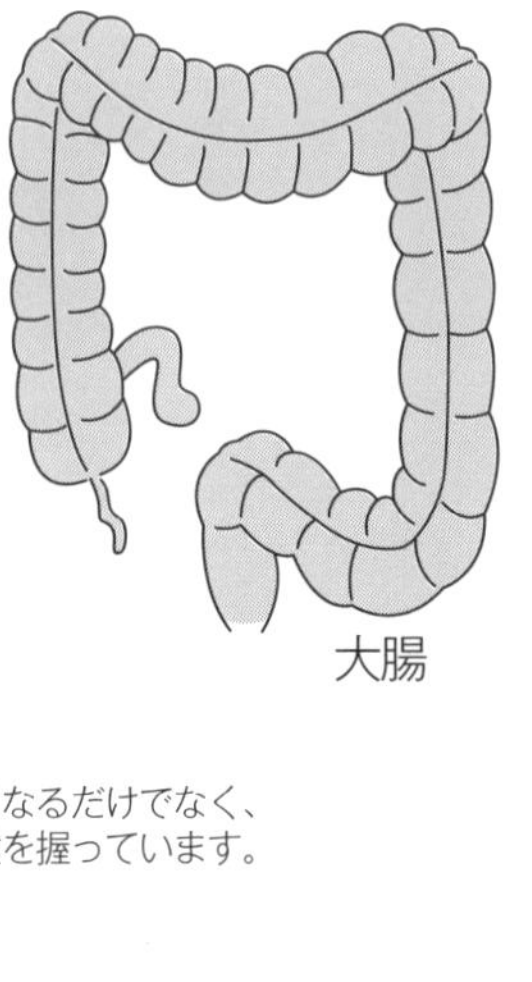

腹部のマッサージは、便通がよくなるだけでなく、
身体と心の健康において大きな鍵を握っています。

液脳関門）により、腸でつくられたセロトニンは直接、脳に入ることができないからです。けれども、脳内でセロトニンを生成するセロトニン前駆体の物質が腸で合成され、脳へいくことがわかっています。モチベーションなどの報酬系の心の作用が活性化されるドーパミンも同じだそうです。

脂肪を減らすためのダイエットや運動などは、間接的な方法ともいえます。しかし、メディカルリンパドレナージュによるマッサージは直接的です。

セラピストの手により、脂肪細胞、ファッシャ、筋肉、さらに、それらを超えて、大腸、回盲弁、肝臓、胆のう、乳び槽、門脈などへアプローチします。

エフルラージュやリンパドレナージュのような手技では、内臓へアプローチできません。そのため、皮下組織に働きかける手技でアプローチします。主に脂肪層にできている皮下脂肪をファッシャから分離させる手技もあり、小さなお腹に多種多様な技を集結させて、身体を改善に導いていきます。

腹部のマッサージのレッスンは技術的難易度が高いので、はじめのうちは、クラス内で「難しい…！」というため息のような声が聞こえるのですが、理論的なことをひとつひとつ理解してもらいながら練習を続けていきます。しばらく練習に集中していくうち、ある瞬間に、ふと部屋の空気が変わるのを感じます。

どのクラスでも後半の練習時間は、リラックスした空気が流れるのですが、腹部のときは、いつもとは違う何か特別な「穏やか」な空気になります。まるで、穏やかな粒子が教室いっぱいに満ちるような、不思議な感じがするのです。もしかしたら、受講生たちみんなの身体から、セロトニンがあふれ出ているのかもしれない……と思っています。

さて、腹部マッサージは、どのような効果があるでしょうか？　まずは、便秘に効果があると思った方も多いでしょう。確かにそうです。「便通がよくなった」「宿便のようなものが出た」というクライアントや受講生の声は、非常によく聞きます。肌にも直接影響するため、顔色が明るくなったり、肌荒れの改善もみられたりします。

便秘が解消されやすいことも関係しますが、腸内環境がよくなって腸内のホルモンや菌が潤滑に分泌されたり、合成されたりすると、病気と戦ってくれる免疫細胞も活性化し、免疫力アップにもつながります。精神面にもよい影響をもたらします。

さらに、副交感神経が優位になるとリラックスし、消化が促進され、これによってもまた免疫力が高まります。訪問リハビリテーションをしている理学療法士の方が受講されたときに、「高齢の患者さんが『便通がよくなった』『ガスが出るようになった』『げっぷ（曖気《あいき》）も出せるようになった』と喜んでいる」と言っていました。お腹が身体と心の健康において、大きな鍵を握っていることがわかります。

次に、手でつまめるお腹の皮下脂肪を減らすために、私がどのように考えているかを説明します。とはいえ、ここまで読まれた方なら、答えは簡単です。もし、アドレナリン受容体が少なく、スポーツで痩せようとしても、脂肪を落としにくい部分ならば、脂肪燃焼しやすい環境をマッサージでつくります。もちろん、これと併せて正しい運動と食生活も大切です。

腹部の皮下組織が、朝起きたときの折り重なった布団やブランケットのような状態になっているとイメージしてみてください。細くしようときついベルトやきつい洋服を身に着けることも、長時間のデスクワークの姿勢も、お腹の皮下組織にはよくありません。けれども、マッサージによって皮下組織を健康な状態に導いていけば、セルライトになりかけていても、避けられる可能性は大です。

浮腫を軽減すれば、さらに代謝しやすくなります。体内の循環や体液と血液の流れをよくし、組織と毛細血管の距離を縮め、代謝しやすい状態にすれば、解毒と脂肪燃焼が効率的になされていきます。

心と身体の健康のため、そしてサイズダウンしたい人のためにも、腹部マッサージは必要だと考えています。

現代では、慢性のストレスが糖尿病を引き起こすこともわかっています。小宇宙のような腹部をよい状態へ導くためには、しくみの理解と、手技を正しく実施する技術力が必要です。

そして、**いつも身体に酸素を送ることを忘れてはいけません。**腹部は上級者向けの難しい内容なので、実践も簡単ではありませんが、非常にやりがいのあるセラピーだと考えています。

第4章

皮膚へのコンタクト

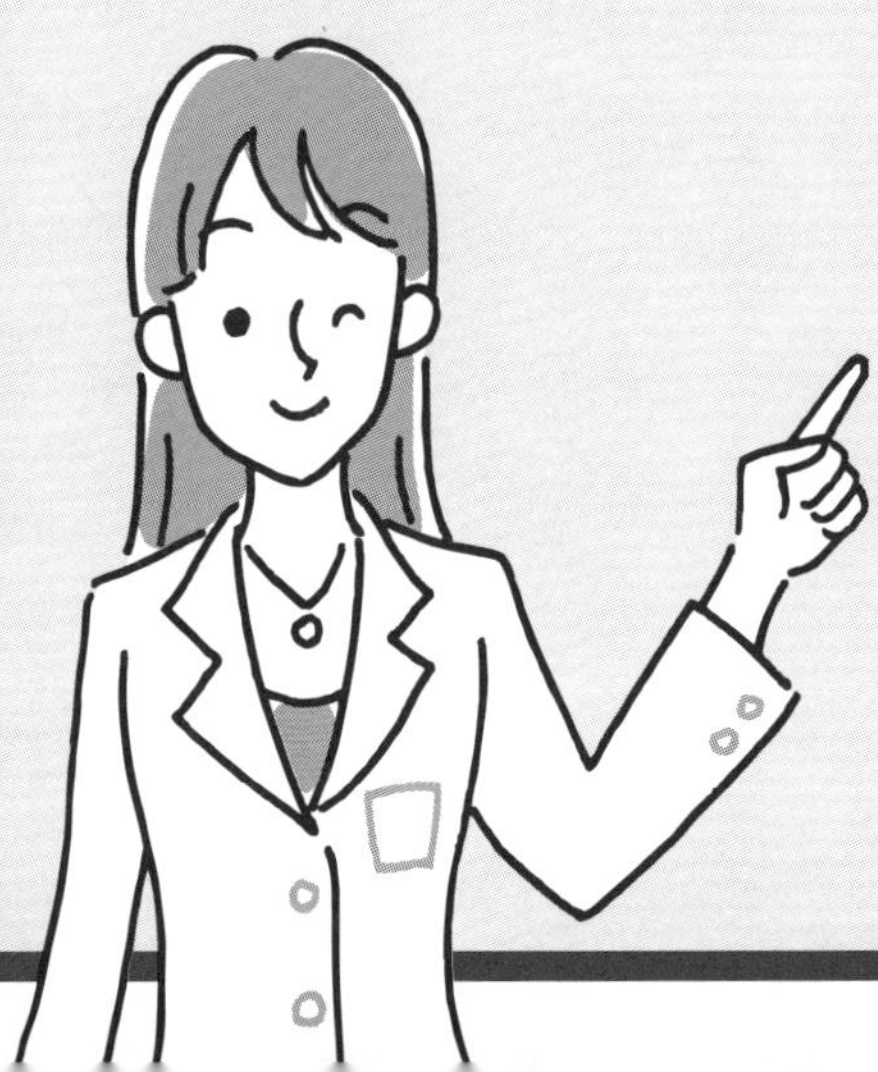

◆コミュニケーションとタッチ

たとえば、映画で見た世界は必ずしも本物であるとは限りません。対して、何かに触れる……このことはまぎれもない事実です。私は、この「触れて感じる」ことに素晴らしい意義を感じています。

人の感覚ではじめに発達するのは、触覚です。触覚は、母親のお腹のなかで、6~9週目くらいから生まれるそうです。

欧米人と比べると日本人は、肌の触れ合いが乏しいといわれます。厳密には、ヨーロッパとアメリカとではかなりの違いがあり、ヨーロッパ、とりわけラテンの国の人は、アメリカよりスキンシップは多いそうです。ニュースや映画などで見たことがある方もいると思います。

挨拶でハグや親しい人の頬にキスをするのはごく普通のことで、一人一人目を見て話しながらハグやキスすることを大切にします。それは時間がかかるのですが、私の経験では、気にかけるような人はいません。温かくて人間臭くて、私は大好きです。

核家族化や孤独死が問題になっている日本では、人との温かいつながりやコミュニケーションがますます希薄になっていくように感じます。ダニエル先生が日本で何よりも驚いていたことは、友人同士だけでなく、親子（子どもが成長すると特に）や夫婦の間でもスキンシップが少ないことでした。「日本には、『触らないで文化』というものがあるの？」「人は肌と肌の触れ合いやコミュニケーションがないと生きていけないんだよ」と、今も同じように、疑問に思っているようです。

触れ合うことはよいことだといわれるようになっていますが、文化的な慣習を変えるのはそう簡単でないと感じます。だから「セラピストの役割は大切なんだよ」とスクールで伝えています。

ロボットの開発はますます盛んに進められていて、コミュニケーションができるというロボットまで発売されています。人手を補って活躍してくれるロボットですが、**人から触れられる感覚は、ロボットで置き換えることはできません。**マッサージ業界においては、すでにマシーンは流通していますが、人の皮膚の感触や繊細な受容器といったものを、機械は持ちあわせていません。

触れるとき、その媒体となるものは皮膚です。次は、皮膚についてみてみましょう。

皮膚は、人体で最大の器官です。そして、外界からの最初の防衛線です。

その役割は、保護、体温調節、栄養貯蔵、免疫、皮脂や汗などの分泌と尿素やアンモニアなどの排泄があり、また、さまざまな感覚を受け取る受容器が存在しているところでもあります。

ノート

器官は、細胞や組織が集まり、共同して一定の機能をもつもの。

ノート

皮膚表面はpH４．５～６．０。細菌やカビなどから身体を守るために弱酸性。年齢により変化がある。

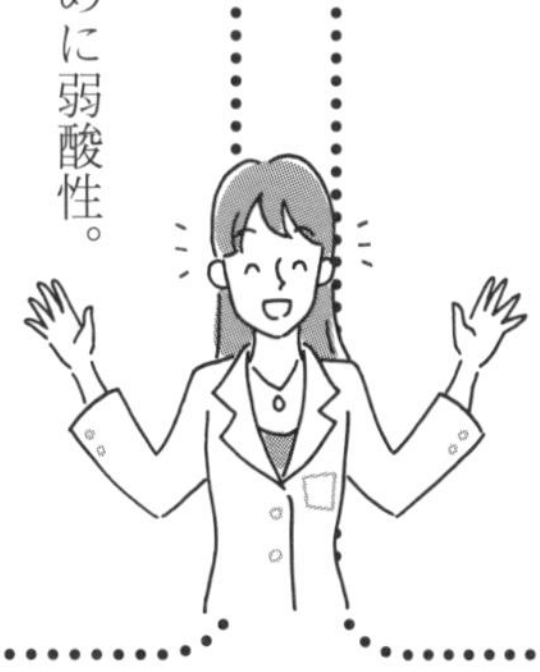

スポーツやサウナの発汗によるデトックス効果が宣伝されますが、発汗は、体内の毒素を排出するとはいえません。**病原菌、老廃物などを体外へ排出するリンパシステムと、腎臓や肝臓によって行われるデトックスのほうが、本来の意味でのデトックス**といえます。セラピストには知っておいてほしいポイントです。

皮膚に影響を与えるのは、細菌、紫外線、風、ほこり、熱、洗浄剤（洗剤やボディソープ）など外部的な要因に加えて、体内の問題にも反応します。恥ずかしいときに顔が赤くなるように、人が感じていることは皮膚に反映されます。精神的なストレスが、皮膚に影響を及ぼすことはよく知られています。

皮膚は、精神面と肉体面の健康状態を映す鏡なのです。

身体の各層へ、アロマプレッシャーのメディカルマッサージがアプローチすることを、第3章に書きましたが、私にとって「皮膚」そのものは、とても重要です。「皮膚をマッサージするという方法があること」を考えたことがあるセラピストは少ないと思います。でも、リンパドレナージュを正しく学んでいるセラピストたちは、今、うなずいてくださっていると思います。

筋膜マッサージの場合は、最も意識するのは、筋の膜です。揉捏法であればターゲットは筋肉なので、皮膚は通過点（層）のような存在です。メディカルリンパドレナージュセラピストは、外部と内部の境界となっている皮膚へも働きかけます。

皮膚には、身体全体の水分のうち、約20％が含まれています。ラクダのように貯蔵部はありませんが、「生命の泉」のように、活発に働いています。皮膚は、汗で水分を失います。また、空気の乾燥も皮膚から水分を奪います。皮膚に含まれる水分量がアンバランスだと、老化、線維症、代謝の阻害を引き起こします。

浮腫は、皮膚のpHや、表皮を保護する膜を変化させます。そのためには、まず適切なpHで皮膚の保湿を保っておくことが大切です。私は、メディカルリンパドレナージュの心地よいストロークとクリニカルアロマテラピーオイルを使い、（死んだ）角質細胞をやさしく剥離し、皮膚をクレンジングします。ソフトで反復する手技が皮膚細胞の再生を助けることは、科学的にも知られています。

一般的なリンパドレナージュは、皮膚には何も使用しませんが、使うほうがクライアントの状態がよいということをずっと見てきました。皮膚に直接塗布するものは、できる限り安全で喜ばれるものを使いたいと考えています。そのためにもクリニカルアロマテラピーオイルの開発を長年続けています。

◆コンタクトとタッチ

今ではよく知られているアメリカのマイアミ大学小児科学研究所で行われた、ティファニー・フィールド博士の研究ですが、早期産児の赤ちゃんにマッサージをしたところ、マッサージをしなかった赤ちゃんと比べると、マッサージをした赤ちゃんには、発育が促進されたというれしい研究結果があります。

低体重児に対してコロンビアの産科医院で始まったカンガルーケアも日本で広がっています。出産後の早い時期から母親と赤ちゃんが触れ合い、母親の体温や呼吸を肌で感じたりすることで赤ちゃんが安心したり、母親の体内ではオキシトシンの分泌が活発になって母乳の分泌が促がされたりするなど、多くの効果が知られています。

人は、他者との触れ合いが持てないと、生きていけない動物です。ひとつは物理的なコンタクト、もうひとつは心のコンタクトです。もし耳や目が不自由で生まれても、それを司る以外の脳と身体は、ほぼ健康に発育できるそうです。**でも、人とのコンタクトがないと健康に成長**

していくことはできません。

日本では、タッチによるケアが知られるようになってきていますが、私は、タッチという言葉より、コンタクトやコミュニケーションという言葉を使います。タッチは、ハイタッチやバトンタッチのように、軽く触れたり、軽く打つ意味合いがあり、ハラスメントタッチやセクシャルタッチという言葉も、アメリカではよく使われているからです。

コンタクトは、物と物との接触だけでなく、人と人との接触や触れ合い、つながりを表す言葉です。**コミュニケーションは、セラピストとクライアントのコミュニケーションだけでなくて、セラピストの手とクライアントの身体とのコミュニケーションでもある**と私は思います。

一方で、触れることの大切さが広まるなか、気をつけていかなければならないことがあります。私のクライアントの方で、交流会のような催しでボランティアの人たちから触れられて不快だった、と話していた方がいます。服の上から背中をなでるような行為だったそうですが、気持ちいいと思えなかったそうです。

私が、その女性の立場だったら……と考えてみると、よく知らない人から、セラピーと称して背中をなでられても、心地よいとかうれしいとかの感情が出るとは、あまり思えません。触り方や人柄にもよると思いますが。

また、ボランティアのピエロが目の前に来て、私を笑わせようとしてくれても、もし私の身体に不調があって、目の前のピエロが自分にとって興味のないしぐさを繰り返していたら、不快の感情が出てしまうでしょう。あなたならどう感じますか？

触れ合う機会をつくるのはよいのですが、国民性や文化的背景に加えて、その人の過去の経験と現在の状況によって、人それぞれ感じ方が違うことを理解する必要があります。触れられてほしくない人、触れられて不快な人もいます。

触れることでストレスホルモンが下がるというデータがあるとしても、それは１００％の被験者の回答ではないので、データは慎重に見る必要があります。もし熟練したセラピストによるマッサージなら、データの数値は上がると思います。ハンドマッサージだけであっても、数値は高くなると思います。

セラピストによるコンタクトには、非常に豊かで大きな可能性があるはずです。安心を感じてもらえる、リラックスしてもらえる、不調を改善できる（痛みが和らぐ、浮腫が軽減される、寝つきがよくなる、歩行しやすくなるなど）、病気になりにくくなる、気持ちが元気になる……ｅｔｃ.

セラピーの時間には、さまざまな会話もあります。物質的なコンタクトをとると同時に、心のコンタクトをとってもいます。これが、「セラピストの役割は大切なんだよ」とスクールで伝えている理由です。なので、「介護のためのハンドマッサージ」という講習会では、初心者でも望ましいコンタクトができるようなプログラムにして、参加者の方にはちょっと頑張っていただきます。

◆解覚・タクティクルコンタクト

「感覚」についてもう少しみてみましょう。

感覚を広辞苑で見てみると、「光・音や機械的な刺激などを、それぞれに対応する受容器が受けたときに経験する心的現象。物事を感じとらえること。またその具合」とあります。

私たちは感じることができる生き物で、さまざまな情報をキャッチして、生命活動を維持しています。外界からの情報をキャッチするのは、目・耳・鼻・舌・そして皮膚という感覚器で、キャッチした情報は、感覚神経（知覚神経）を経て脳へ伝わり、感覚が成立します。


さて、目・耳・鼻・舌・皮膚で受け取る感覚である五感は、セラピーの世界だけでなく、一般的にもよく使われる言葉ですが、触覚とそれ以外の４つ視覚、聴覚、嗅覚、味覚とに大きな違いがあります。それは何でしょうか？

それは、情報を受け取るフィールドのサイズです。目、耳、鼻、舌は、小さく頭部に収まっていますが、触覚は、というと、全身の皮膚に受容器が分布しています。

全身の皮膚が、感覚の入口なのです。大きいですね！

感覚は、次のように分類することができます。

- **特殊感覚　―　視覚、聴覚、平衡感覚、嗅覚、味覚**
- **体性感覚　―　皮膚感覚：触覚・圧覚・温覚・冷覚・痛覚**

・内臓感覚

セラピストがクライアントの皮膚に触れるときに刺激する、皮膚感覚をみてみましょう。感覚点は、痛点200万個、触圧点50万個、温点3万個、冷点25万個もあり、感覚により分布する部位の密度は違いますが、触圧覚の密度は、指や指先、顔（唇など）が高くなります。

感覚を受け取るのは受容器です。また、受ける刺激の種類によって受容器は違います。触覚は触れる感覚、圧覚は圧の感覚ですが、触圧覚として、メルケル盤、マイスナー小体、ルフィニ小体、パチニ小体、毛包受容器などがあり、物体の形や質感、振動や圧などさまざまな情報を感受します。

痛覚と温覚は自由神経終末、深部感覚には、

皮膚の感覚を受け取る受容器

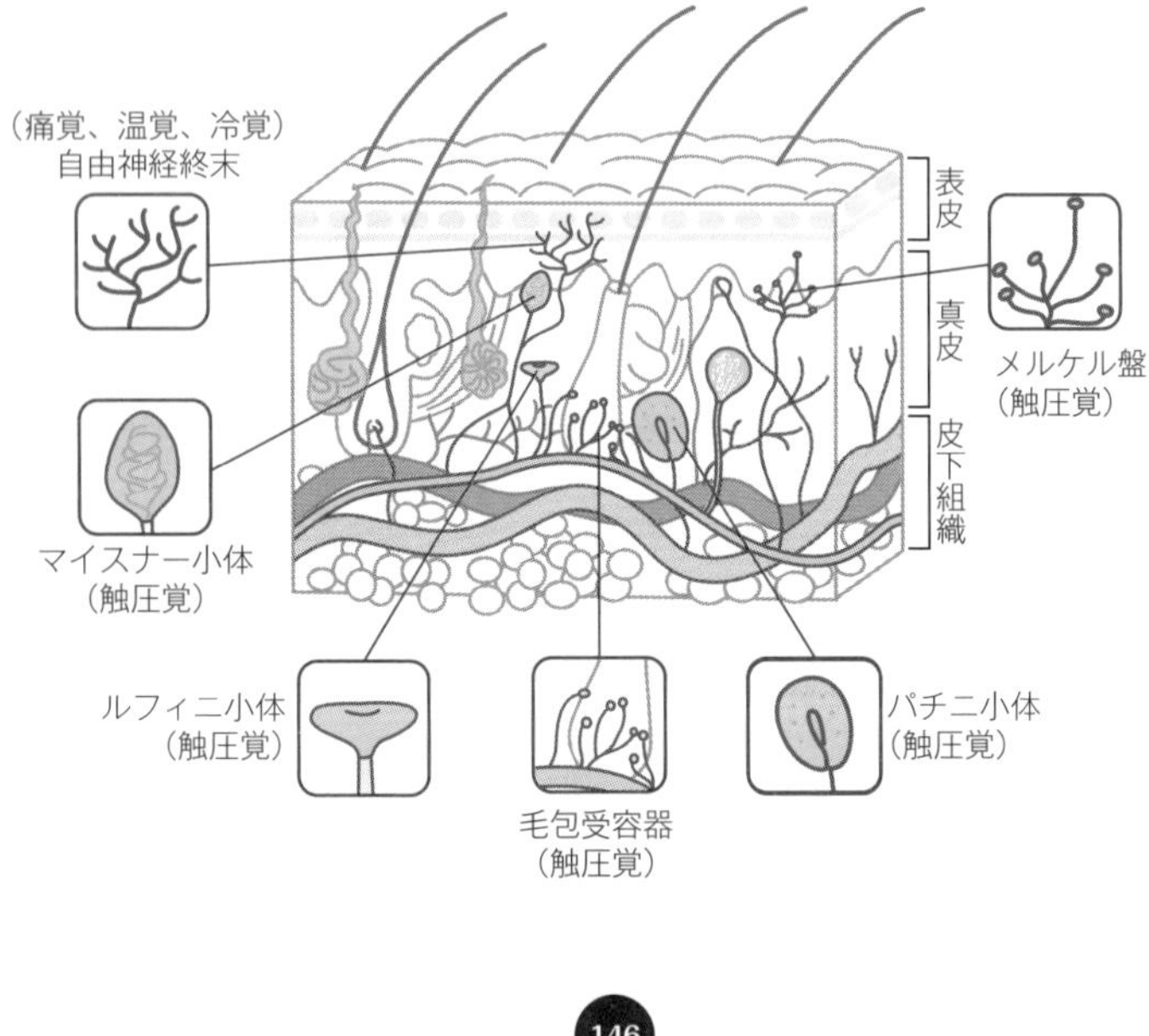

筋紡錘やゴルジ腱器官、関節受容器などがあります。

指先で触れて読み取る点字は、特にメルケル盤によって読まれるそうです。早い人では、１分間に３００文字以上も読めるそうなので、磨かれた精細な感度に驚きます。

リンパセラピストにも、精細な手の感覚が必要です。正しい圧とコンタクトで、リンパ管を開けてむくみの水をリンパ管へ誘導することは、そう簡単ではありません。

スクールでは、プリサイズコンタクト（精細なコンタクト）の練習をしますが、マッサージの経験者であっても苦戦されます。さらに、「リンパの流れを感じるように」とダニエル先生のデモンストレーションを見て練習するのですが、「難しいー！」という声があがります。

以前、ドイツ人の女性のクライアントに「あなたの手は、身体を読んでいるようだわ」と言われたことがありますが、その感覚だと思います。コラムの「ディープマッサージと手のひらのパッド（１１１ページ）」で書いた皮膚の柔らかい部分を使うコンタクトです。とても微細な感覚です。

クライアントの皮膚を触りながら、

クライアントの皮膚がかたいか？

乾燥してザラザラしているか？

浮腫の度合いは？

組織の緊張は？

など、私のメルケル盤が中心になって触覚情報をキャッチします。そして、皮膚の温度や呼吸などさまざまな情報を合わせて、ベストなケアを組み立てます。私の手が情報を受け取るのと同時に、施術を受ける方も、さまざまな情報をキャッチしています。

セラピストの手は、柔らかいか、かたいか、圧は強いか弱いか、上手か下手か、温かいか冷たいか、痛いマッサージか、気持ちいいかなどなど、いろいろな情報が集まり、スタート直後のクライアントの脳は忙しいかもしれません。

でも、マッサージがスタートして少し時間が経過すると、「このセラピストはよさそうな人だわ」とか、「気持ちいい」などの感情が起これば、身体はリラックスモードになっていきます。

そして、オキシトシンも放出されて、よい連鎖が広がっていくでしょう。

1秒間に1～10㎝の速さで

クライアントが「気持ちいい」と感じるとき、この気持ちよさを感知している受容器が10年ほど前に発見されています。C触覚線維という神経線維です。神経線維の末端が皮膚の毛包で受容器となっているそうです。

「気持ちいい」と感じるためには、皮膚を触る条件があって、それは、**1秒間に1～10㎝のスピードで、優しくソフトに触れること。**これをしないと、気持ちいいと感じられなく、逆の効果になってしまうといいます。

これは、2009年にスウェーデンのヨーテボリ大学の生理学者であるL.S. Löken, J.

Wessberg, I.Morrison, F. McGlone & H. Olaussonらによって発表された研究です。このことを知った当時（今もですが）、私自身が触れることと触れられる感覚にとても興味を持っていたので、研究報告にワクワクしました。

そこで自分の手技を見てみると、「身体のどこがどのような圧を受けるのか？（93ページ）」「ディープマッサージと手のひらのパッド（111ページ）」で、**浅い層で紹介した手技は、C触覚線維が気持ちいいと感じる条件ととても似ている**ことがわかりました。

急がずゆったりしたスピードで、優しい圧で行う手技です。クライアントの方が「気持ちいい」と言われるのは、C触覚線維もプラスに関係しているはずです。

ただ、これが気持ちいいと感じるすべてではないので、翻弄されないでほしいと思います。C触覚線維は、有毛皮膚にだけにあります。無毛皮膚である手のひらなどにはないということです。

でも、手のひらのマッサージを「気持ちいい」と喜ばれるクライアントの声を、セラピストは聞いていると思います。私も聞きますし、体験もしています。感情は、さまざまな複合的な要素や条件によって、生まれるものです。痛みが緩和されて、「気持ちいい」と感じるとき、物理的要素は、別のところにあります。

データや情報だけに操られないように、セラピストとしての感性を磨いていたいですね。

さて、**セラピストのあなたがクライアントに触れたとき、セラピストにもクライアントにも**

オキシトシンホルモンが放出されると考えられます。幸せホルモン、信頼ホルモン、絆ホルモンのオキシトシンです。

でも、セラピストが、「気分が乗らない」とか「早く終わってほしい」などと思ったら、セラピストからオキシトシンは分泌されないでしょう。それが伝わってしまったら、クライアントからも、分泌されないでしょう……。

ダニエル先生がスクールのときに、いつも伝える言葉があります。

「あなたのところへ来てくれる**すべてのクライアントに対して、ありがとうの気持ちをいつも忘れないように。クライアントは、あなたにとってギフト**なんだよ」

「そして、**セラピストは、ママン（お母さん）の心で、クライアントに接すること**」

「**クライアントを決して選ばないこと**」

この章の冒頭に書いた日本人の触れ合い不足も、セラピストなら、わざとらしくない形でできます。そこに身体のケアが加わるので、その素晴らしさや可能性をもっと知ってもらい、広げていきたいと思っています。

セラピストとの会話は、コミュニケーション不足を補い、身体が受ける刺激によって、感覚が活発になり、何かもっと深く感じたり、興味や、感受性も高まったりするはずです。

海外に住んでいたとき、発達障がいの子どものマッサージケアでは、言語を超え、心身の反応の変化を実際に見てきました。日本では、ダニエル先生と、発達障がい者の施設や介護施設に定期的に通ってプログラムを行うなかで、やはり確実な変化を感じることができています。

ダニエル先生が、カタコトの日本語で、誰よりも深いコミュニケーションをとっているのを見ると、本当に感動します。私が目指すセラピーは、ここにある、と。


最後に、心へコンタクトするためのエッセンスです。

私がスクールでお話ししていることから。

「心と心のコンタクトのためには、笑顔で接して、きちんと目を見つめて話すこと、聞くこと、そして触れること」

◆心のゆとりと宇宙のリズム

ここでは、セラピストとしての大切なエッセンスについてお伝えしたいと思います。

本書を読んでくださっているのは、セラピストをはじめ、各種の療法家の方が多いと思います。前著では、サロンをされている方だけでなく、多くの理学療法士、柔道整復師や看護師、カウンセラーの方々からもたくさんの反響をいただき、実際に受講に来てくださった方も少なくありません。

ただ、医療に関わる療法家の方々が対象とするのは、深刻な症状の患者さんであることが多く、なかには体調を崩したり、バーンアウト（燃え尽き症候群）になってしまうセラピストもかなりいると聞いています。

現場では、それを回避するためのプログラムが実施されているそうですが、誰かをケアするために頑張っている方には、誰よりも元気であってほしいと思っています。私自身、体調が悪かったときがあり、当時お世話になった医師や、リハビリ担当者の方々の元気な対応に、何度も励まされてきました。

人をケアするためには、まず、セラピスト自身がよい状態でいることが大切です。体調が悪かったり、気持ちが安定していなかったりする状態では、よいセラピーを提供するのは難しいからです。

また、セラピストの状態は、ダイレクトにクライアントに伝わり、セラピーの内容にも反映します。きっと皆さんも、ご自身の体調が少しくらい悪くても、頑張り通してしまっているのではないでしょうか。

体調や気持ちのアップダウンは、あって当然です。だからこそ、できるだけ自分にきちんと目を向けて、よい状態でいられるように心がけていてほしいのです。

私にとってセラピーは、単なる仕事ではなく、人生をかけてまっとうする使命であり、ライフワークでもあります。いつも全力で臨みたいと思っています。

スクールに対する思いも同じです。「多くを学びたい!」と受講に来られる方を前にして、全力で教えられなかったとしたら、それはあまりにも無責任です。

セラピーにも、スクールにも最高かつ最善の状態で臨むためには、質のよい睡眠、食事、運動を心がけています。この3つについては、ストイックにやるというよりも、なるべくよいことをして、悪いことはやらないようにするというスタンスで取り組んでいます。

ただし、運動に関しては「忙しくて時間がとれない」「疲れていてやる気がしない」などということもあるでしょう。私たちのスクールでは、セラピストの施術時の姿勢と身体の使い方をしっかりと丁寧に教えています。

ダニエル先生は少年時代、パリで沖縄出身の先生から空手を習っていました。それ以来、現在まで継続して空手を続けています。「空手は優れたバイオメカトロニクスである」とダニエル先生は言います。そのため、施術の姿勢には空手の要素を取り入れて、上手に身体を使えるようにと考えられています。

「長い時間施術をして、疲れませんか？」とよく聞かれますが、疲れたという重い疲労感は出ません。むしろ運動したあとのような、心地よい疲労感が得られます！　誰かのために役立って、喜んでもらえて、健康的に施術できたら素敵だと思いませんか。

◆1日7秒、豊かな時間を自分に与える

過去―現在（今）―未来と続くなかで、私たちは現在（今）を生きていても、過去や未来のことを考えていることがとても多いです。次にやること、明日のこと、将来のことを考えるのは大切ですし、過去を振り返って思い出を楽しんだり、反省したりして未来へつなげるのは必要なことであり、これができるのは素晴らしいことです。

けれども、現在（今）を感じることができる状況でも、その瞬間に、そこにいない人が多いように感じます。情報があふれ、便利でスピーディーな世の中なのでいたし方ないことですが、今ここにいながら、いつも過去や未来の何かを考えている、頭の忙しい人たちが本当に増えています。

かくいう私の日常もパタパタと慌ただしいことが多いので、このリズムに流されないように、時にスローダウンして、今、自分が感じている感覚を大切に味わうようにしています。

風が気持ちいいと感じたとき、肌が風を受ける感覚や、鼻から吸い込む空気の温度や、肺が空気で膨らむ感覚などを少し意識して感じてみます。街を歩いていて、街路樹の葉がきれいだったら「ああ本当にきれい」と、じっくりと感じてみます。

午後は、あっという間に夜になってしまうことが多いのですが、夕暮れどき、美しい色に染まる空や山、街の景色などを見かけたら、ちょっと眺めてみます。私は日が沈んだあとの空の色が大好きです。

それは、ほんの数秒のことですが、全身の細胞が喜ぶのを感じます。時間にして7秒間くらいです。5秒で感じて最後の2秒で細胞に浸透する感じです。気持ちいいなという感覚を、身体のなかで反芻《はんすう》する感覚もあります。

これは子どもの頃から、何となくやっていたことなのですが、身体やセラピーのことを勉強していくうちに、身体によい作用を及ぼしていることを知りました。いやなことを思い出しているとき、脳はそれを経験したときと同じようなプロセスをたどってしまいます。それにより、神経もホルモンも変化します。ということは、**楽しい、気持ちいいなどと感じたことを繰り返すことは、身体によい影響を及ぼす**ことになります。

「ああ、気持ちいい」「ああ、なんて幸せなのだろう」と感じる時間を1日に7秒、もしくは7秒を何回か、自分に与えてあげてみてください。ちょっと得したような、豊かな気持ちになります。人に知られることなく、短時間でできることなので、よかったらお試しくださいね。

何事もポジティブに考える、とらえることがよしとされる風潮がありますが、私自身は「ポジティブであればよい」とは思っていません。無理にポジティブでいる必要はないのです。もし何か気になることがあったなら、それをきちんと自分で感じてみることも必要だと思います。そうした過程を経ずに、なんでもすぐポジティブにとらえようとすると、常に脳のどこかは、気になることを見ないようにする作業を続けてしまいます。そのような経験を脳が積み重ねると、直感に影響を及ぼしていきます。

自分の直感を大切にし、繊細な感覚を常にオープンにしておくためにも、時にはネガティブな感情が湧いてくることもよしとして、**心の声を聞くことが大切**だと思っています。

私自身、ポジティブであることは大好きですが、とにかく楽しくポジティブ思考でいればよい、とは考えていません。ポジティブとネガティブ、その両方を持ちながら、それでもポジティブを選ぶ。そんなスタンスでいると、いつも自分に正直でいることができます。

◆大いなる宇宙のリズムに呼応しながら

眠る1時間くらい前にはデジタル機器を閉じて、触らないようにし、照明も少し落とします。そして、翌朝は朝日をたっぷりと浴びましょう。そうすることで体内時計がリセットされます。

このとき、**身体が〝宇宙のリズムに呼応〟**しています。太陽にあたると、宇宙のリズムに合わせられるようになっている私たちの身体……とても神秘的で、ものすごいことだと思いませんか。

朝、太陽の光を浴びることでセロトニンが分泌されて覚醒し、日が暮れると徐々にメラトニンが分泌されておやすみモードになります。夜の睡眠中は成長ホルモンになどによって、身体が修復される……。このようなホルモンの周期も、満月に出産が多いのも、人間が宇宙という大きなリズムに呼応しているために起こります。

ところが、携帯電話の画面やＬＥＤなどの強い光に対して、身体は太陽光と同じように反応してしまうため、体内時計が狂ってしまうのです。それによってさまざまな病気を引き起こすリスクも高まっていきます。

人は進化を遂げることによって現代に至っています。宇宙と人間のつながりは、古代からずっと切り離せないものです。だからこそ、その流れに合わせることは、とても自然で、身体が喜ぶようなよい状態をつくり出します。

地球上のあらゆる動植物、そして大地や海も空も、宇宙とつながって存在しています。美しい景色に感動したり、目の前にいる人と尊い時間を享受したりして、人工的なものと距離を置き、少しスローダウンすることもセラピストには必要だと思います。時には、ゆったりとした音楽を聴いたり、絵画を鑑賞したり、自然のなかに出かけたり……気持ちいいなと感じる環境に、自分を置いてあげてほしいのです。小さいことに振り回されず、ゆったりとした強いエネルギーの宇宙のリズムと呼応しながら……。

人の身体は「小宇宙」にたとえられますが、私もそう感じています。クライアントの身体にはじめて触れる瞬間、手のひらが体内、つまり**ミクロの宇宙へつながるような感覚**があります。特にそれを感じるのは、循環している体液にアプローチしているときです。リンパ液や血液が全身を巡り、神経やホルモン、内臓、筋肉、骨、そして感情―心―精神へつながり、広がっていきます。

はじめてクライアントに触れることを、アロマプレッシャーでは、「ファーストコンタクト」と呼びます。はじめてその方に〝コンタクト〟するという最初の手技であり、とても大切な瞬間です。あなたの心と身体が常によい状態に保たれ、目の前のクライアントとエネルギーに満ちたファーストコンタクトがとれますように。

column

私の手は大きい？　手の大きさとプレッシャー（圧）

「手が大きいですね！」私の施術を受けた受講生やクライアントの方からよく言われる言葉です。

手を見せると、指が長くて大きな手を想像されるそうです。

手のサイズを計ったことはありますか？　私の右手は、手首の線から中指の先までで、17．5㎝です。普通の大きさです。なぜ手が大きいと感じられるのかは、接する面が大きく、圧が均等に入っているからでしょう。

マッサージというと、強い圧をかけなくてはいけない、と思う受講生が多く、「もっと圧を抜いて」と言っても、抜くことがなかなかできない人もいます。その場合は、指先に圧が入っていたり、手首もかたくなっていたりします。そうすると、皮膚に接触する面が小さくなってしまいます。

でも、繰り返し練習するうちに、感覚がつかめるようになっていきます。手技には、ソフトな圧の手技と、圧をしっかり入れる手技の両方があります。

圧は、受ける方の身体の状態を、私の手がセンサーとなって感じ、調整します。感覚受容器のメルケル盤などがクライアントのさまざまな繊細な情報を察知します。浮腫の状態、筋緊張の状態、体温……ｅｔｃ．そして、皮下を３Ｄで思い描きます。

もし、手が小さいからといって、セラピストには向いていないと思わないでください。どんなに小さくても、エンジェルの手にもジャイアントの手にもなれますよ。

ダニエル先生の手は、大きいです。そして、本物のゴッドハンドの手です。「なんて大きくて優しい手なの」とクライアントの方に言われます。

私も、ゴッドハンドと言っていただけるのですが、まだまだです。

さまざまな感覚をシェアすることも大切です。セラピストの方にいろいろなことを伝授していきたいです。

第5章

リンパ浮腫の施術

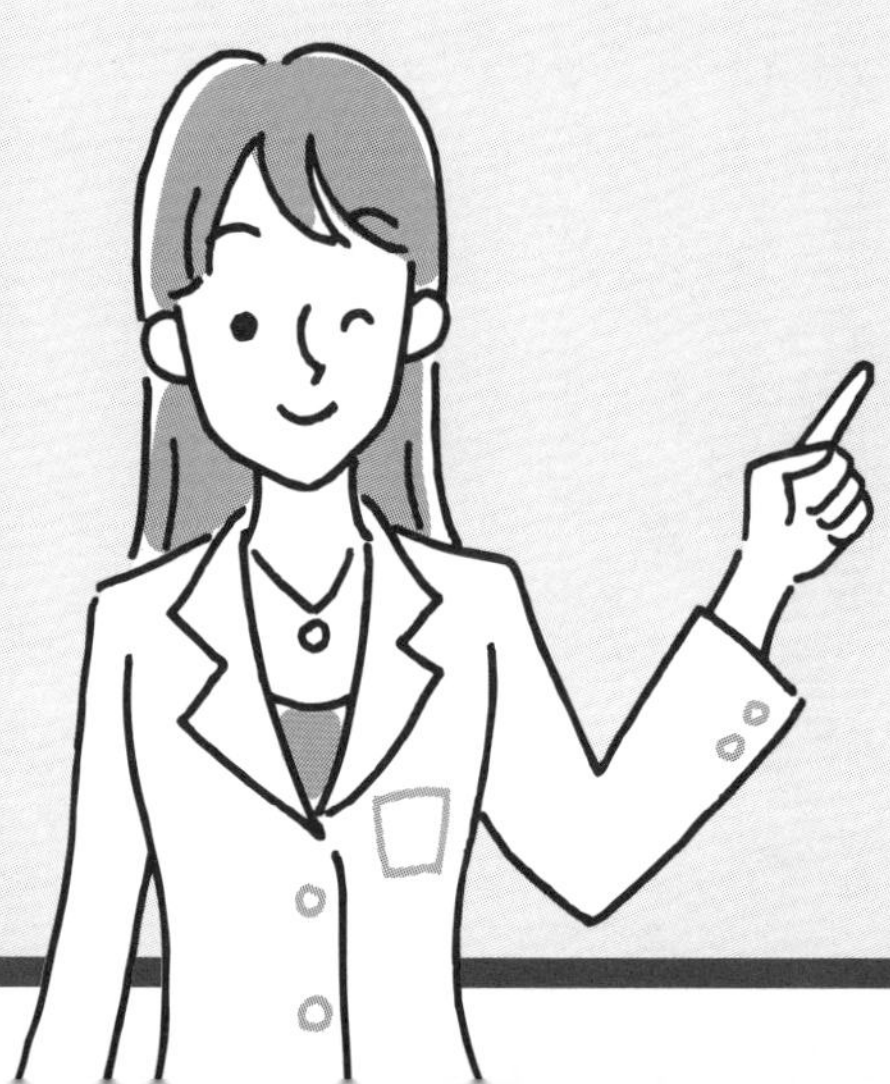

◆浮腫を引き起こす2つの原因

浮腫には、さまざまな種類があり、多様な原因によって発生します。アロマプレッシャースクールを受講される方の多くは「浮腫を持つクライアントのケアが上手にできず、きちんとケアできるようになりたい」とおっしゃいます。それと同時に「浮腫がよくわからない」とも。**浮腫は、組織間液やリンパ液が、皮下組織に過剰に溜まる（貯留）状態のこと**です。その多くに問題のある器官の名前がつけられていて、代表的なものに、腎性浮腫（腎臓）、心性浮腫（心臓）、肝性浮腫（肝臓）、静脈性浮腫、脂肪浮腫、リンパ浮腫などがあります。

浮腫には、どのようなものがあるのでしょうか？　まずは生理学的形質によって「リンパダイナミック」と「リンパスタティック」という代表的な2つに分類できます。ここではそれぞれについて、詳しくみていきましょう。

1. Lympho-dynamic: リンパダイナミック

リンパダイナミックとは、リンパシステムは機能しているけれど、何かほかの要因によって、浮腫が引き起こされていることを意味します。ダイナミックとは「動的」を表します。この場合、血漿の水分が組織へ濾過されすぎているのか、または十分な膠質吸収がないかのどちらかの状態です。なお、**これはリンパ浮腫ではありません。**次に、これが生じる原因について紹介します。

体液のバランス

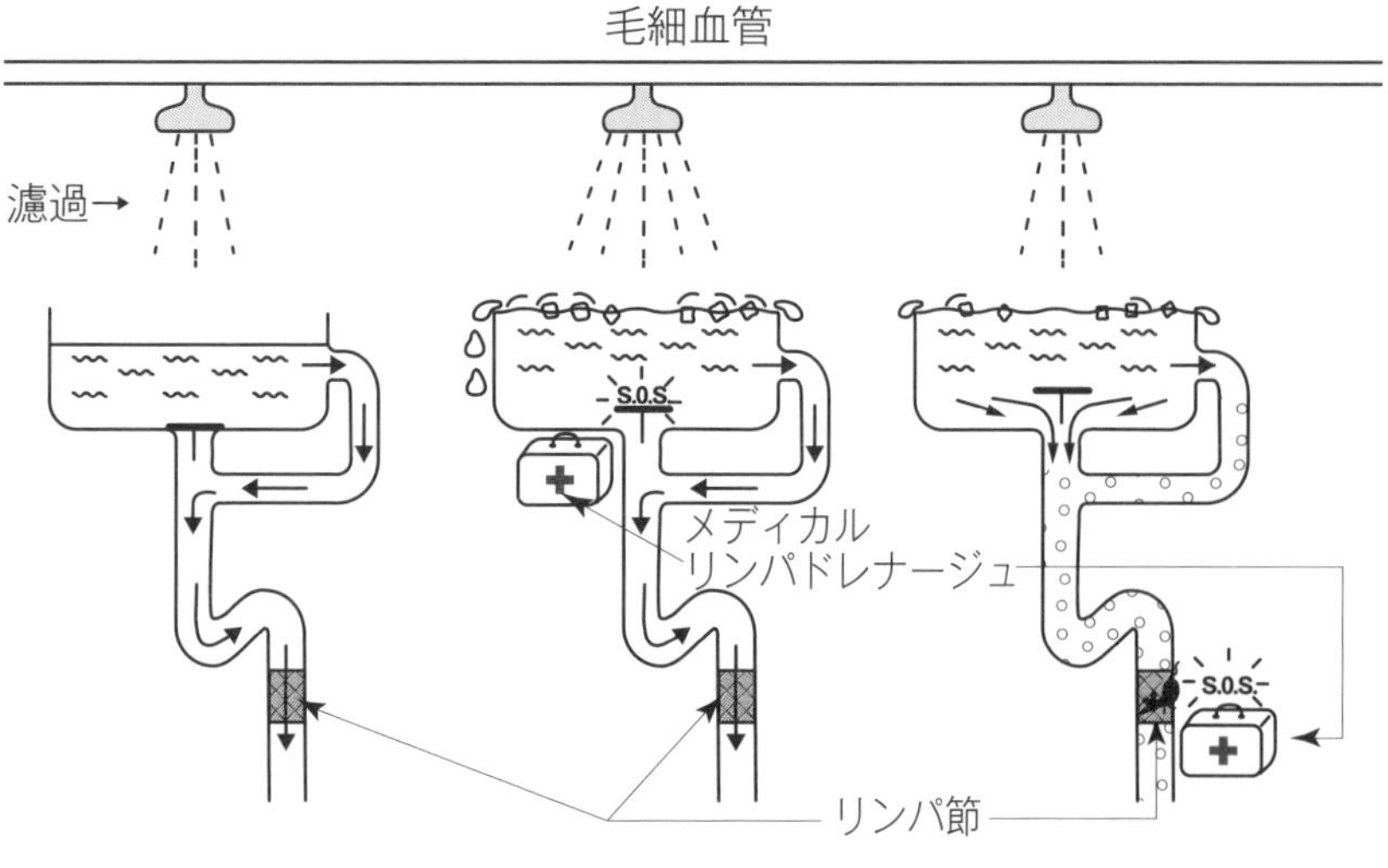

細胞間液の量は「毛細血管からの水分濾過」と「リンパ管と毛細血管での吸収」でバランスがとれている状態。むくみは生じていない。

毛細血管からの水分の濾過が普通より多い。タンクがあふれている。リンパ管からの回収が役立つ可能性がある。

毛細血管からの水分濾過は普通だが、水の吸収が極端に少ない場合。タンクがあふれている。メディカルリンパドレナージュなど正しい技術によるトリートメントで改善できる可能性がある。

a　BOPの低下（血液（血漿）膠質浸透圧の低下）

腎臓（蛋白質の漏出またはナトリウムと水分の排泄障害など）、肝臓（血液中の蛋白質量の変化を引き起こす）、栄養障害（低栄養状態。ベジタリアンの人の浮腫もここに含む）、消化器官の疾病（下痢 etc.）、代謝異常、ホルモンアンバランスなどが原因。

過剰な濾過と吸収が不十分な状態で、血管内に蛋白質が少なくなっている。

b　心臓の病気

心臓の病気による浮腫は、心臓のポンプ機能に障害が起こることで発生する。心不全（右心不全）などが原因になる。

c　機械的

血管に圧がかかり過ぎることで、毛細血管内圧が上昇して起こる。きつい洋服、（長時間の）悪い姿勢、筋肉・靱帯・腱などによる循環の圧迫などが原因となり、静脈炎・静脈瘤をはじめとする静脈機能の障害が起こる。

d　炎症

すべての炎症は、血管の拡張などにより浮腫を引き起こす。アレルギー反応などにかかわるヒスタミン、生理活性物質の一種であるブラジキニンなどが原因と考えられる。
外科的手術後全般、特に人工関節置換術や人工ひざ関節置換術など下肢、または上肢の術後などに起こりやすい。

e 薬剤

薬剤性の浮腫は、直接的な原因になり、また、浮腫を悪化させる要因にもなり得る。エストロゲン、血圧降下薬（カルシウム拮抗薬）、ステロイドなどが主な原因。

上記a～eのタイプの浮腫は、通常、皮膚は柔らかく、またはスポンジ状で、〝くぼみ〟ができる圧痕性浮腫（pitting edema）です。指で押すと、肌の表面にくぼみができ、戻るまでの時間により、fast edemaとslow edemaがあります。

シュテンマー・サイン（The Stemmer's sign）というのは、人差し指のつけ根あたりの足の甲の皮膚をつまみ、その人の身体の状態を知ることを意味します。足の甲の皮膚を持ち上げることができれば、ネガティブ（陽性）、持ち上げられなかったらポジティブ（陰性）ということになります。

2. Lympho-static　リンパスタティック

これがリンパ浮腫です。**リンパ系が直接の原因となっている**からです。リンパ管の機械的な問題または閉塞のために、リンパ液はスタティック、つまり静的であり停滞している状態です。蛋白質の吸収はなく、組織間液は蛋白質が豊富に貯留した状態になっています。

なお、リンパ浮腫は一次性リンパ浮腫（原発性リンパ浮腫）、二次性リンパ浮腫（続発性リンパ浮腫）に分類されます。

a 一次性リンパ浮腫（原発性リンパ浮腫）

一次性リンパ浮腫（原発性リンパ浮腫）には、リンパ管や器官のネットワークが弱い、あるいは形成不全など、生まれたときからの先天性と、早発性（35歳以前）、晩発性（35歳以降）があり、発症の原因が明らかでないものです。

b 二次性リンパ浮腫（続発性リンパ浮腫）

二次性リンパ浮腫（続発性リンパ浮腫）は、発症の原因が明らかなものです。乳がんや子宮がんなどの治療によるリンパ節郭清、放射線治療、フィラリア症、熱傷（やけど）など、外傷により起こるものがほとんどです。

リンパ浮腫の皮膚の色は、通常淡いのですが、肌色では一概に判断できません。線維化が進むと皮膚がかたくなるため、**指で押しても肌にはくぼみができにくくなります**。これを**非圧痕性浮腫**といいます。

◆水分と脂肪分の混合浮腫「リポエデマ」

リポエデマ（lipoedema）は、**リンパダイナミックと、リンパスタティックの混合タイプ**です。lipo は、ラテン語で脂肪のこと。つまり、脂肪と水分の滞留が混在した形態の**「脂肪浮腫」**です。これには先天的なものと、後天的なものがあると考えられています。

先天的なものは、思春期に突然スタートしたり、妊娠や大きなストレスを受けたりしたことなどがきっかけで現れるといわれています。後天的なものでは、食生活の乱れ、過食、運動不足が原因になり、ホルモンの問題や肥満なども関係します。

男性よりも女性がなりやすいのですが、これは生物学的に女性のほうが脂肪を蓄積しやすいためです。また、上半身よりも下半身に現れやすく、重力も関係すると考えられていますが、原因はまだ特定されていません。腹部や腰まわりの過剰な脂肪は、静脈とリンパの循環を阻害し、浮腫を引き起こす原因にもなります。

残念ながら、先天的、後天的に関係なく、立っているだけで浮腫を増長させます。起立ポジションは、下半身を圧迫することになるからです。実質的に、リポエデマは鼠径リンパ節や静脈を圧迫し、これに重力が加わることで、より悪化させてしまいます。一般的な肥満と違い、このタイプは食事療法やエクササイズだけでは、脂肪を減らしづらいといわれています。

その他、疾患ではありませんが、起立性浮腫があります。夕方に足が浮腫む人は多いですが、健康であれば自然に解消されます。これは、重力も影響していて、体液が低いところに溜まってしまうことで起こります。

補足として、浮腫を分類するのに「全身性浮腫」と「局所性浮腫」という考え方もあります。前者には腎性浮腫、心性浮腫、肝性浮腫などがあり、後者にはリンパ浮腫やフィラリア感染症、静脈性の浮腫などがあります。

リンパドレナージュが、浮腫に対してどのくらい有効であるか――このことを考えるとき、リンパダイナミックのケースは、症状を軽くする助けにはなりますが、治していくことは、正直難しいといわざるを得ません。なお、リンパダイナミックに対し、**リンパスタティックは、リンパドレナージュとしての有用性を発揮することができます。**いずれにしても、原因を見つけて適切な治療を受けることが大切です。

◆リンパ浮腫へのアプローチ

リンパ浮腫には、先天的な要因で引き起こされる一次性のものと、フィラリアやリンパ節郭清などによって引き起こされる二次性のものがあります。私が浮腫のケアさせていただいているのは、乳がんや子宮がんなどでリンパ節を切除され、数年後に浮腫を発症された二次性の方々がほとんどです。

乳がんの治療後、左腕にリンパ浮腫が起こった場合、通常は左ゾーンのマザーノードである腋窩リンパ節から深部へ流れるルートがとれない（切除しているため）ので、隣のゾーンへ誘導する方法をとります。隣同士の領域の間には、多くの場合、毛細リンパ管の非常に細いつながりが存在するので、これを利用します。**本来は向かう方向が異なる隣同士ではありますが、境界線（リンパ分水嶺）を超えて、隣ゾーンが回収できない水を引き受けてくれるというイメージです。**

それは、シャント（血液が本来流れるルートとは違うルートを流れている状態）のようにも考えられます。リンパ管からリンパ管へ、時にはリンパ管と細静脈をつなぐ吻合《ふんごう》手術の場合もあります。このように、表在と深在の間のリンパネットワークにも、さまざまな関係があります。これらは、ゾーンがブロックされてしまった場合のセキュリティシステムのようなものといえるでしょう。

しかし、これらの通路は、閉鎖（閉塞）している場合や、十分に発達しておらず、とても細い場合もあるので、セラピストにはリンパドレ

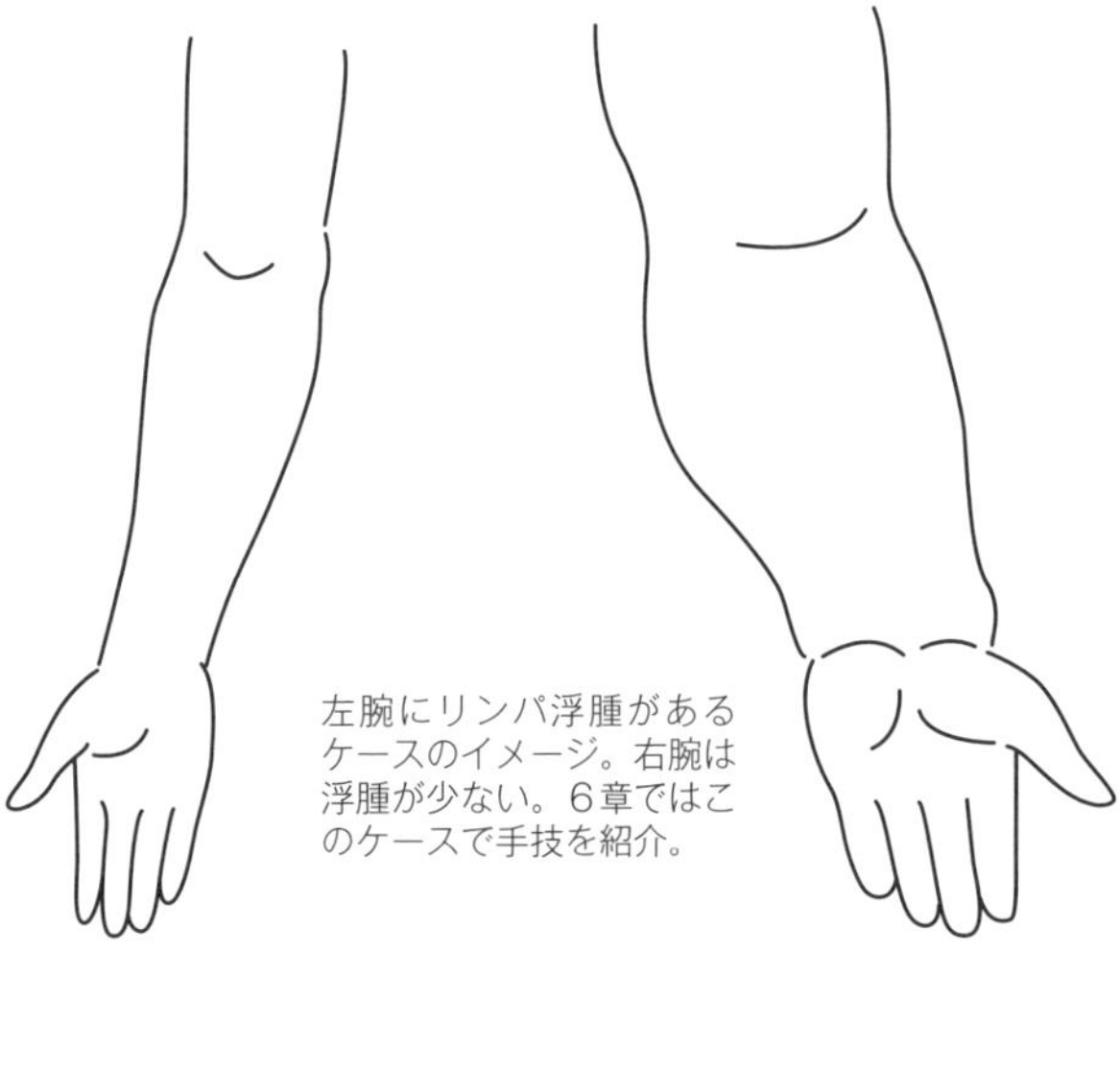

左腕にリンパ浮腫があるケースのイメージ。右腕は浮腫が少ない。６章ではこのケースで手技を紹介。

ナージュについての正しい知識と十分な経験が要求されます。

たとえば、本書でご紹介しているラ・ヴィア・マスカニという背中上部の手技は、地図をさぐるような繊細な動きで行います。地図には載っていない細い川に向かって、浮腫液を静かに移動させていきます。私の手のひらの皮膚がその水を感知しているのですが、それは微細すぎて、スピリチュアルなレベルで感知しているのか、浮腫液の波動を感知しているのか、私自身わからなくなることが多くあります。

◆乳房（切除）と胸郭部治療後の上肢リンパ浮腫を軽減するメディカルリンパドレナージュ

上肢のリンパ浮腫は、乳房と胸郭部の治療後、頻繁に発症します。メディカルリンパドレナージュは、リンパ浮腫を予防または軽減するための主な手法ですが、メディカルリンパドレナージュの訓練を受けているセラピストは非常に少数です。実際、真の治療としてのメディカルリンパドレナージュの専門家を日本で見つけ、施術を受けることは、非常に難しいことです。

アロマプレッシャーでは、上級レベルの認定セラピストのみトレーニングを提案しています。

患者さんに施す、メディカルリンパドレナージュのメリットは数多くあります。
・痛みを和らげる

・まだ存在しない浮腫の予防
・線維症の予防と治療
・瘢痕と皮膚の治癒を導く
・リンパ浮腫または浮腫の治療
・組織間液のシクソトロピーにより、よい循環を促す
・側副路を発達させる、吻合への刺激と合成、リンパ管新生を促進

メディカルリンパドレナージュは、「がん治療」ではありません。手術または放射線療法のあとに行う、患部全体のリンパシステムへの効果的なリハビリテーションです。

リンパシステムのネットワークは非常にもろく、外傷に敏感に反応して、リンパ管閉塞や機能の低下を起こしやすくします。したがって、手術や放射線治療による外傷はいうまでもなく、シンプルな精神的ストレスでも起こり得ます。

セラピストは、まず近位領域で作業し、次に遠位で作業します。セラピストは自分が取り組んでいる組織の状態を感じなければなりません。それは、人の手によってのみ行えます。

施術中、変化していく組織に、状態に応じてプレッシャー（圧）と技術を適応させていかなければなりません。

いくつかの技術は、表在リンパ管ネットワークで機能し、いくつかは深部ネットワークで機能します。したがってセッション中、セラピストは、深部リンパネットワークを刺激する技術であるか、または、たとえば胸骨傍リンパ節、またはそれより浅い腋窩リンパ節、または真

皮の毛細リンパ管の吸引作用であるかなどを確認します。

通常、手術（または放射線療法）を受けると非常に痛みを伴い、メディカルリンパドレナージュでさえ直接行うことはできません。また、一般的な技術でリンパ系の損傷を補うことはできません。

通常のケースでは、セラピストは健康な側から働きかけて、「吻合」と、身体による新しい管の形成である「リンパ管新生」への刺激、側副路の発達を促します。流れの刺激は、身体が欠けているものを再生しようとする意図を助けるようです。

◆リンパ分水嶺《ぶんすいれい》

全身に網目状に広がっている毛細リンパ管を想像してみてください。なかのリンパ液は、どこへ流れていくと思いますか？

血液は動脈血が心臓から送り出され、静脈血となって心臓へ戻っていくという、統一された大きな流れがあります。

リンパには、表在（表層）と深在（深層）があり、表在のリンパネットワークは、明らかなゾーン（領域）で区切られています。そして、各ゾーン内のリンパ液の流れは、もっとも近い〝マザーノード〟に向かいます。マザーノードというのは、ダニエル先生が好んでスクールでもよく使う言葉なので、訳さずに書きますね。これにもっとも近い意味は「母なるリンパ節（リンパ節もしくはリンパ節群）」です。

さて、下腹部に手をあててみてください。手のひらを置いたところの皮膚のリンパ液は、どこへ流れるでしょうか？　答えは、鼠径です。

このように、それぞれ特定のゾーンで回収されてリンパ管を流れるリンパ液は、もっとも近いマザーノードへ向かい、この場合は、鼠径リンパ節を通過して深部へ入ります。

空から降ってくる雨の水は、山の頂や尾根の高いところを境にして、下へ下へと自然に導かれる方向に流れます。この水の分かれ道、尾根を境にして分かれる尾根ラインが分水嶺（界）です。下に向かって流れてくる雨水を遡《さかのぼ》らせる大きな力が発生しない限り、谷へ向かう水が山頂に上がっていって、その向こう側へ流れていくことはありません。

表在のリンパネットワークには担当する領域があります。領域の境界線をリンパ分水嶺と

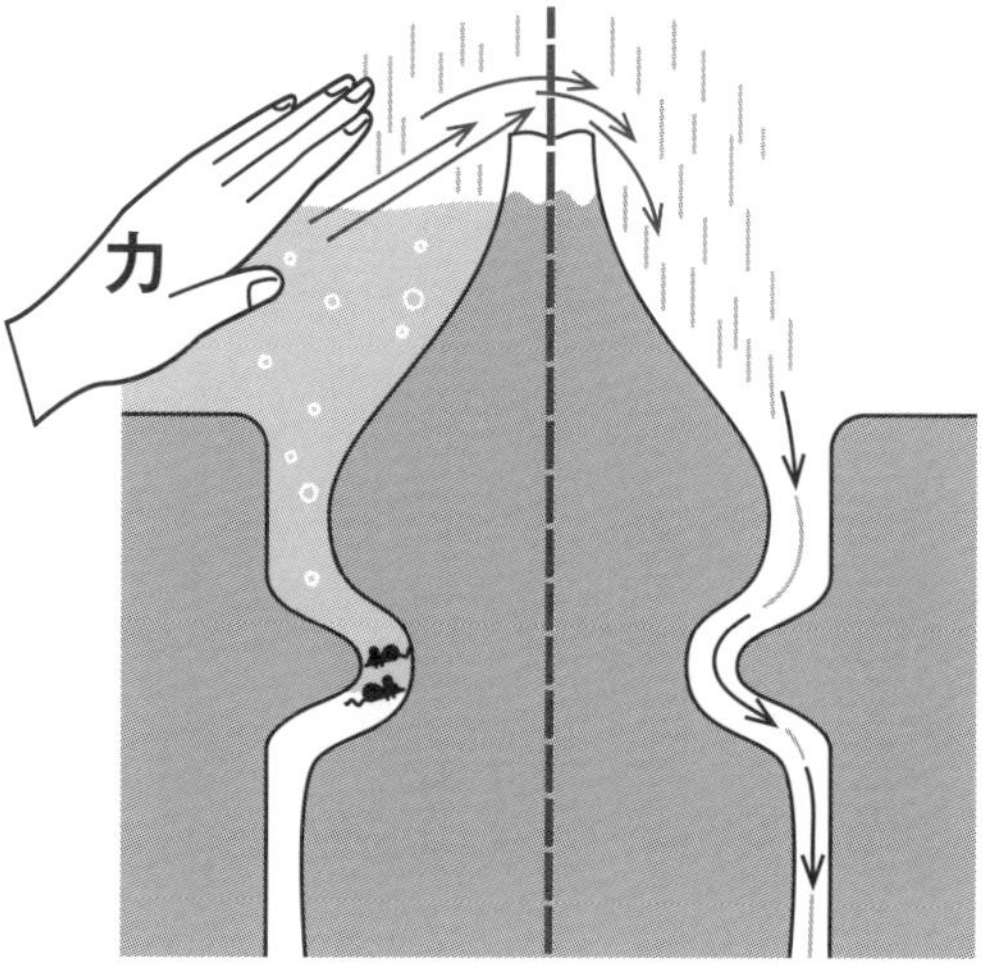

リンパ分水嶺と「マスカニの小道」

大きな力が働かない限り、雨水は山を越えることはない。これと同じことがリンパ分水嶺で起こっている。しかし、熟練したセラピストによる「マスカニの小道（210ページ）」の手技なら、この山を少しずつ越えられる可能性がある。

体内のリンパの流れ

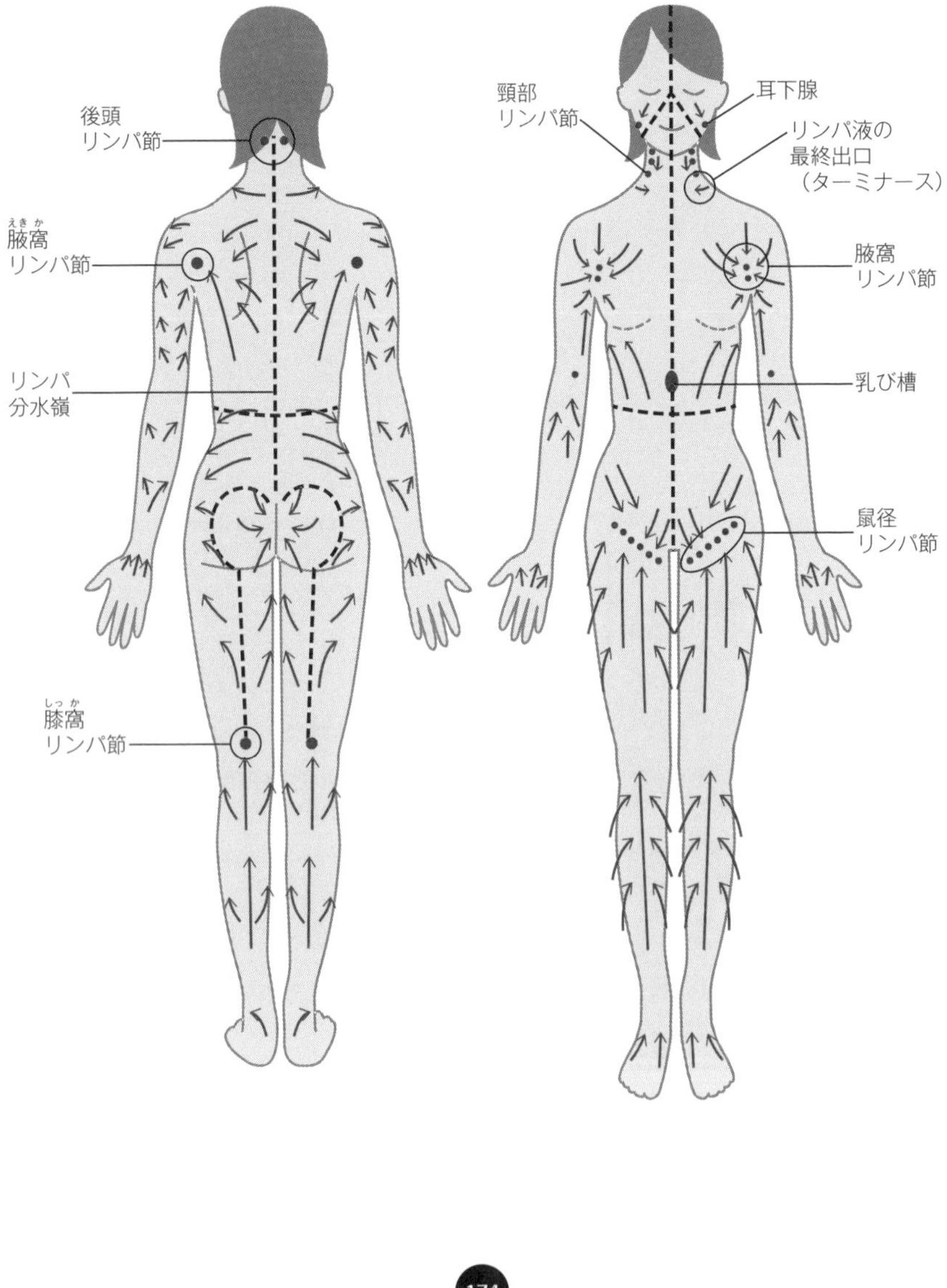
後頭
リンパ節
腋窩《えきか》
リンパ節
リンパ
分水嶺
膝窩《しっか》
リンパ節
頸部
リンパ節
耳下腺
リンパ液の
最終出口
（ターミナース）
腋窩
リンパ節
乳び槽
鼠径
リンパ節

呼ぶのは、このような理由があるからです。

◆リンパシステムのリハビリテーション

スクールのときにいつもダニエル先生が言う言葉に「リンパシステムのリハビリ」というものがあります。聞きなれない言葉だと思いますが、私たちリンパセラピストにとって、リンパシステムのリハビリテーションは、大切な仕事です。

たとえば、脳卒中の患者さんのリハビリをするとき、または、人工股関節置換術後の患者さんのリハビリをするとき、理学療法士は、機能回復を目指してさまざまな専門的アプローチをしていきます。筋緊張を軽減させたり、可動域を改善したりするために行う関節モビライゼーションもそのひとつです。

ただし、リンパ浮腫にとって、組織の線維化はハイリスクです。さまざまな合併症を伴う可能性も高くなります。そこで、まず**組織間液に貯留する蛋白質を除くことが重要**になります。それは、散らかった部屋に掃除機をかけて、不要なものを吸い取ってきれいにするようなイメージです。

この掃除機をかけるのはセラピストです。また、掃除機のパワーは一定ではなくて、強弱を調整しながら、丁寧にすみずみまできれいにしていきます。繊細な働きをする「掃除機の先」が、セラピストの手です。これは、リンパシステムの機能を衰えさせない、そして、進行を遅らせる、または、回復させていくための作業のひとつです。こうした**リハビリとしてのとらえ方が、リンパシステムにも必要**になります。

システムの機能回復という観点でも、本来ここは理学療法士の領域だと思うのですが、日本にはそこにクリアな線引きがありません。日本の医療制度では、理学療法士も看護師も、ギリギリのラインで働いているように感じます。まして学校で専門的に学ばなかったことを現場でやるというのは、なかなか難しいことだと思います。

しかし、この「あいまいな境界線」は、よいことにもなりえます。理学療法士や看護師だけでなく、柔道整復師や一般のセラピストも、正しい知識と技術を備えれば、患者さんたちのケアにもっと携わっていくことができると考えられるからです。

これは私の経験からですが、効果を考えるとリンパドレナージュだけよりも、マトリックスセラピー（第3章）も実施すると、確実によりよく変化していきます。この技術を複合的に使えるようしっかりと修得し、正しく実施できる人が増えてほしいと願っています。

◆施術に最適なものを「ツールボックス」から選ぶ

フランスでは、リンパドレナージュのセラピストのことを「配管工」と呼びます。ダニエル先生はスクールのときに、よくこの話をされます。

「私たちは身体のなかの水分をよい状態にする任務を授かっている。体液を循環させたり、過剰な液体を排出したり、免疫にも関与している。

細胞内の水分、細胞外の水分、血管中の水分、リンパ管の水分、ホルモンや唾液など、さまざまな液体が体内にあり、生きていくうえで重要な役割をしている。それをケアする方法が不十分だったら、どうなっていくだろう？」

さらにこう続けます。

「たとえばある配管工は、給水管の直し方は知っているけれど、給湯管の直し方を知らないとしたら、『お湯を出す管を直してほしい』と依頼してきた人を助けられない。原因が給水管と給湯管にある場合、両方を扱えないと修理に着工できないだろう」

これがセラピストだったら、どうなると思いますか？　ダニエル先生は、次のように考えて

あなたの手は大切なツール

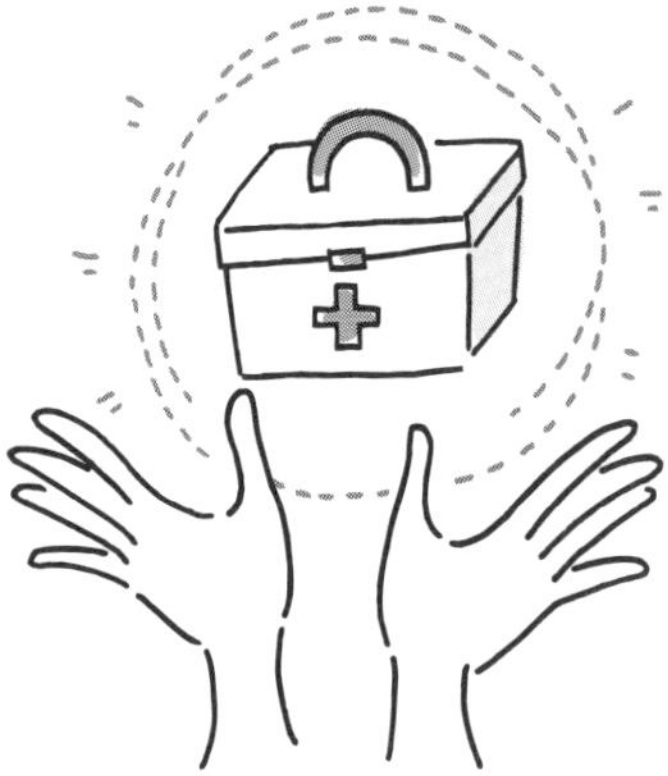

います。

「さまざまな不調を抱えているクライアントに、ひとつの方法で対処しようとするあなたと、複数の選択肢があり、そこからチョイスできるあなたでは、セラピストとしての質が大きく違うはず。どのような症状にも対応できるように技術を習得して、目的に合わせて使い分ける必要がある。浮腫のケアにはこれ、深部の筋緊張を緩和するにはこれ、浅い層であればこれ……というように、**最適なものをあなたの Tool box（ツールボックス）から選んで使う**んだよ」

ツールボックスを訳すと「道具箱」。しかしツールには、道具以外のもっと深い「仕事に必要な技能」という意味もあります。そうなると、「tool」はセラピストである私たちにとって、豊かな深い意味のある言葉になってきませんか。

第6章

リンパサイクルをスムーズに整えるアロマプレッシャーの実践

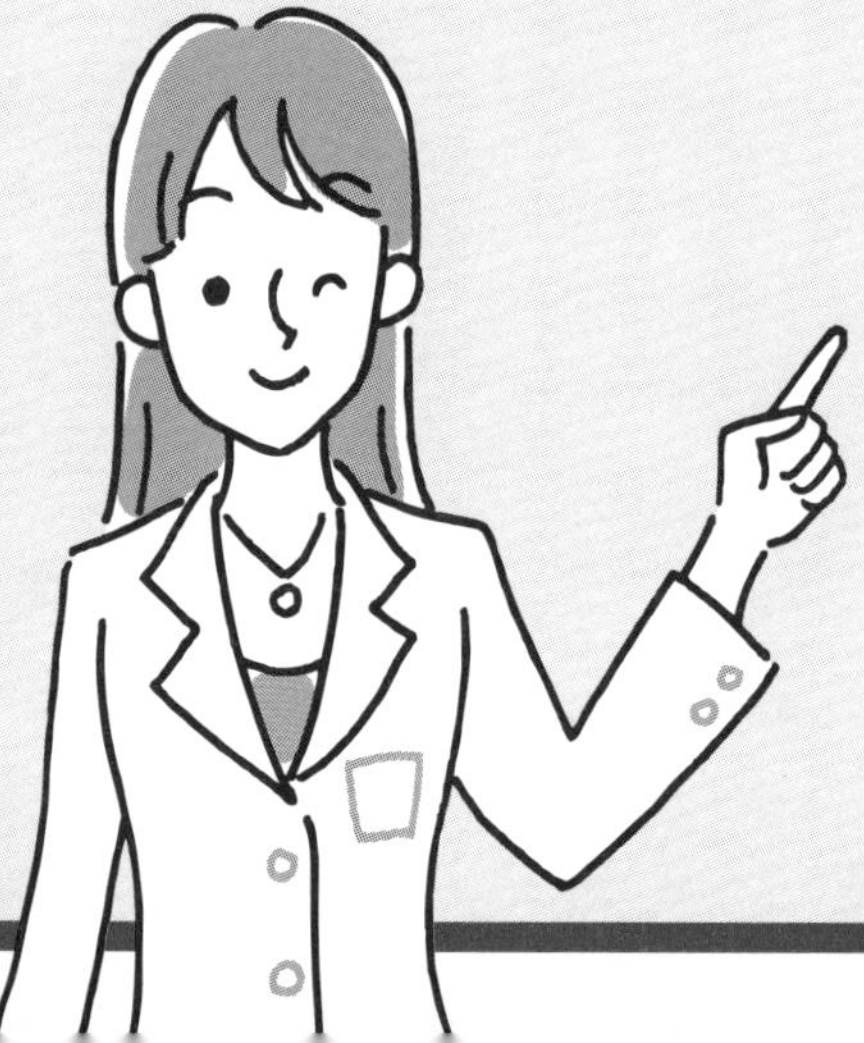

◆メディカルリンパドレナージュの手技について

本書を読まれて、日本にはない「医療を念頭においた」マッサージセラピー（メディカルマッサージ）が存在することを知っていただけたと思います。ここでは、ダニエル先生がフランスで実際に使っていた、プロフェッショナル・メディカルユーズ（医療で使われるプロフェッショナルな手技）のなかから、いくつかの手技をご紹介します。

これらは、ヨーロッパのいくつかの国で現在も使われていて、マッサージを医療の一貫としてとらえています。紹介するのは一部ですが、どれも高度な技術です。

リンパドレナージュは、もともと医療用に開発されたものです。身体に触れることで、何かしら身体の機能に影響を及ぼします。したがって、方法を間違えるとたいへん危険です。

本書は医療ガイドではないため、リンパ浮腫などの病気の治療を、本書を読んだだけで行うことは危険です。看護師の本を読んだだけで注射をすることはありませんね。それと同じです。

〝First, do no harm〟。これは、ヒポクラテスの誓いの言葉です。

「まずはじめに、患者へ介入することで、患者の状態を今より悪くしてはいけない、患者を傷つけてはいけない」

正しく実践するためには、正しい指導のもと、理論と技術を理解し、実習を多く繰り返すことが必要です。ここでは、アロマプレッシャーで必ず行う「オープニング」と、ダニエル先生の「乳房（切除）と胸郭部治療後のリンパ浮腫を軽減するメディカルリンパドレナージュ・プロトコール」をご紹介します。そのなかで、吻合への刺激と合成、リンパ管新生を促進する秘伝「ラ・ヴィア・マスカニ」も紹介します。これは、解剖生理学者パウロ・マスカニ（１７５５－１８１５）の「リンパ分水嶺により分けられた異なる領域でも、領域をつなぐ管の創生が可能である」という解剖生理学的ビジョン（コンセプト）を示したものです。

フランスでは１９８０年代後半、セラピストらによってリンフォセラピー（リンパセラピー）が研究されていました。そのような場に参加していたダニエル先生も、彼らと同様にマスカニへのリスペクトを込めて、そのコンセプトを「ラ・ヴィア・マスカニ」と呼びます。私は受講生にわかりやすいように「マスカニの小道」と名づけました。

なお、施術には、効果を上げるために、クリニカルアロマテラピーオイルを使用しています。

◆クライアントを迎えるとき

クライアントをお迎えする部屋は、クライアントだけでなく、セラピストにとっても心地よい環境であることが大切です。１８３頁のイラストをご覧ください。

①エアコンや暖房器具を使う場合は、クライアントの身体へ風が直接あたらないように気をつけてください。部屋の温度は、セラピストも快適であるように設定します。

②マッサージベッドの高さは、施術に適した高さに調整・確認します。私は、マッサージベッドには電気敷き毛布を使い、クライアントが寒くないように気をつけています。
③部屋は、明るい場合と、少し照明を落とす場合があります。照明を落とすときは、間接照明やキャンドルでリラックスを促します。火を焚《た》くアロマキャンドルは、火事になるおそれがあるので、電気式（電池）キャンドルを使っています。
そして、歌詞のない静かな音楽をかけます。言葉があると、思考を促してしまうためです。
④衛生面では、まず、セラピスト自身が清潔でいること、毎日シャワーを浴び、服装や爪、口臭、髪に気をつけてください。爪は短く切ってやすりをかけます。
⑤セラピストは、汗をかくので、デオドラントも気をつけてくださいね。クライアントに触れる前には、必ず手を洗いましょう。
⑥部屋は、施術に使うオイルでよい香りがしていますが、人工香料ではない、天然のラベンダーなどのスプレーを使って香りを演出しています。毎日掃除と換気をします。

アロマプレッシャーでは、施術にはバスタオルではなく、シーツを使うように教えています。関節などのサポートは、タオルではなくボルスター（※）を使います。

施術ごとに使用したシーツは、すべて清潔なものに替えます。これは当然のことですが、「施術に使うバスタオルや、関節サポートのバスタオルは、洗濯がたいへんだから数回使いまわす」といったセラピストの声を聞きます。非常に不衛生で驚きます。

※綿やダウンなどが入っている細長いクッション

クライアントを迎えるときの注意

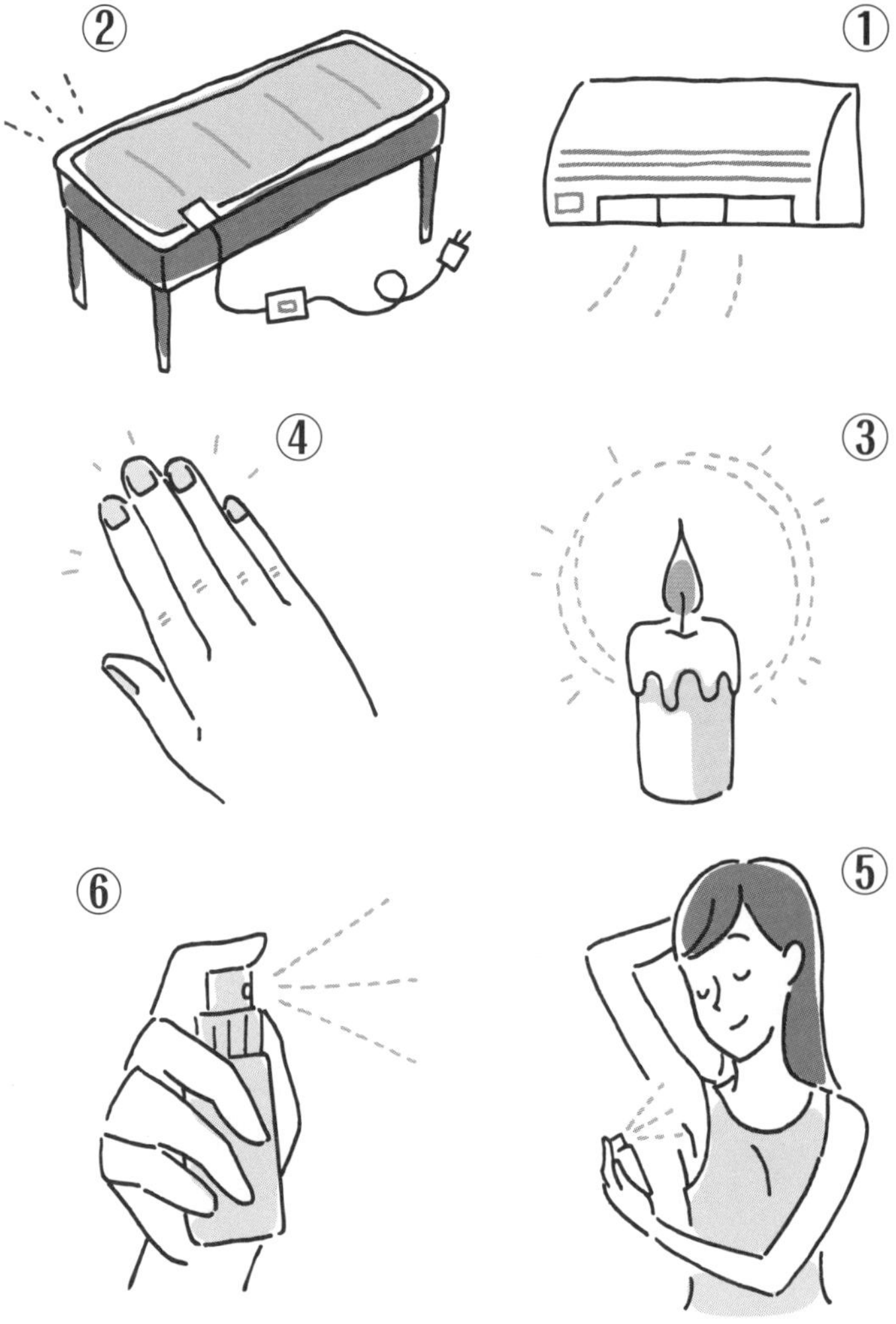

雑菌が繁殖して臭いがすることもあり、バスタオルに柔軟剤を使用する人も多いですが、柔軟剤はおすすめしていません。

また、マッサージベッドの下のスペースが、物置状態になっているのもよく見かけます。ほこり、カビ、ダニなどが発生して不衛生です。何も置かず、掃除ができる状態が望ましいです。

セラピストの皆さん、クライアントを迎えるときは、肌に触れるものは必ず一人一人替えて、清潔な環境を整えてくださいね。

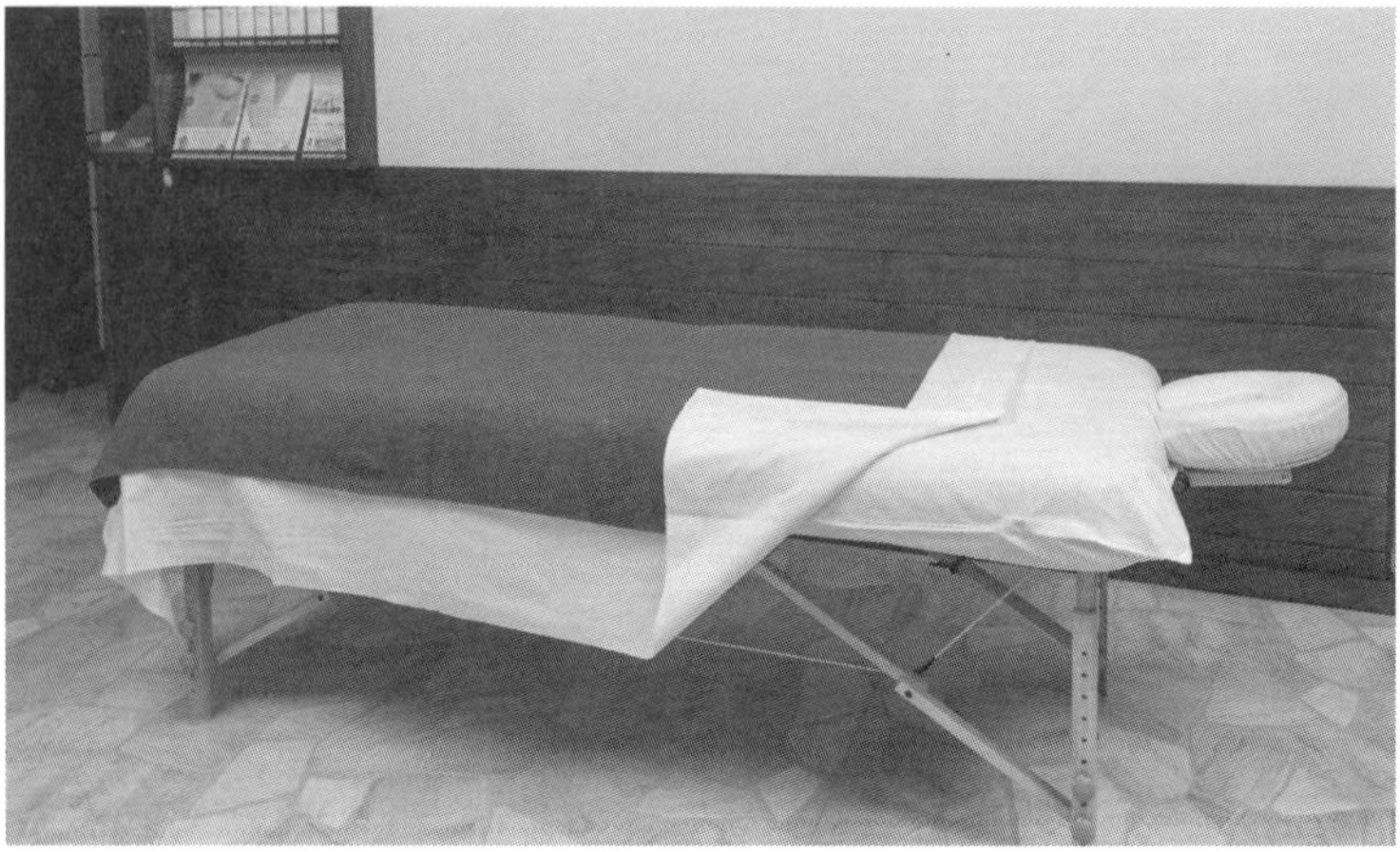

清潔で機能的、そしてシンプルです。

メディカルリンパドレナージュの注意点

・手は、緊張させず、軽い圧で行います。
・基本的に、矢印の方向に流します。

基本の手の使い方

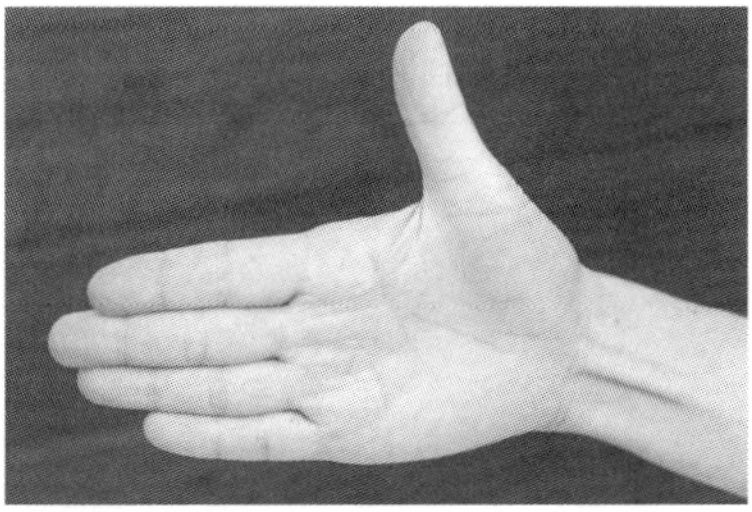

オオカミの手

メディカルリンパトレナージュで多く使う手の形です。

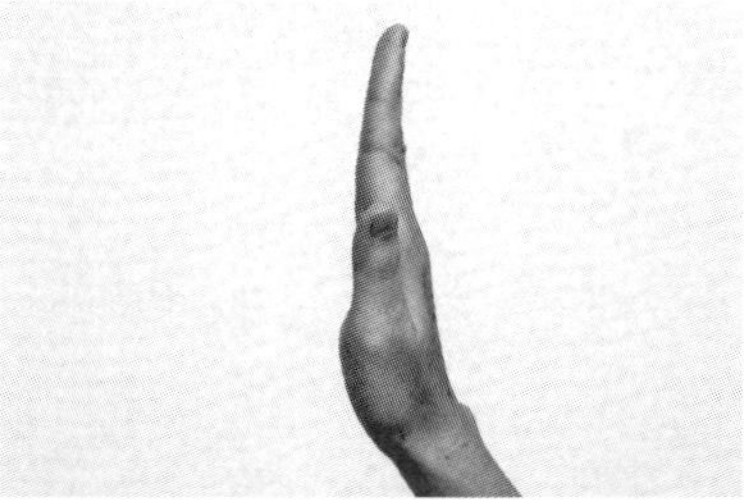

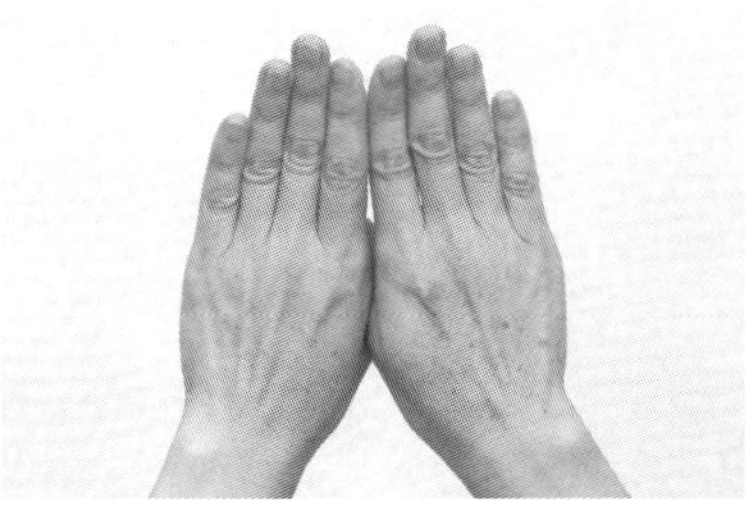

手技により、手や指の使い方は変わりますが、基本的に緊張させないことが大切です。指を曲げたり、反らしたり、指を開くなどすると、うまく圧がかかりません。

正しい姿勢

正しい姿勢で施術を行うと、セラピストは腰や手首、指を痛めることがありません。圧も均等にかかります。

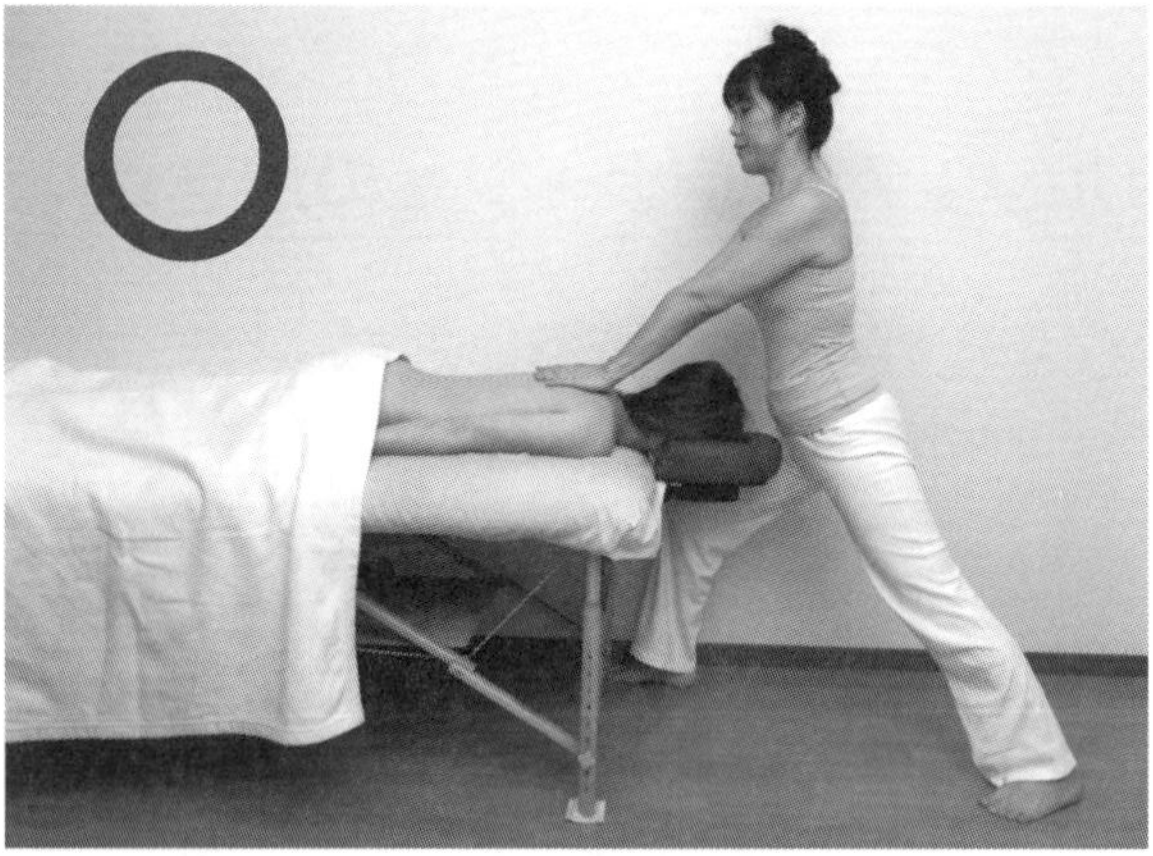

背筋をのばし、少し腰を落とす。足は肩幅より開いて前後に置き、ひざは突っ張らせずに自然にする。

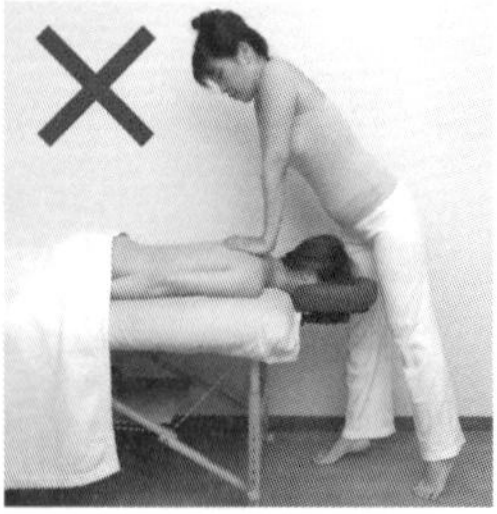

上から無理に圧をかけると余計な力が必要になり、セラピストが疲れやすくなる。

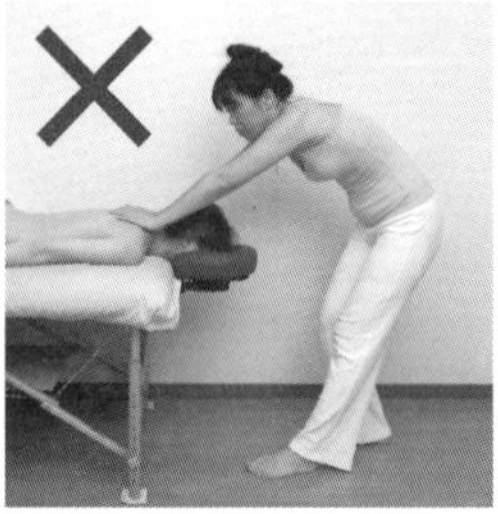

腰が引けた状態で行うと、腰を痛め、また足元が安定していないので力が均等に入らない。

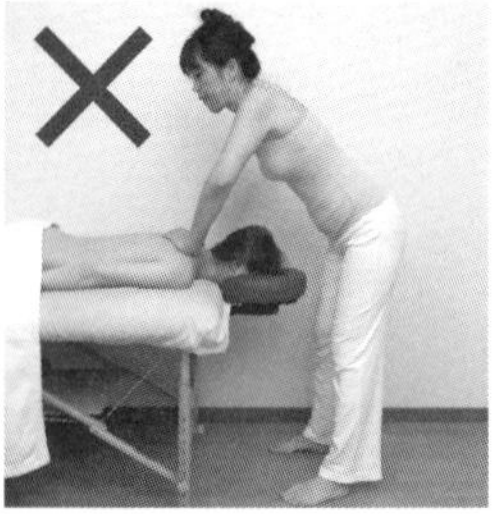

全身を使わず、上半身だけで行うと腰を痛める。

オープニング

リンパ液の最終出口にアプローチします。施術の一番はじめにすると、効果が出やすくなります。

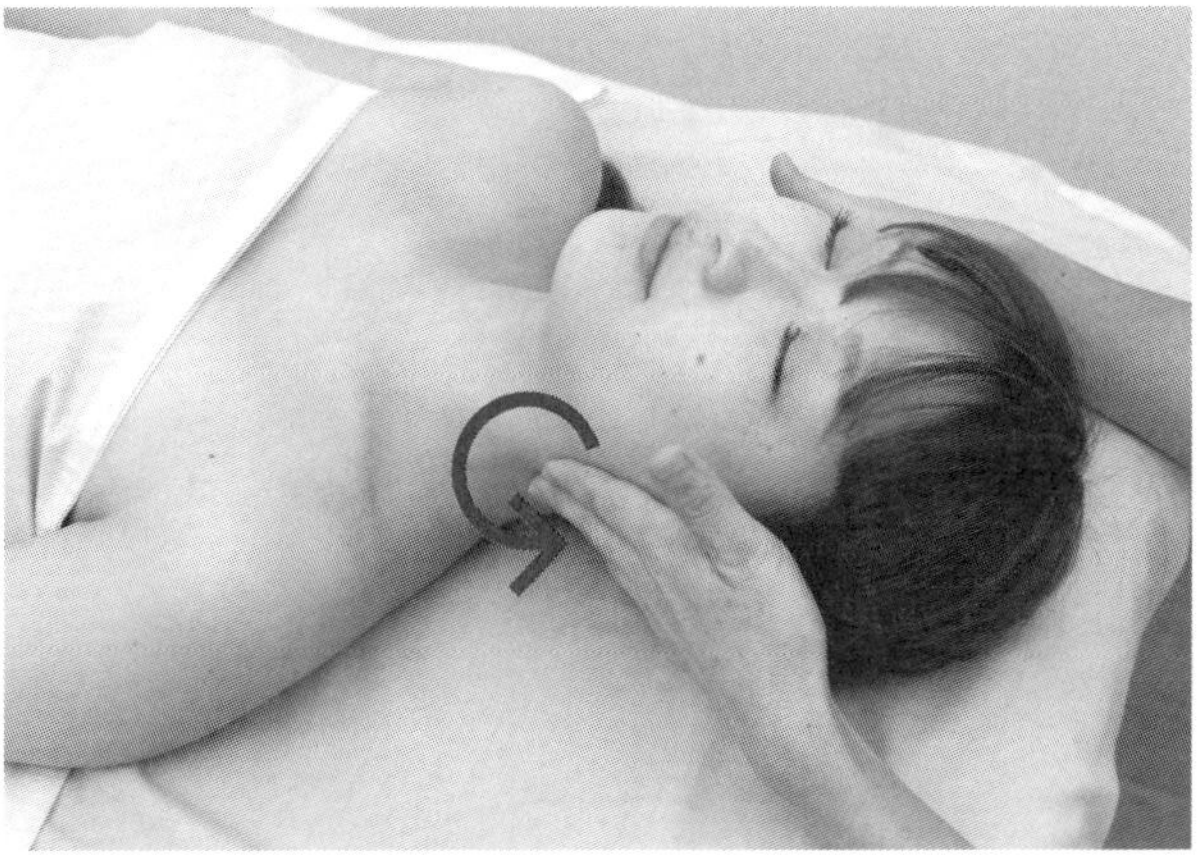

オープニング　プロフォンデュース
指を緊張させずに、軽い圧で鎖骨方向に円を描く。

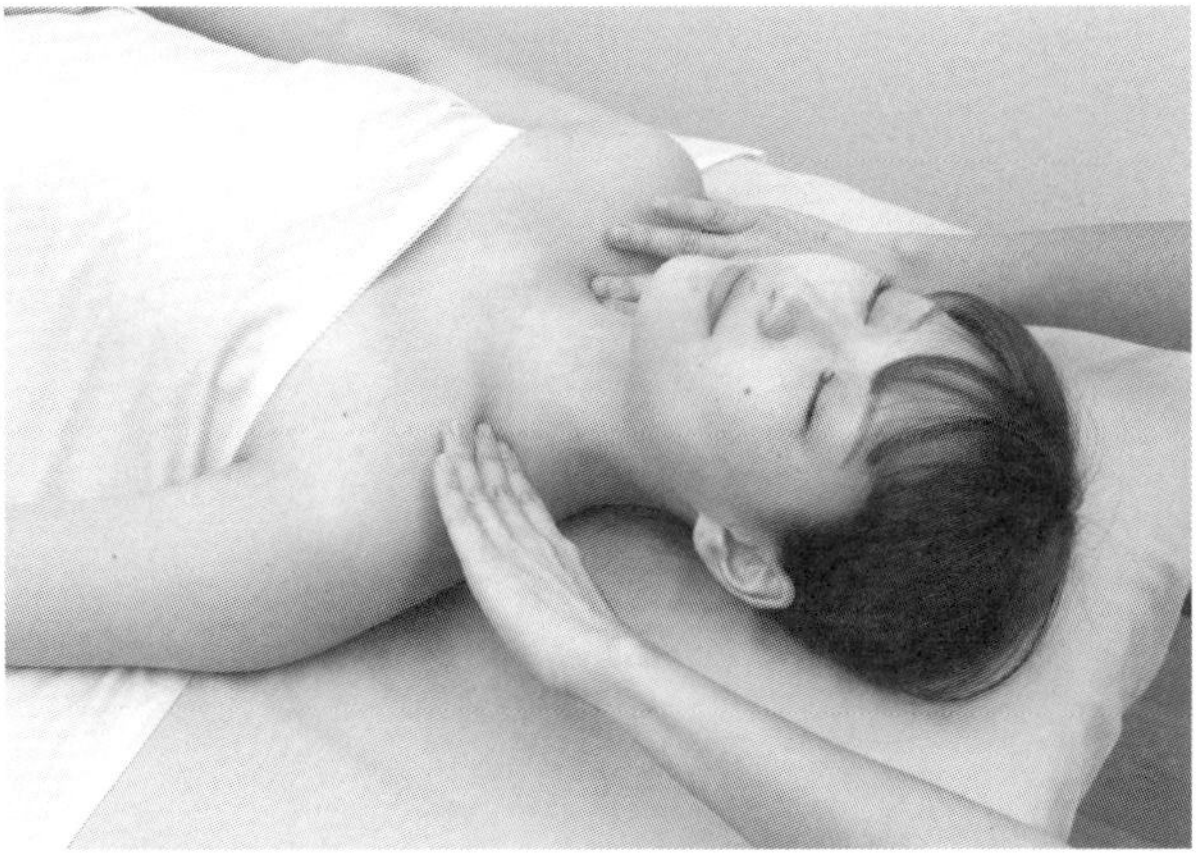

オープニング　ターミヌース
リンパ管が静脈に合流する最終地点（ターミヌース）、鎖骨上のくぼみを内側へ軽く押えると、リンパ液が排出しやすくなる。

副鼻腔について

副鼻腔は、頭蓋骨の中の、空洞で鼻腔を取り囲む骨の内部にあります。

　前頭洞、上顎洞、蝶形骨洞、篩骨洞の４つがあり、それぞれは、粘膜で覆われ、鼻腔の粘膜に続いています。

　風邪をひいたときなどに鼻腔が炎症を起こすと、副鼻腔炎を引き起こします。蓄膿症は、炎症性の分泌物がたまった状態です。

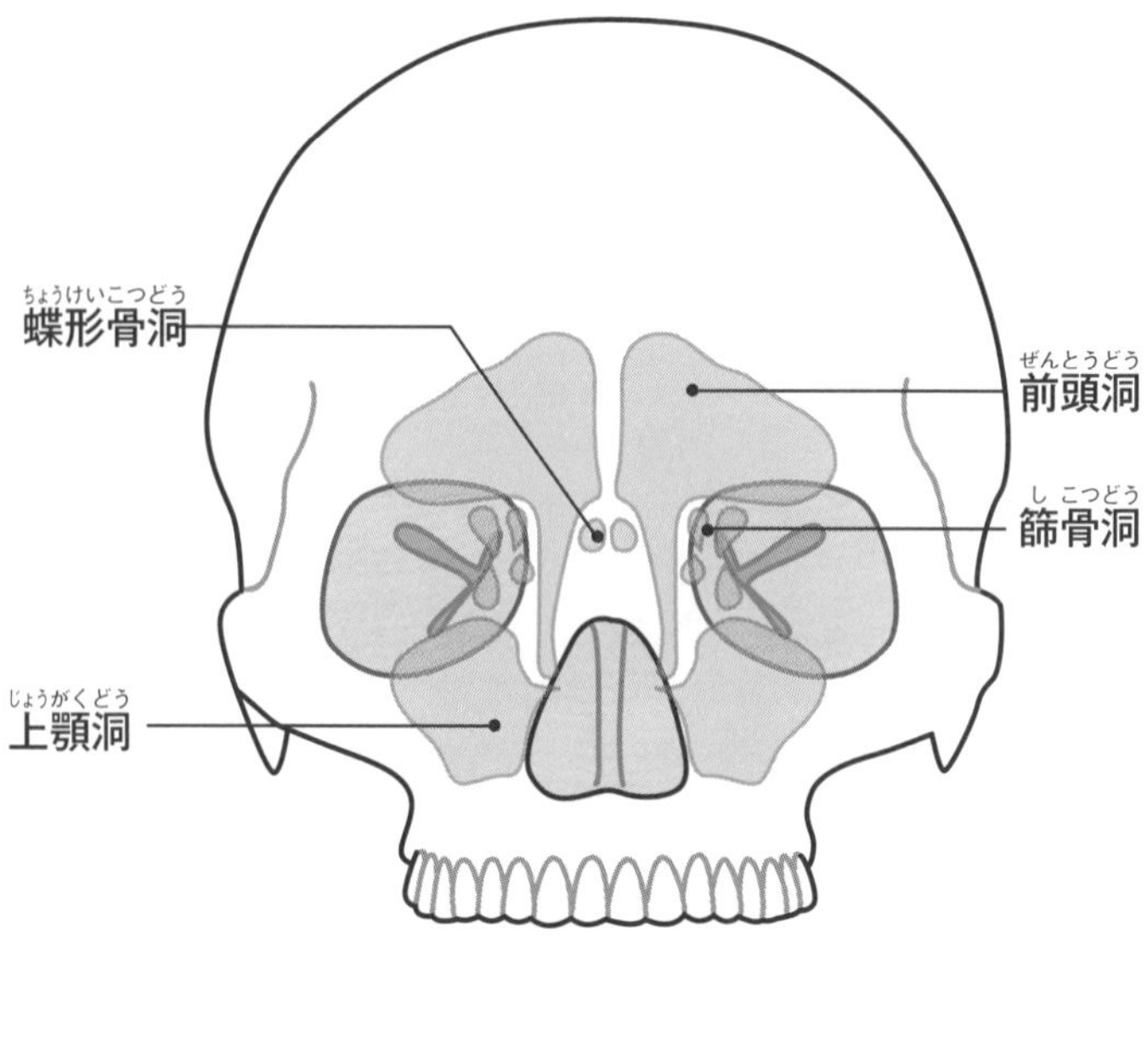

鼻の部位の名称

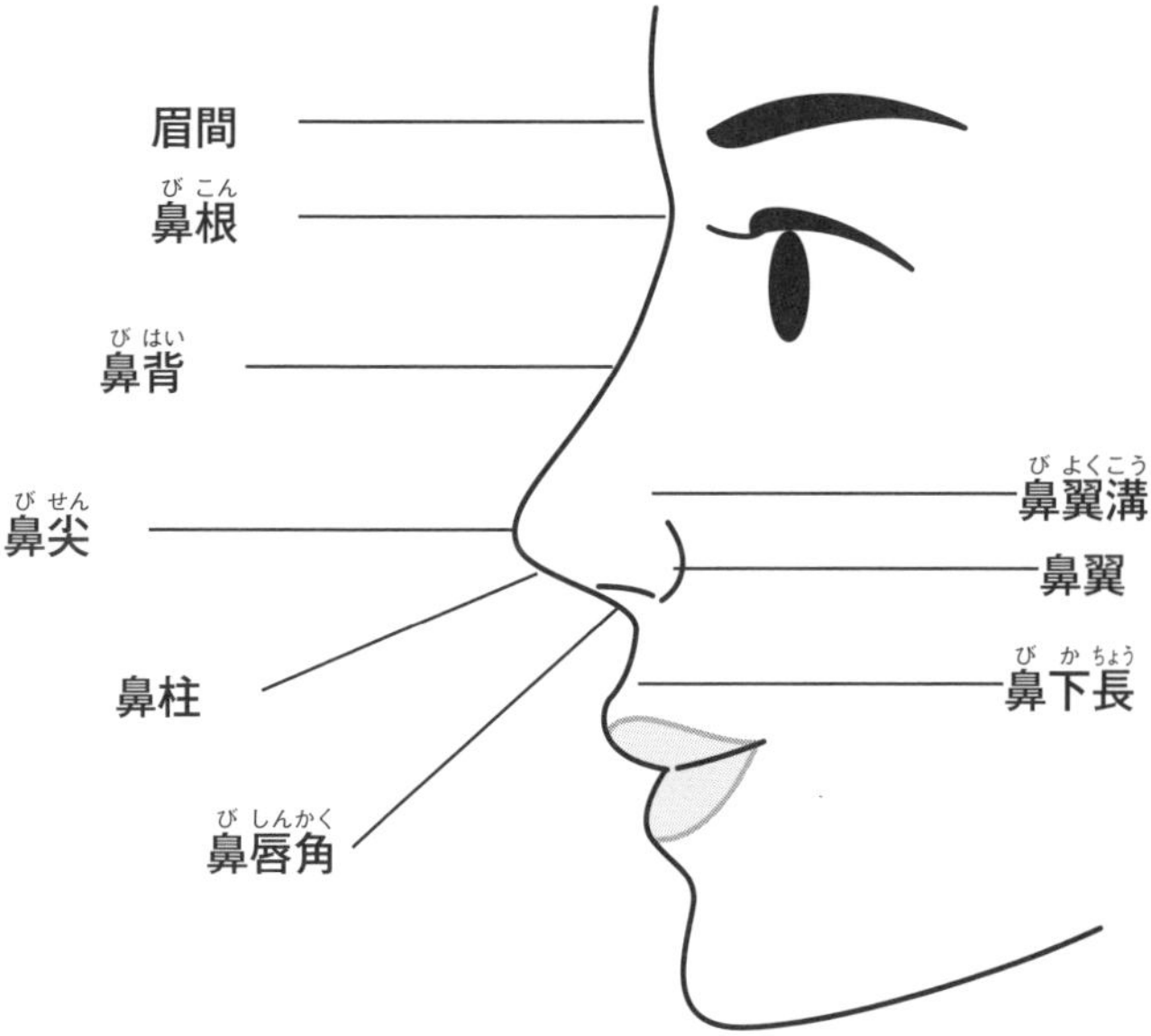

施術について

副鼻腔ドレナージュは、季節の変わり目や、アレルギー、花粉などによる不快な状態に対処する手技です。副鼻腔につながる鼻と鼻周辺の繊細な手技が連続します。

この施術は、鼻筋がすっきりして、鼻のシェイプも整うという美容的なうれしい効果もあります。前頭筋や側頭筋などの筋肉へのアプローチもあるので、鼻のとおりがよくなった、頭がスッキリしたという感想が多いセッションです。

副鼻腔ドレナージュのみで行えますが、普段なさっている施術にプラスされてもよいでしょう。

副鼻腔ドレナージュ　Sinus drainage

副鼻腔1 尾翼〜鼻根

立ち位置　クライアントの頭頂部

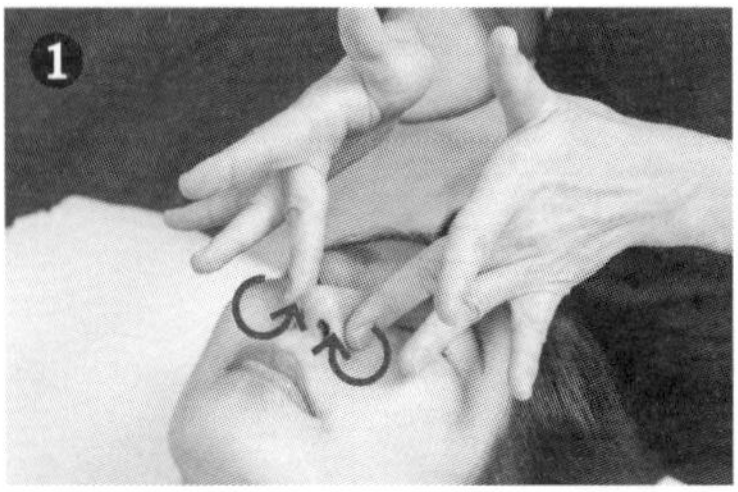

ポジション 1

鼻翼：肌に密着させてソフトな圧で行う。小さい円を外側方向へ描く。中指か人差し指、どちらでもやりやすい指で行う。

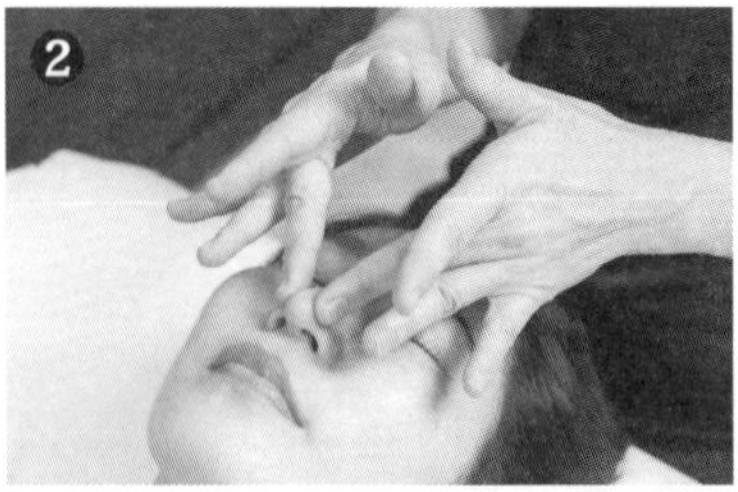

鼻翼トップ：鼻翼と鼻尖の間。指先の幅1本分、鼻尖方向へ移動する。

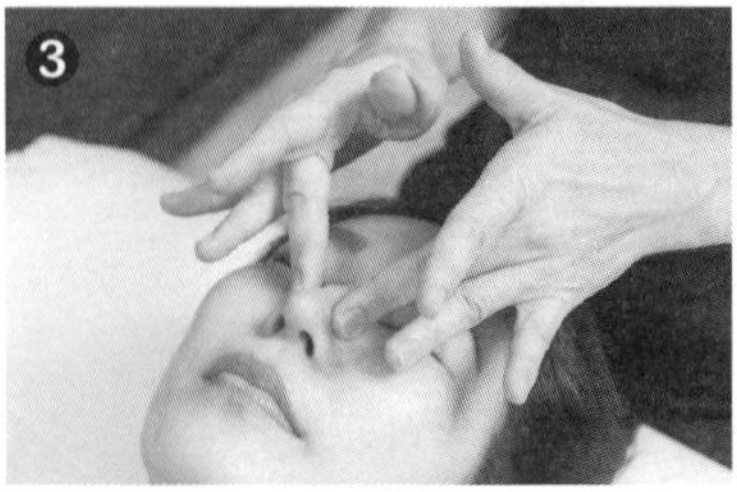

ポジション2

1の横：鼻根の方向へ指先くらいの幅を移動する。

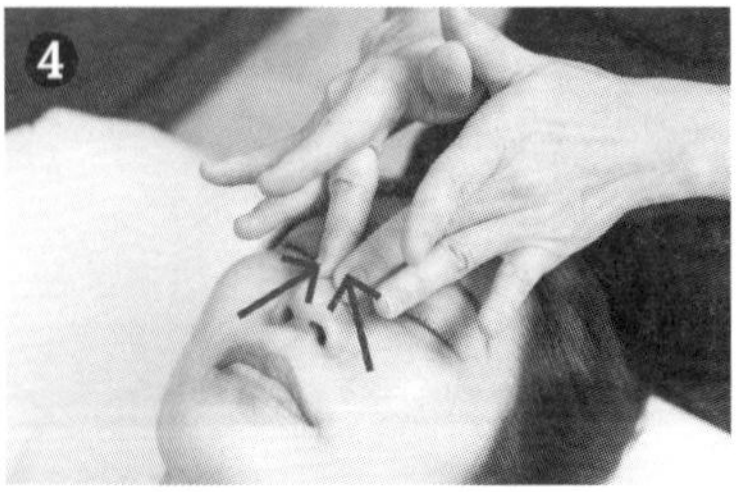

3のトップ：3と鼻背の間、2の隣り。

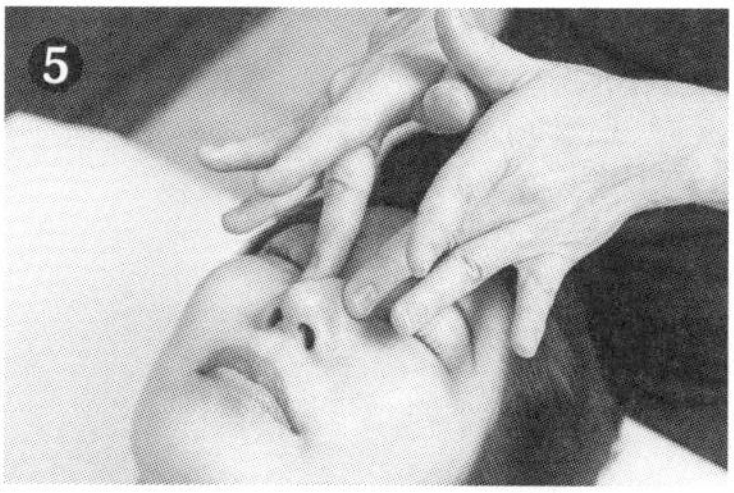

ポジション３

３の横：面積が小さくなってくるが、同様に小さい円を外側方向へ描く。

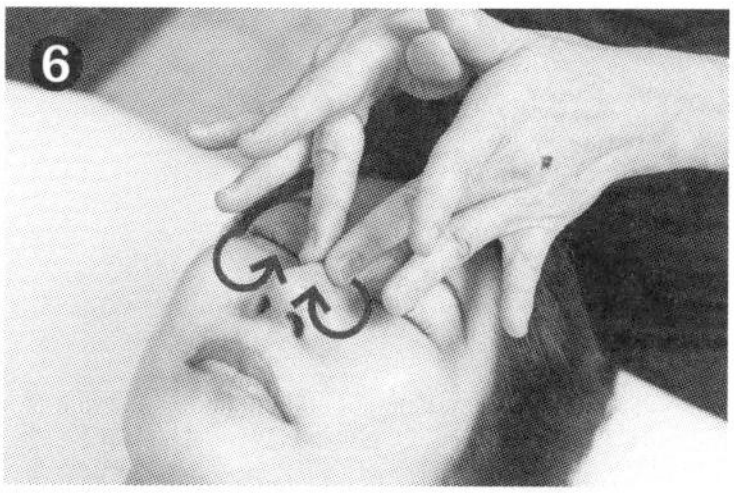

５のトップ。同様に小さい円を外側方向に描く。

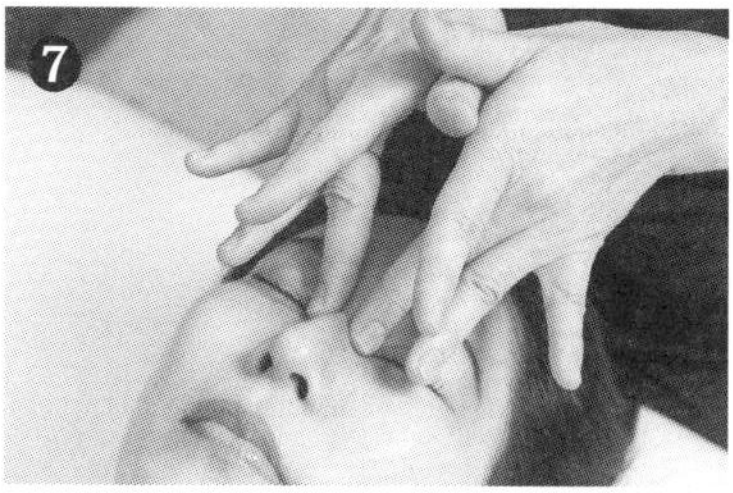

ポジション４

鼻根：同様に小さい円を外側方向へ描く。

副鼻腔2

鼻根トップ・目頭

立ち位置　クライアントの頭頂部

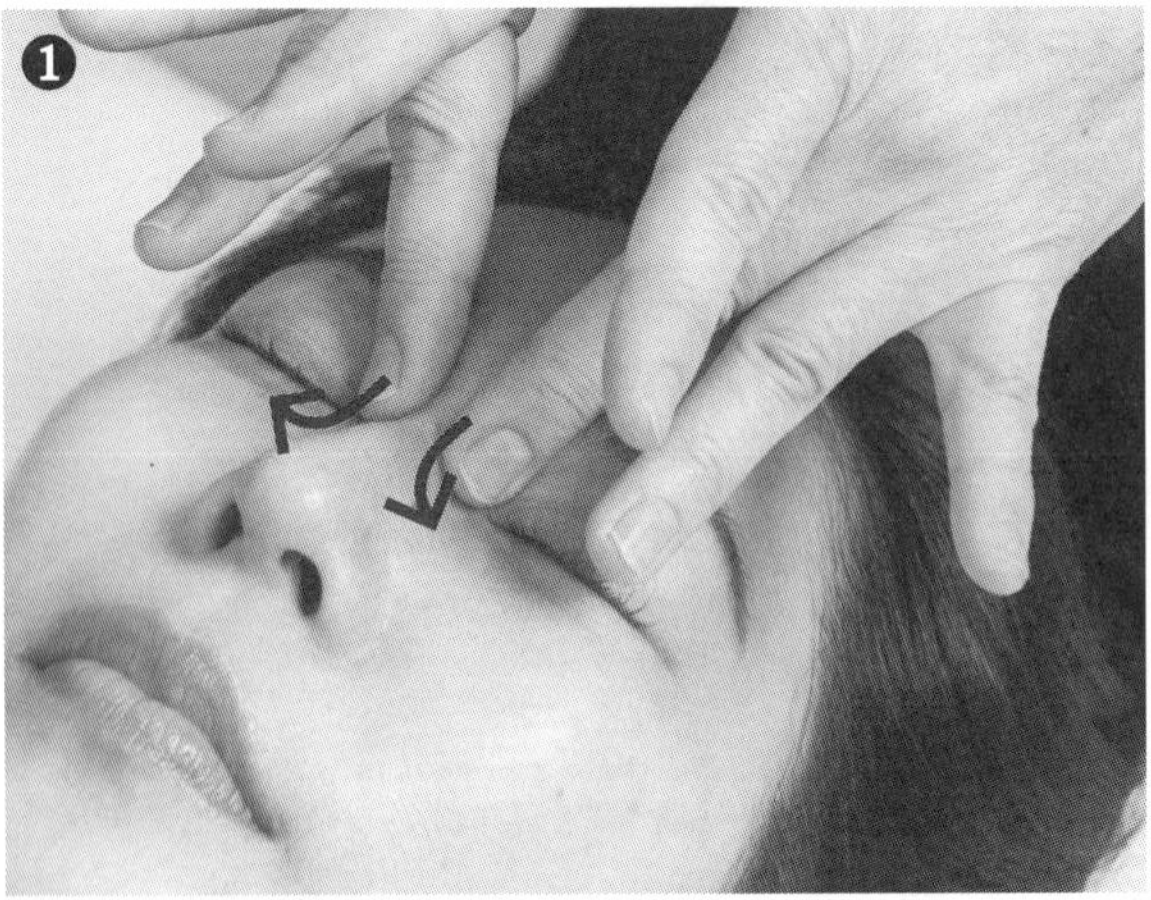

篩骨洞と眼窩（眼球を覆っている骨）エリアを施術。目頭のやや上に指を置いて、鼻の方向へゆっくりと流す。

副鼻腔3
眉頭

立ち位置　クライアントの頭頂部

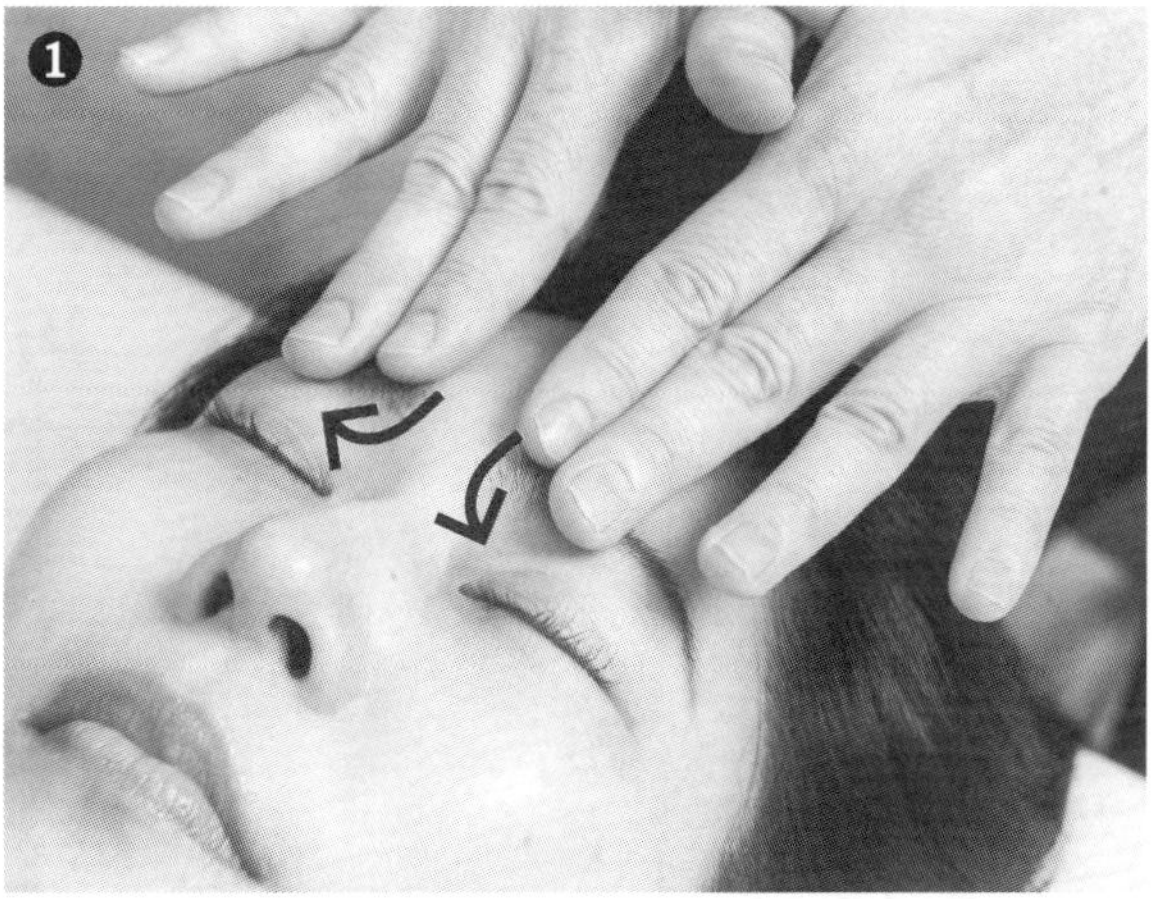

２指を眉頭へ置き、鼻方向へドレナージュ

副鼻腔4
眉5カ所のドレナージュ
立ち位置　クライアントの頭頂部

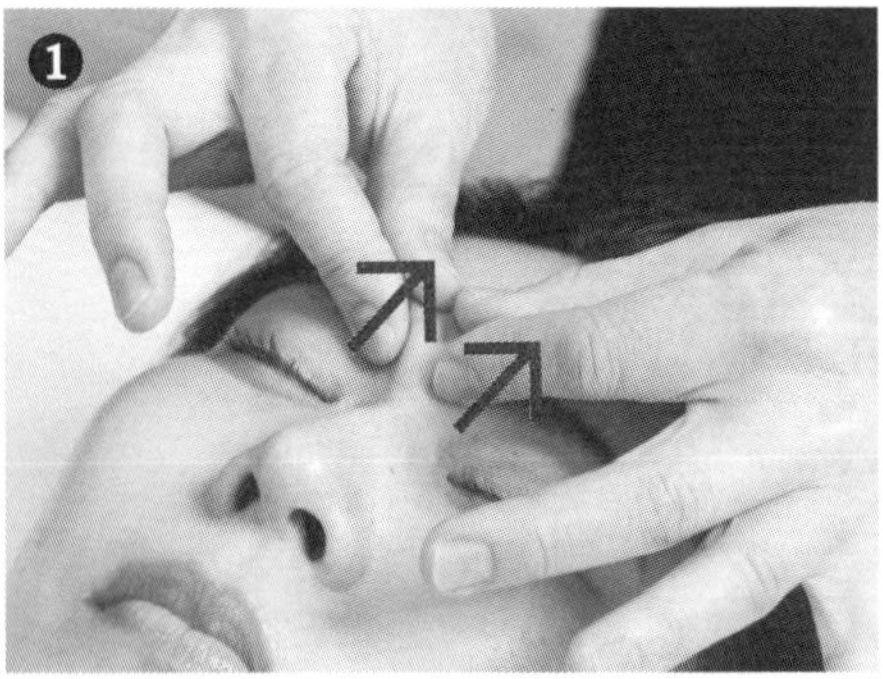

ポジション1
ソフトな圧で皮膚をつまみ、徐々に外側へ移動する。5カ所を同様に行う。

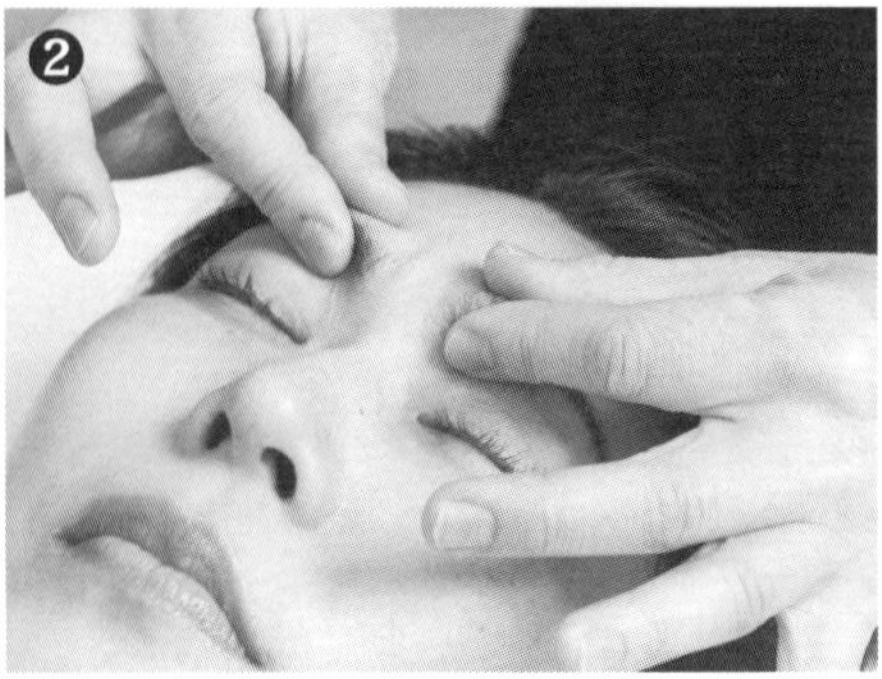

ポジション2
眉の筋肉（皺眉筋）もリラックスさせる。

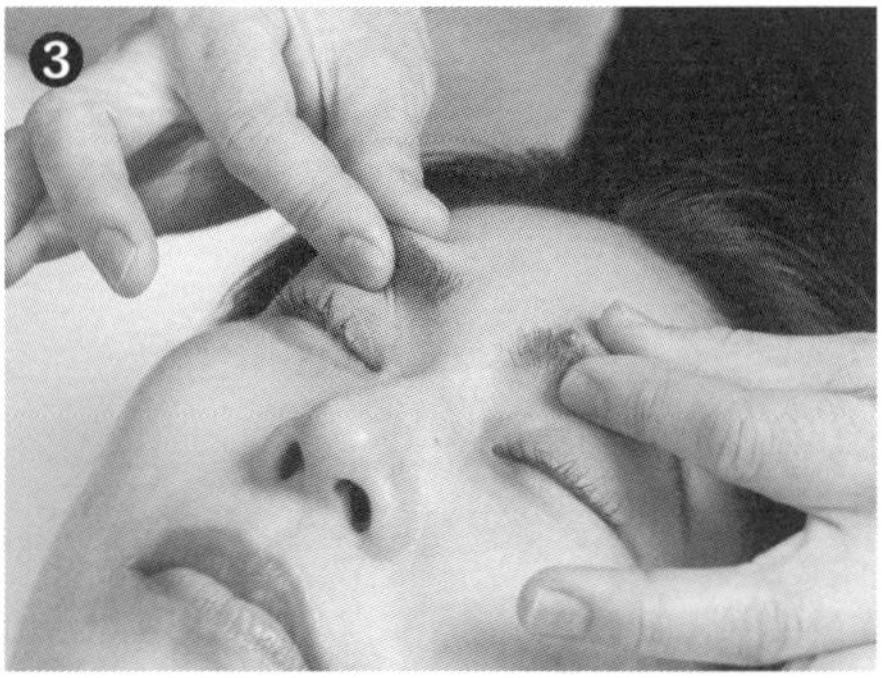

ポジション３

皮膚をやさしく持ち上げる。

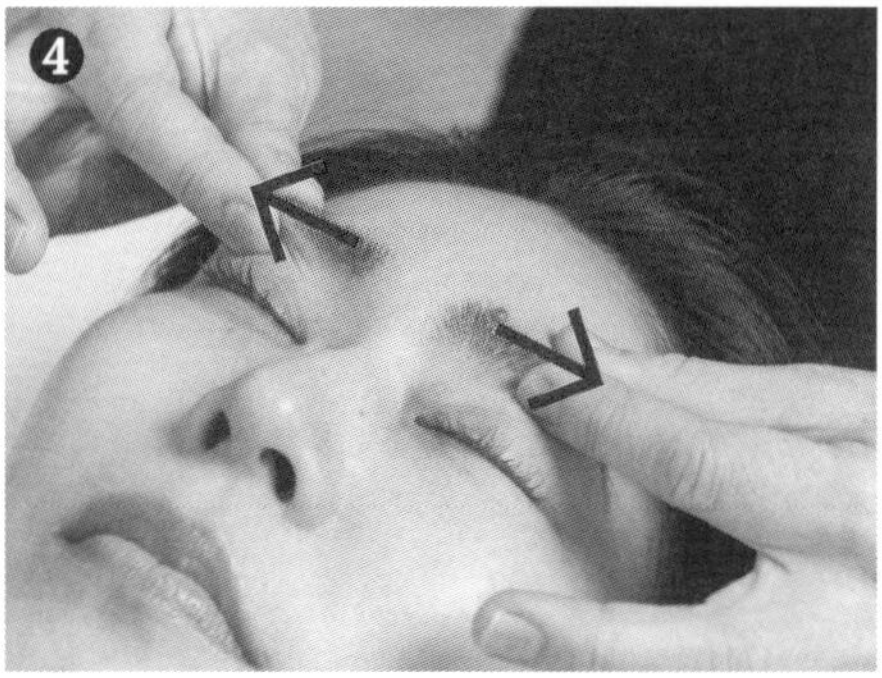

ポジション４

ゆっくりと外側へ指を移動していく。

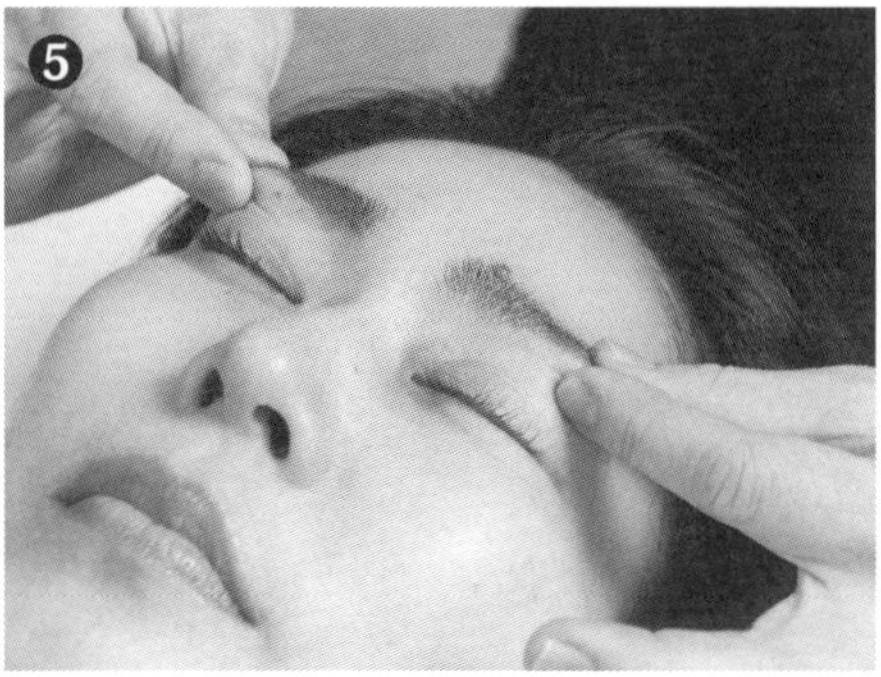

ポジション５

眉尻まできたらフィニッシュ。

副鼻腔5
鼻根から頭頂部へ5ライン
立ち位置　クライアントの頭頂部

❶〜❺の一連の動きを5ライン行う。

1ライン目は、正中線上
2ライン目は、目頭を通過したら、指1本分外側のラインで頭頂部へ
3ライン目は、目頭を通過したら、眉頭を通って頭頂部へ
4ライン目は、2ライン目と同じ
5ライン目は、1ライン目と同じ正中線上に。

すべてのラインは、鼻根からスタートする。

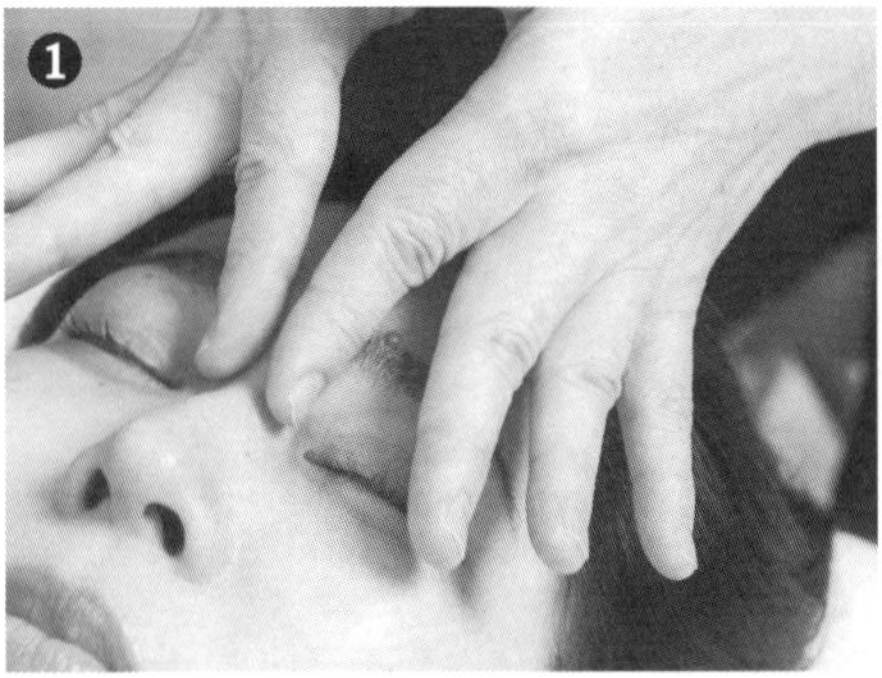

鼻根でスタート。

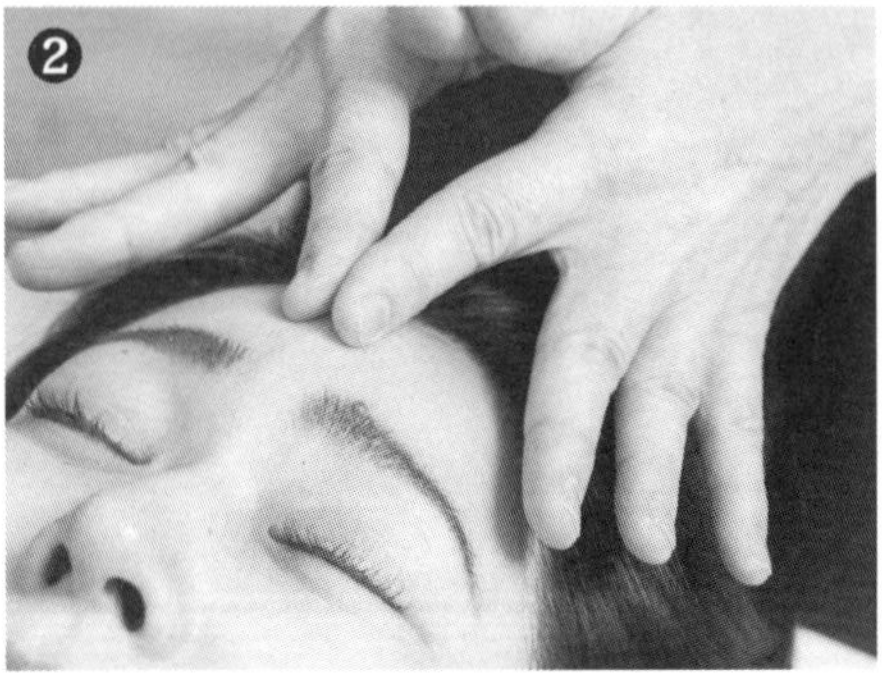

正中線を通る。

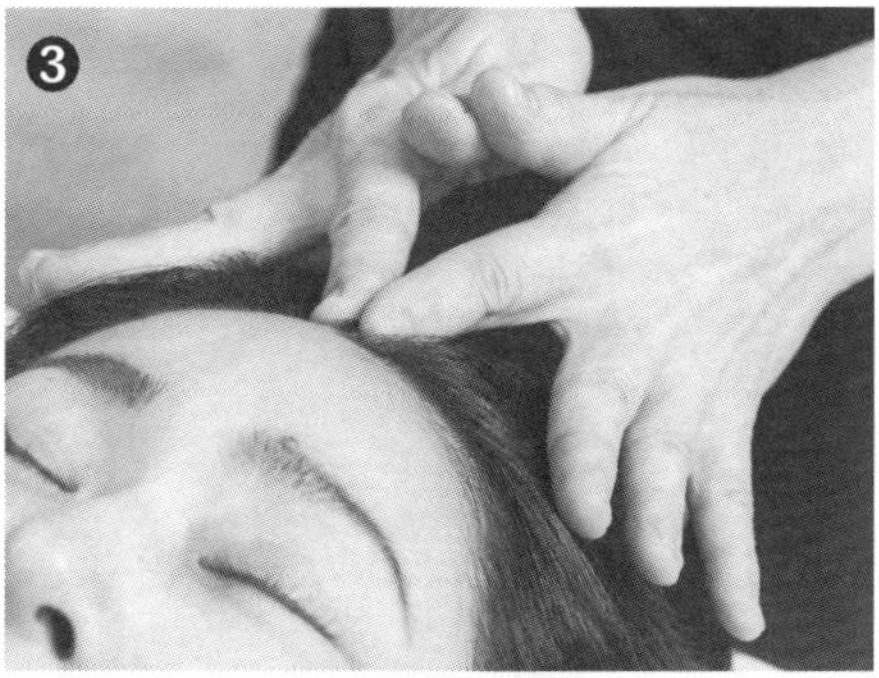

２指はそのままで、さらに頭部へ。

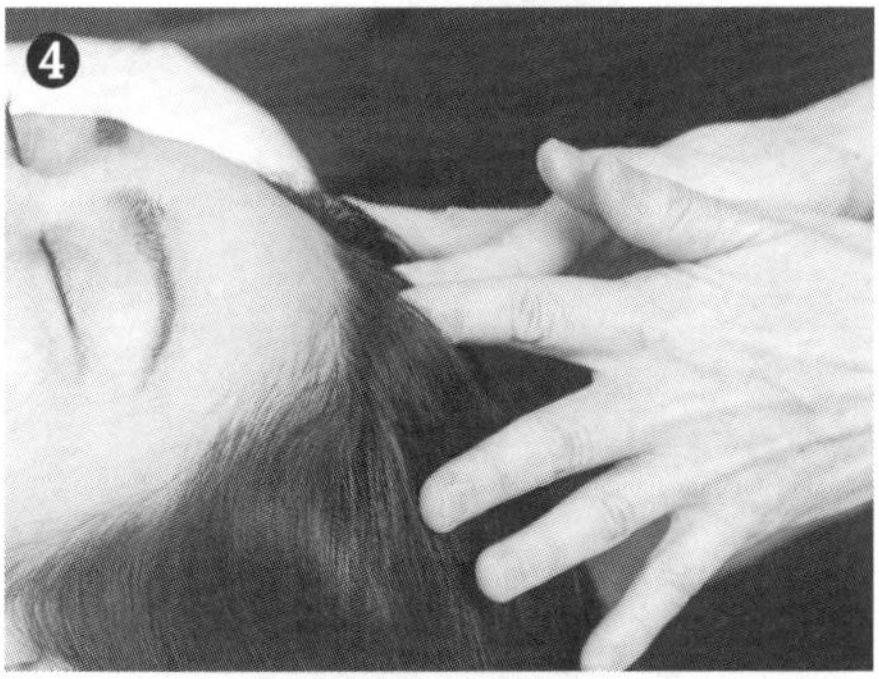

頭部は少し圧を入れる。

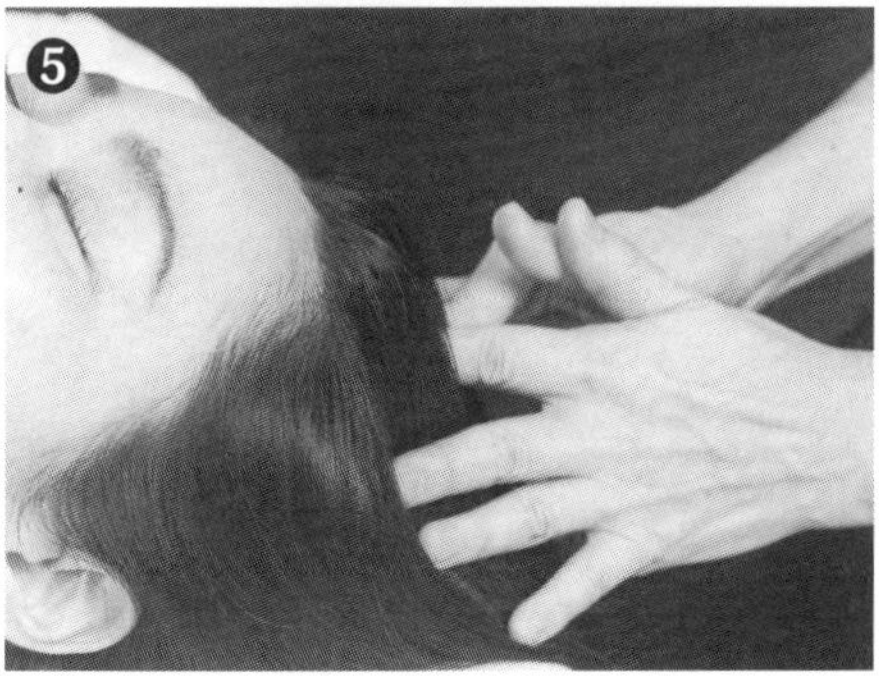

頭頂部まで。

副鼻腔6 額のドレナージュ

立ち位置　クライアントの頭頂部

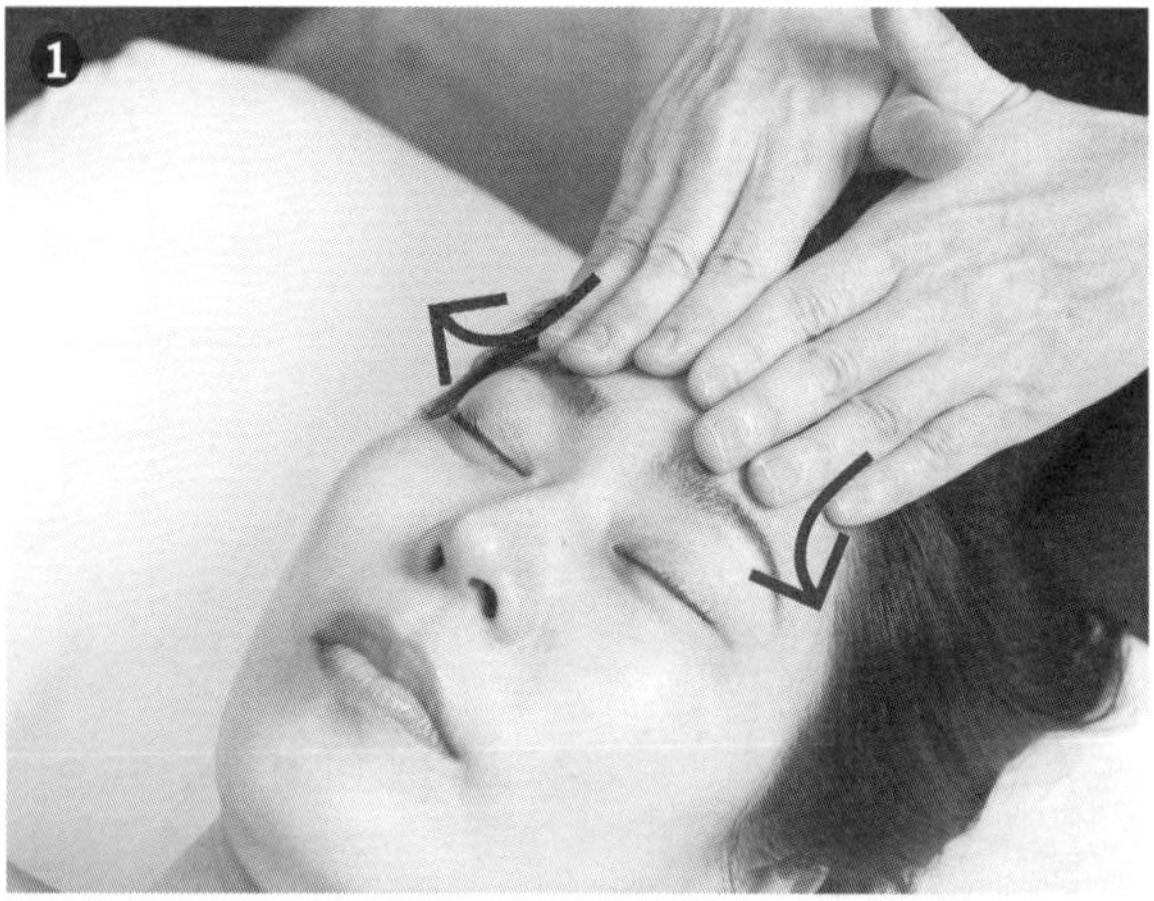

手は緊張させないで、鼻方向へドレナージュし、前頭筋にもアプローチする。

副鼻腔7 側頭部

立ち位置　クライアントの頭頂部

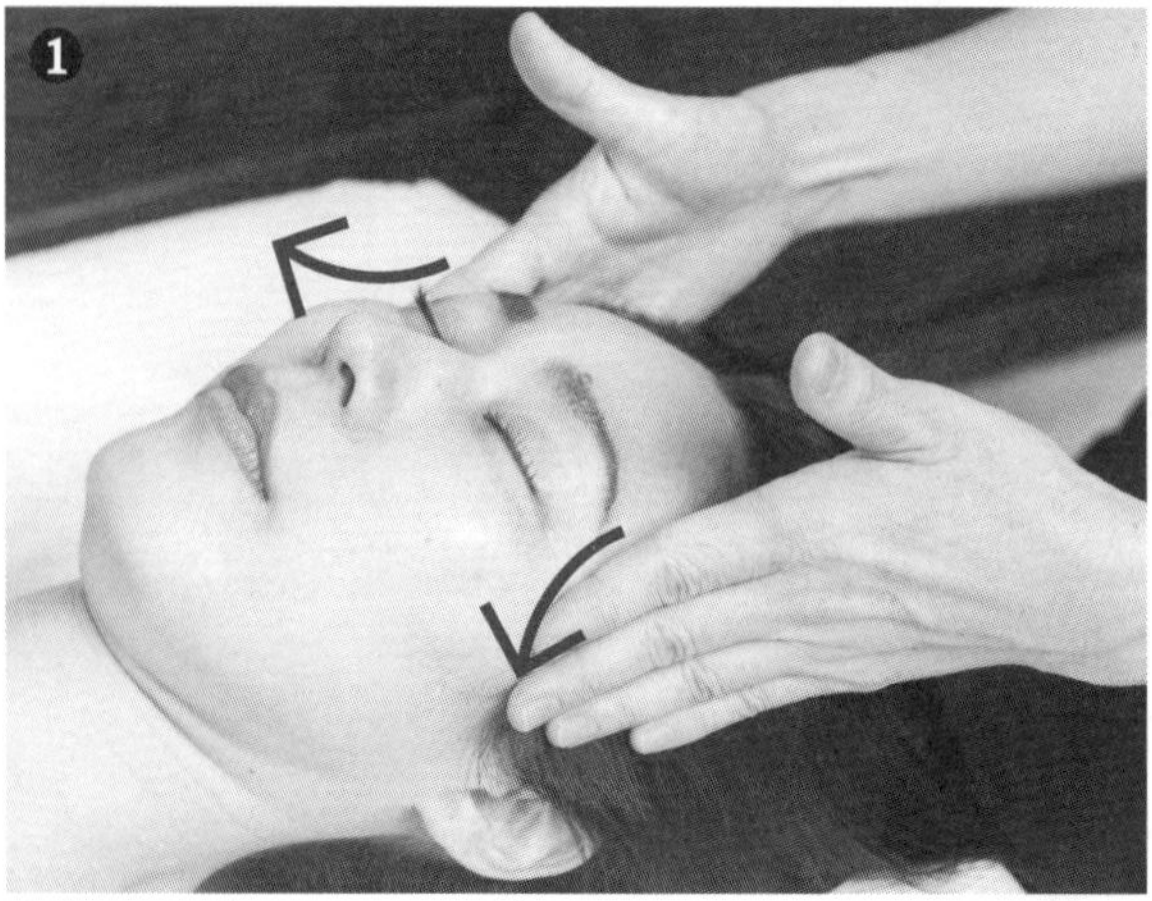

指全体を密着させて、側頭筋を中心に側頭部の皮膚と筋肉をゆるめる。

副鼻腔８
鼻翼溝ラインのドレナージュ

立ち位置　クライアントの頭頂部

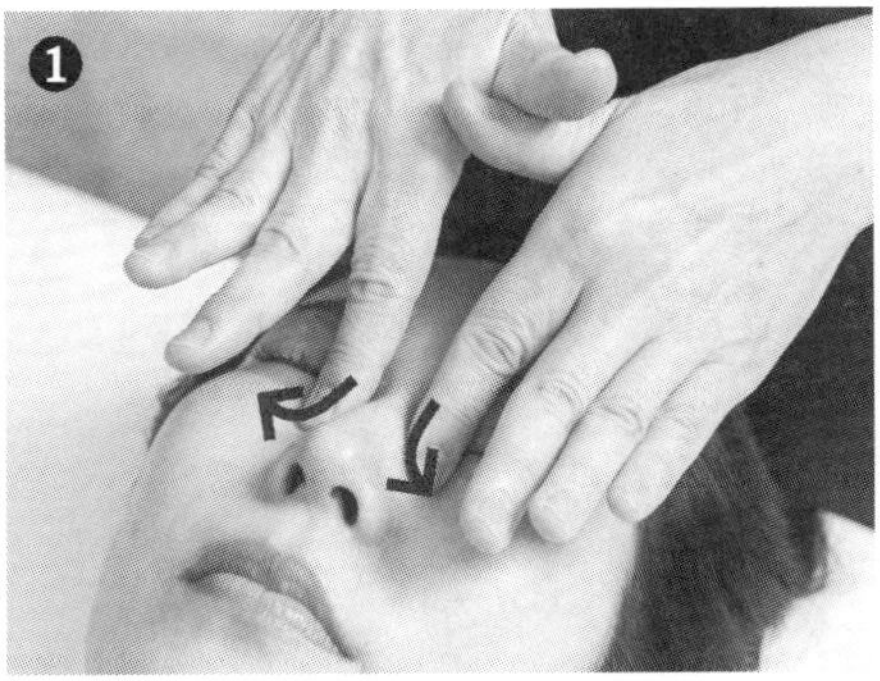

ポジション１

鼻の脇の溝。ここは、上唇鼻翼挙筋に沿っている。指は立てないように気をつける。

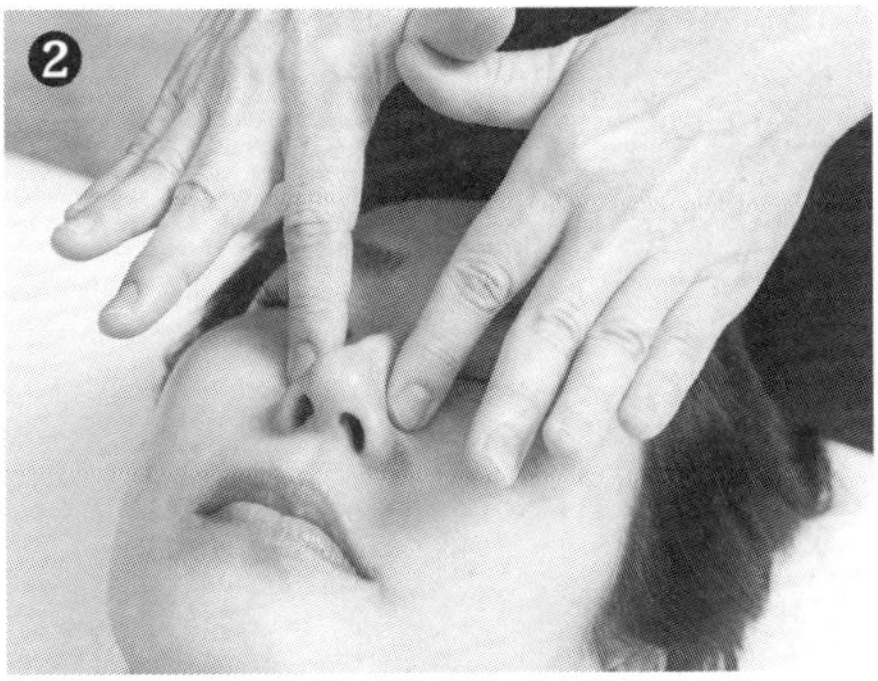

ポジション２

そのまま鼻翼のほうへ進む（190ページのポジション２の横）。

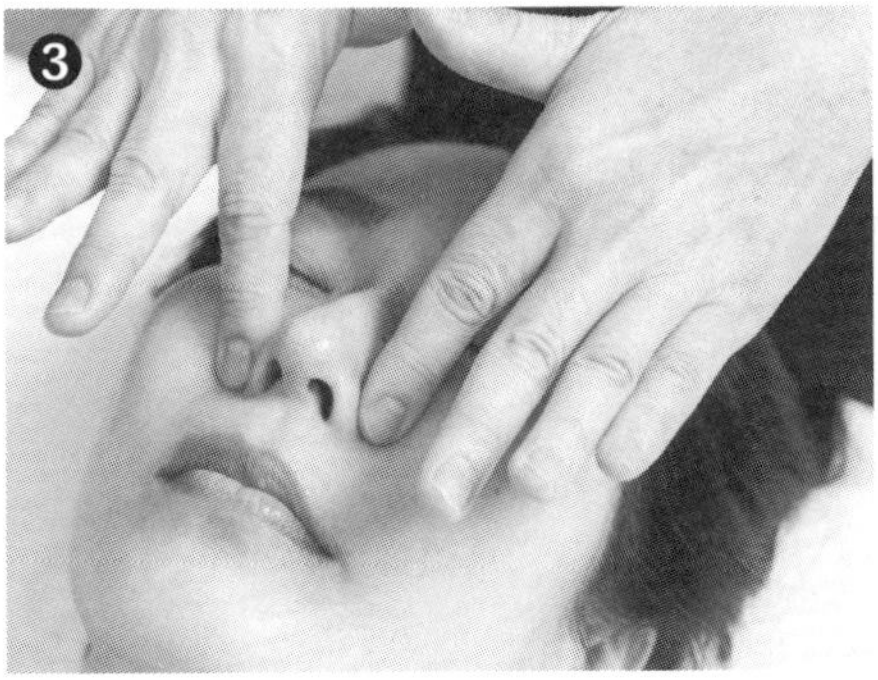

ポジション３

鼻翼の横まで進む。（190ページのポジション１の横）。

副鼻腔9 頬骨

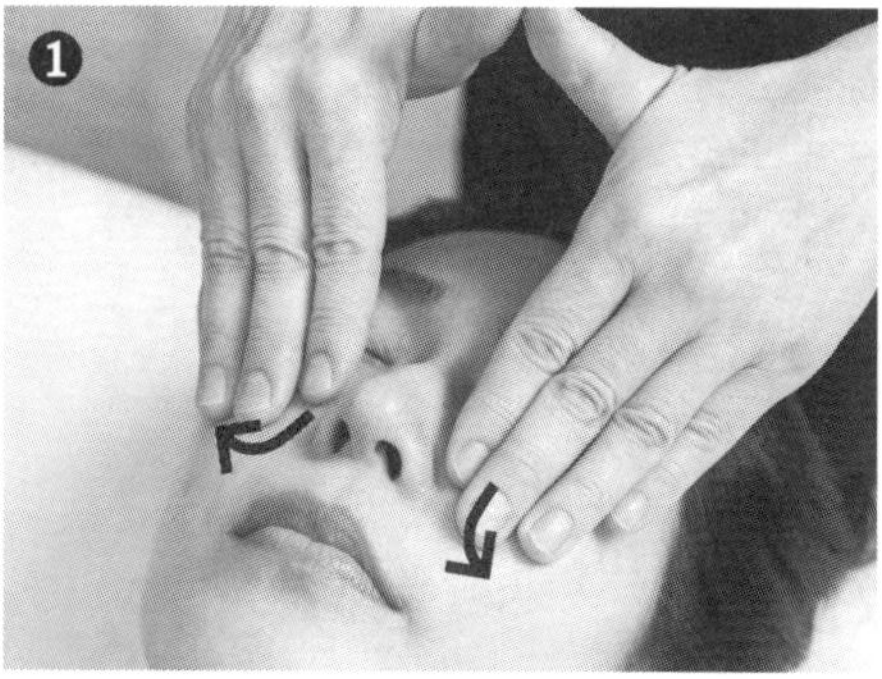

ポジション1

頬骨を確認し、指をフラットにして皮膚を動かす。小頬筋、大頬筋、頬前咬筋へ、ソフトにアプローチしていく。

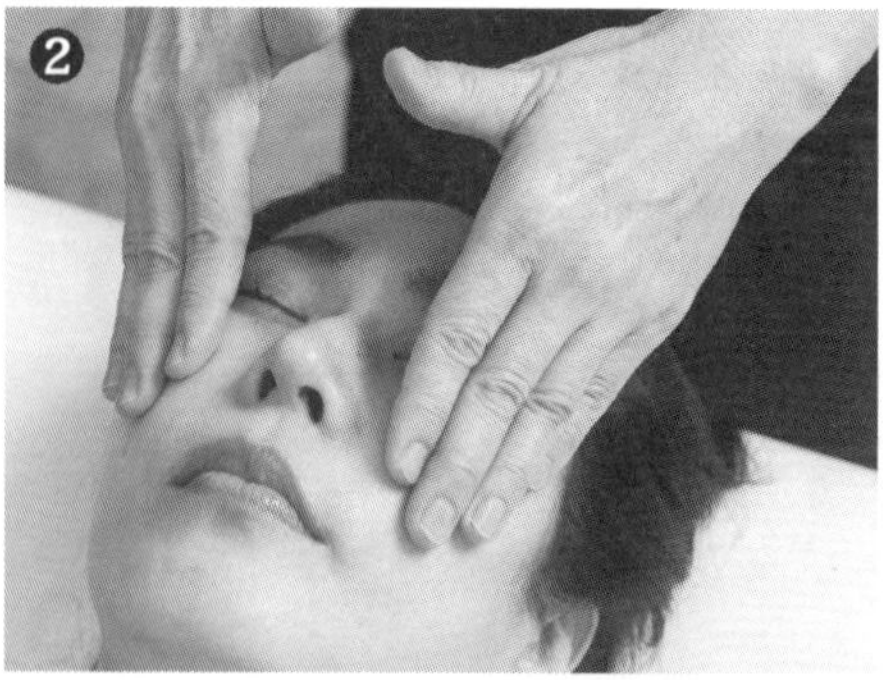

ポジション2

外側へ移動。

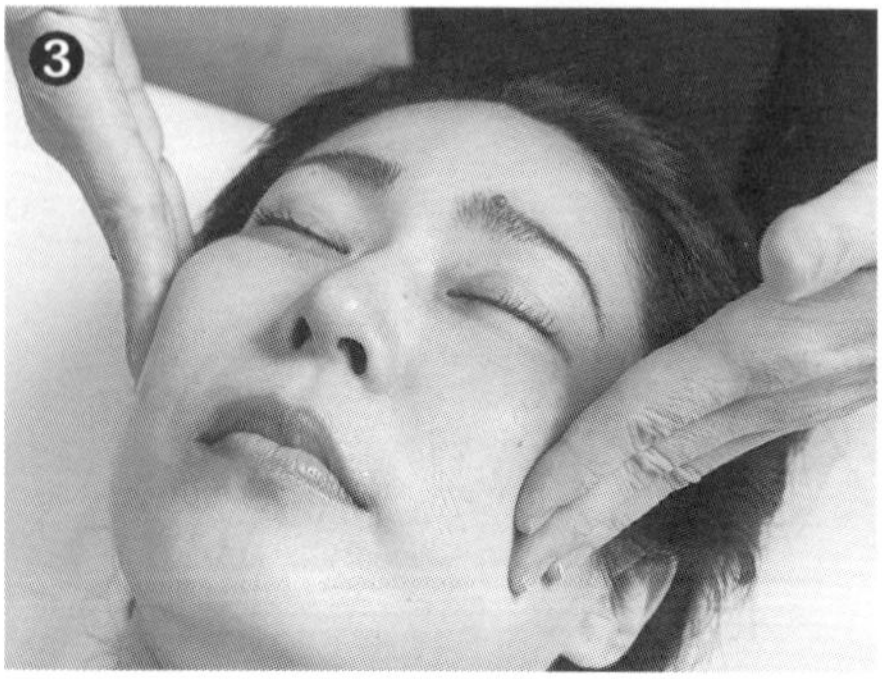

ポジション3

頬骨弓上も、同様に行う。

※時間がとれれば、ここで198ページの側頭部の手技をもう一度、少し長めに行ってください。

副鼻腔10
後頭部・乳様突起

立ち位置　クライアントの頭頂部

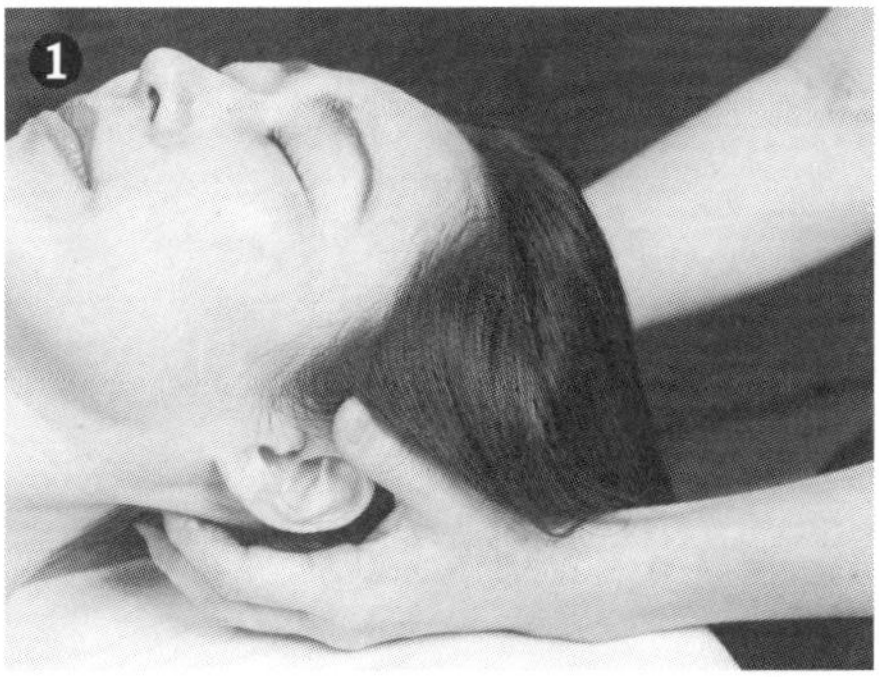

後頭骨の下部を指で支えるようにして５秒静止する。このとき、人差し指を乳様突起の下に置けるとよい。

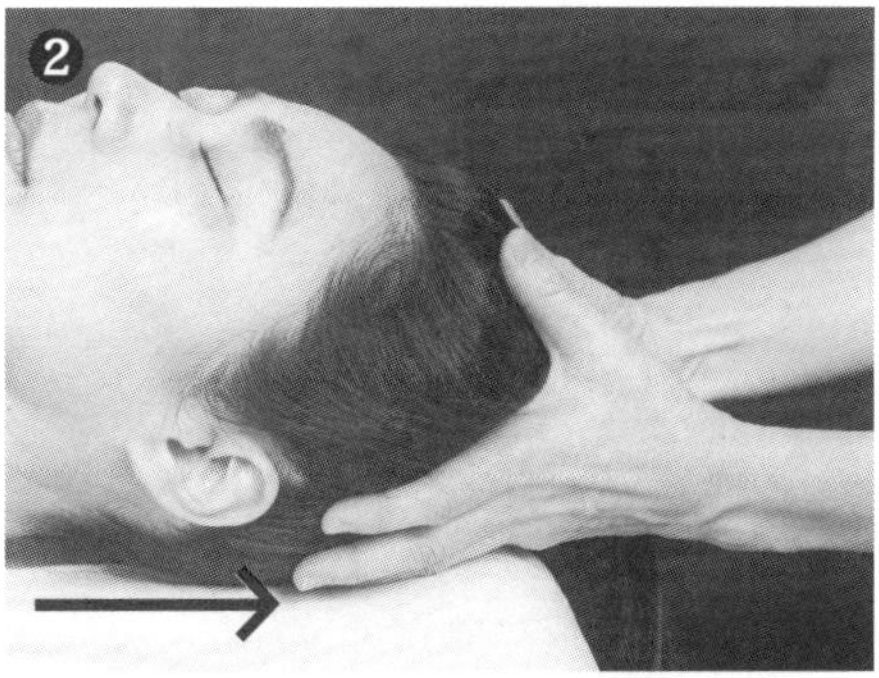

そのまま後頭部から頭頂部へ手を移動させる。

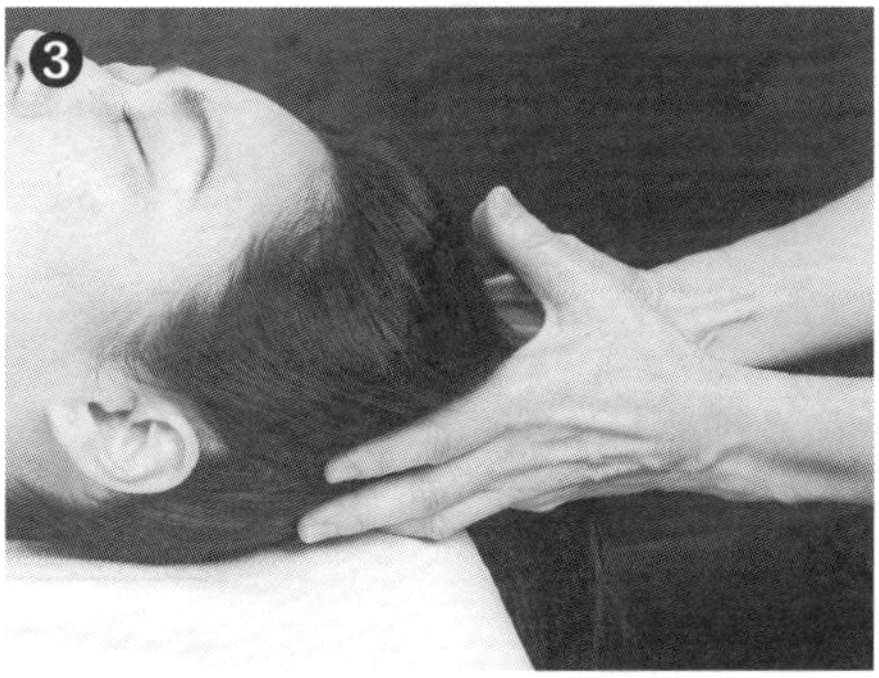

ゆっくりと頭頂部から手を放す。

乳房（切除）と胸郭部治療後のリンパ浮腫を軽減するメディカルリンパドレナージュ・プロトコール by ダニエル・マードン

ここでは、吻合への刺激と合成や、リンパ管新生を促進する技術であるマスカニの小道《こみち》（ラ・ヴィア・マスカニ）も紹介します。これは、浮腫液を排水できる側へ移動させるとても繊細な手技です。

背中、胸部、腕は、単独でもできますが、すべてを行うとより効果があると考えられます。

後胸郭部の吻合を刺激する目的は、横断流路の健康側に道を開くことです。

メディカルリンパドレナージュの考え方は、常に目的のリンパ節に対し、近い場所から先に作業することです。この場合、対側に排液するようリンパ液の流れを誘導するため、反対側が近位となります。

たとえば、左側の正常な機能が損なわれている場合、セラピストの目的は、手で右背中のリンパネットワークへ流れを導きます。これは、１～６の手法で示しています。しかし、リンパ分水嶺の存在が担当する領域を分け、リンパ液が流れる方向は決まっているために容易ではありません。これがこのメソッドの芸術的な手法です。

※クライアントの左腕にリンパ浮腫があるケース
背中７、８のラ･ヴィア･マスカニ･マスカニの小道の方法は、障害のある側でのみ行われます。

バックアプローチ Back approach
側臥位(横向き)　腹臥位(うつ伏せ)

背中1
フラットハンドツイスト

立ち位置　クライアントの左側腰部

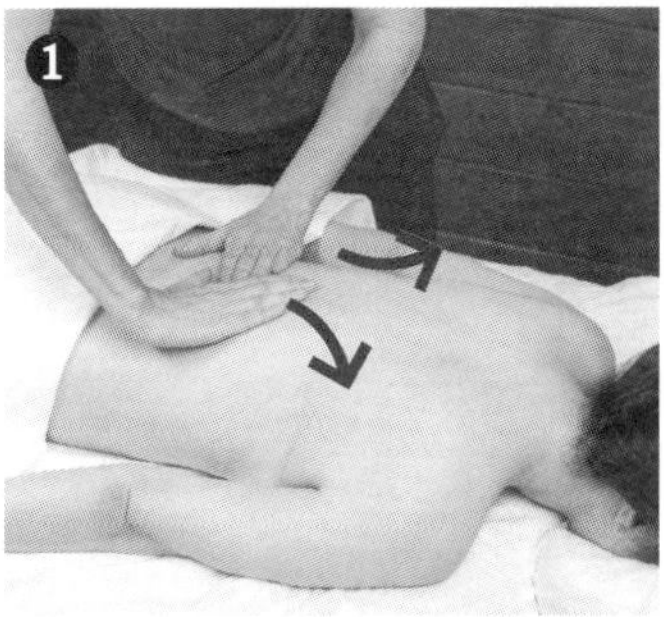

オオカミの手の形で、ウエストラインでスタート。手は交互に動かす。

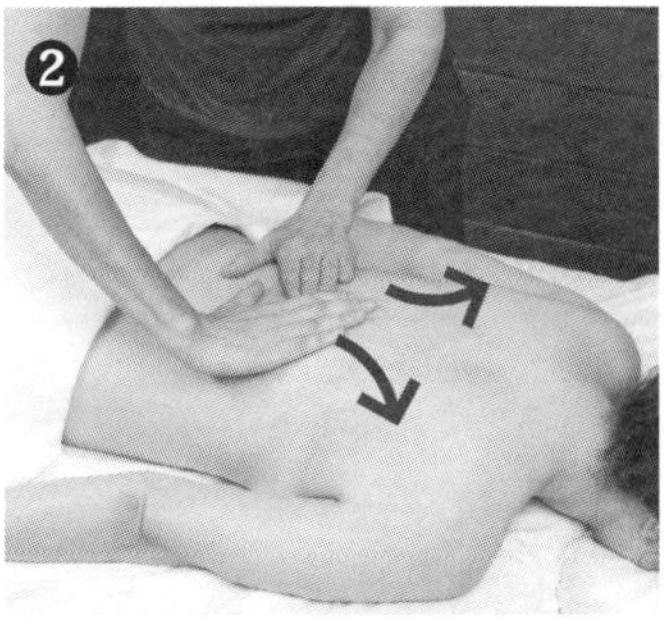

脊椎を中心に、ゆっくりと頭部の方向へ手を移動する。

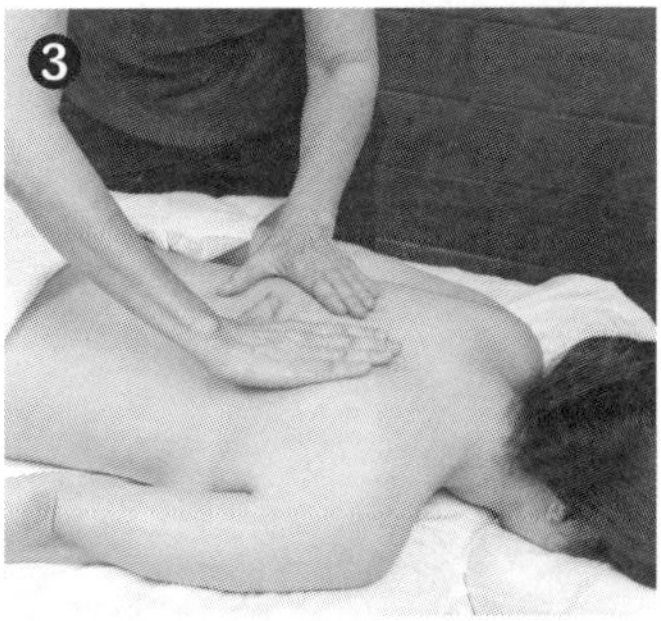

手のひらは密着させて、ソフトな圧で行う。

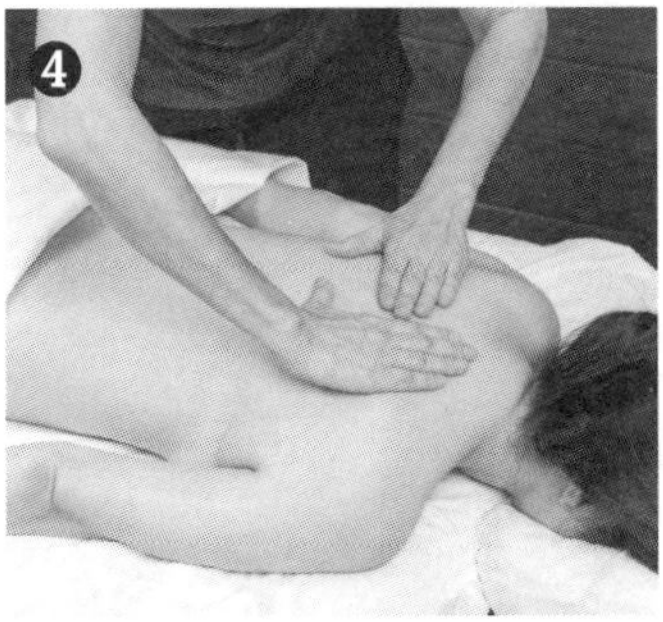

指先が肩へ触れる位置あたりまで行ったら、そのままの動きでスタートラインへ戻る。

背中2
8フィンガーダイバーズ
立ち位置　クライアントの左側

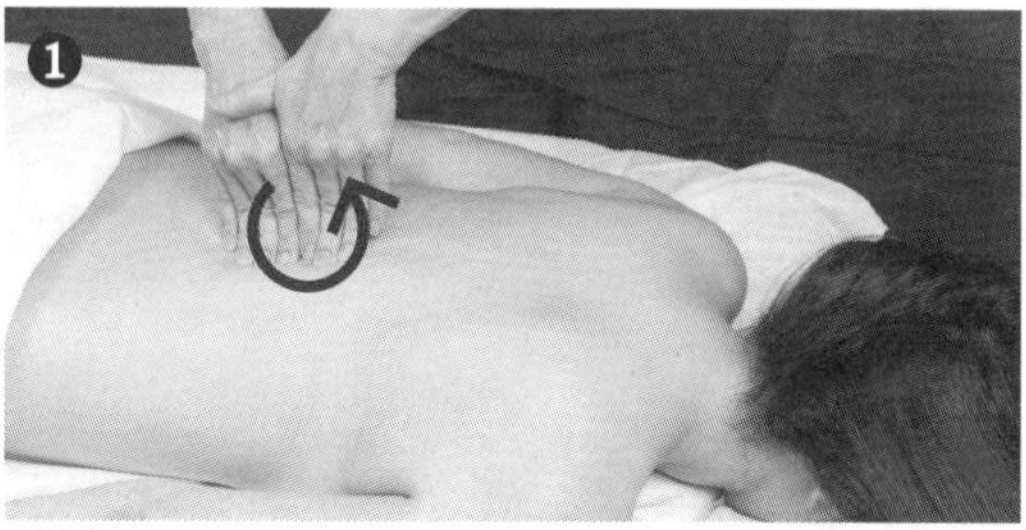

ポジション 1

クライアントの胸椎下部右側に８指を置く。指先で小さな円を反時計回りに描く動きを５回繰り返す。これを３カ所行う。

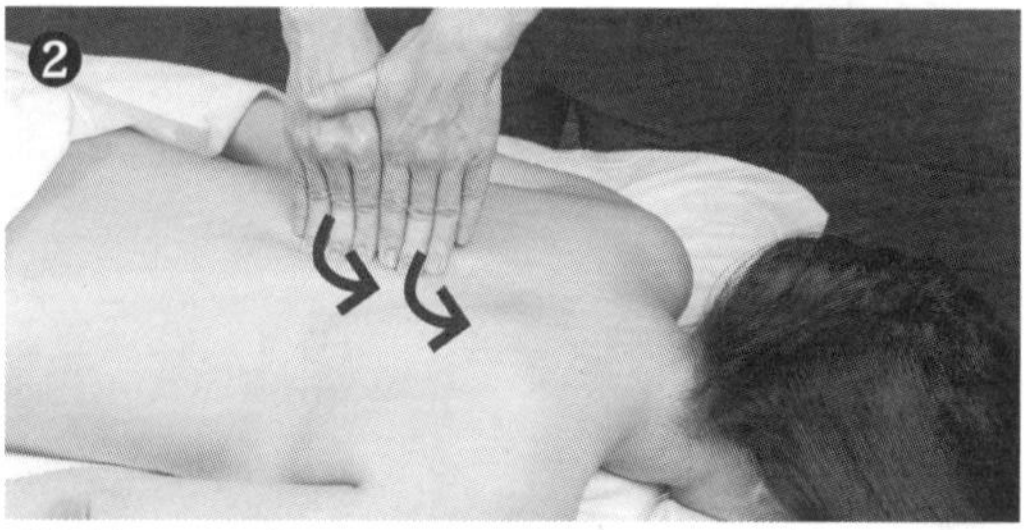

ポジション 2

２カ所目。指は揃えて、ゆっくりしたスピードで行う。皮下組織に８指がダイビングするイメージ。

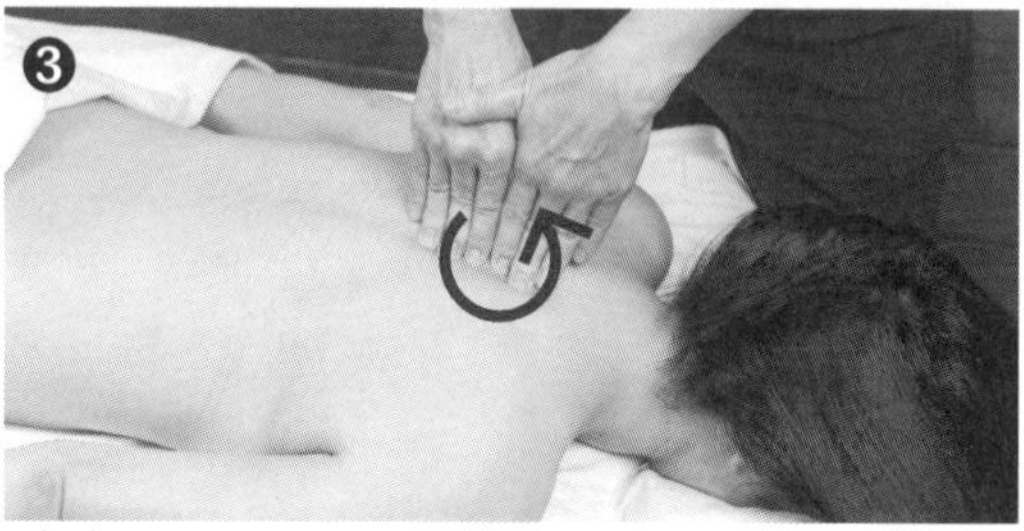

ポジション 3

３カ所目。同様に、胸椎１番まで行う。

背中３
胸郭のフラットハンドツイスト
立ち位置　クライアントの左側

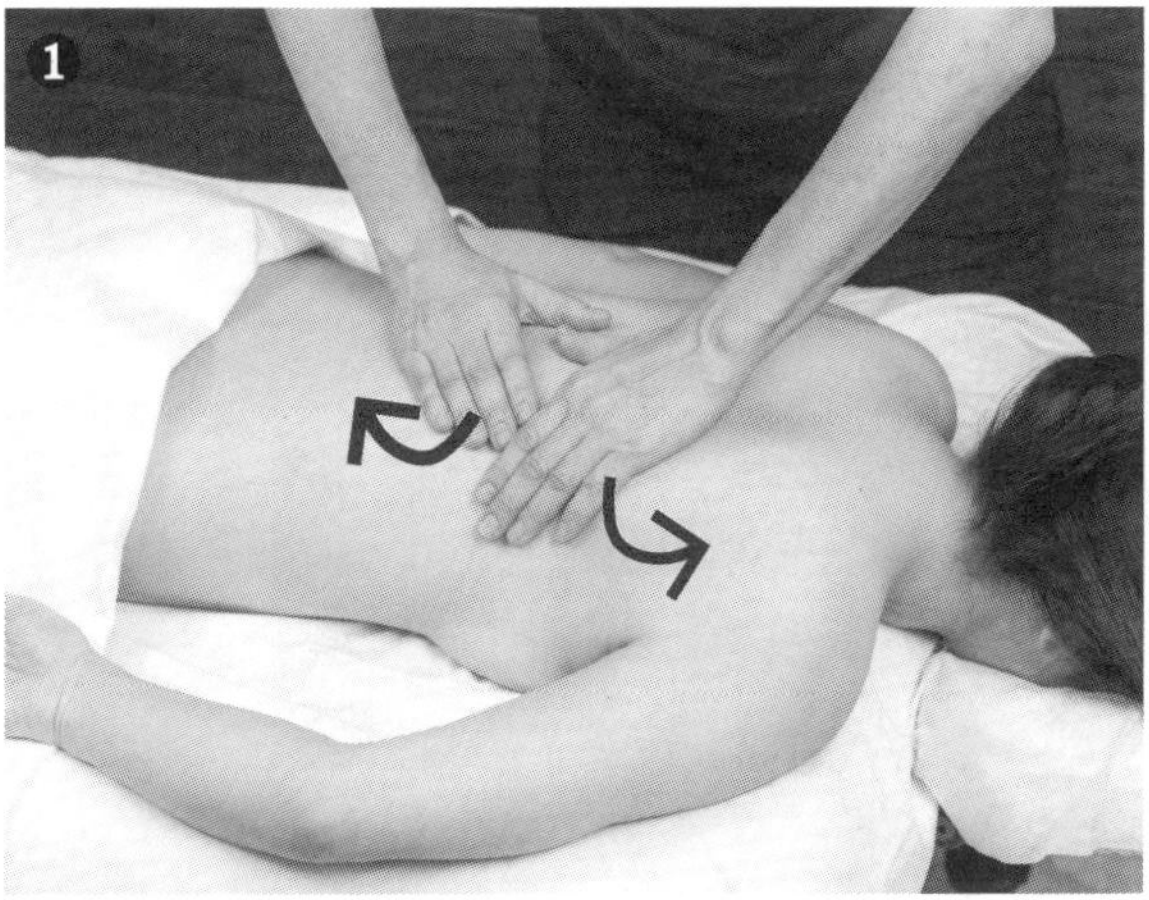

クライアントの胸椎右側でスタート。手を交互に動かしながら、肋骨上をソフトな圧で移動する。

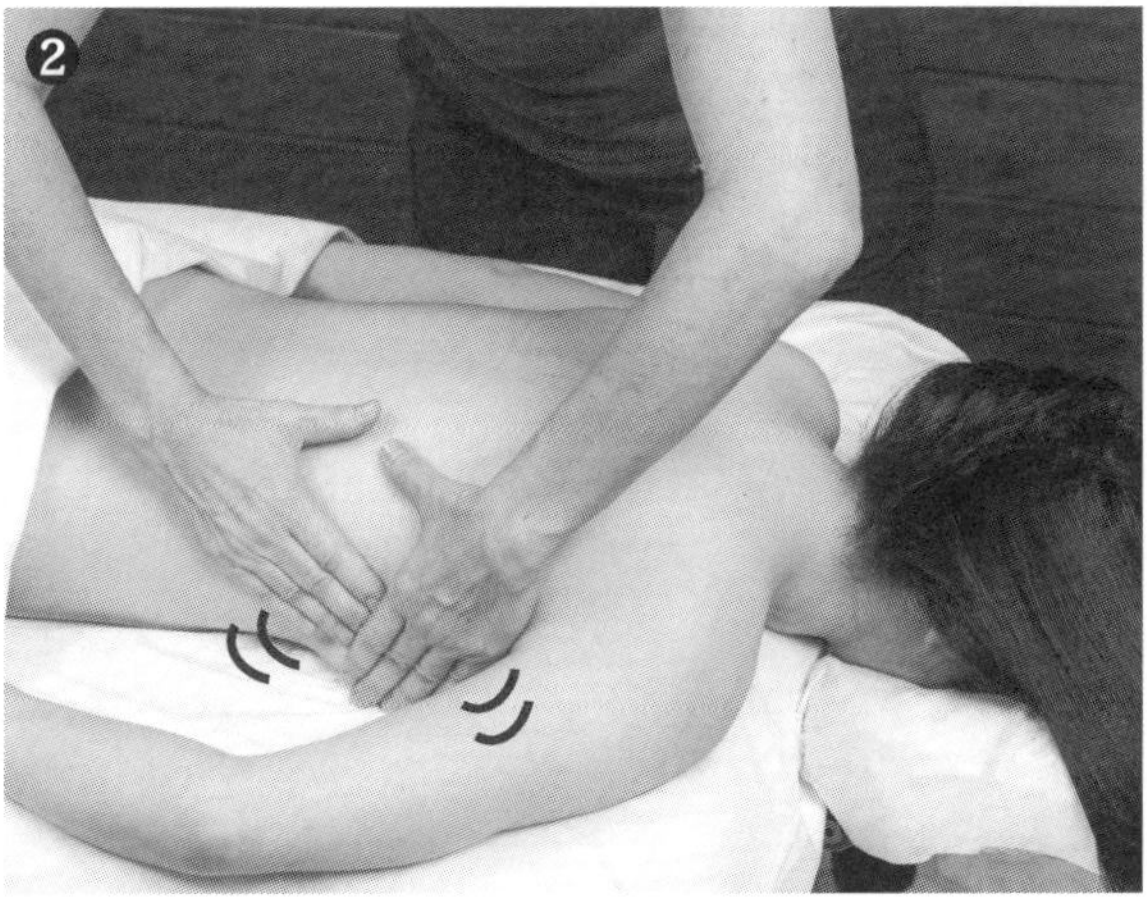

指先がベッドにタッチしたら、同じ動きで胸椎まで戻る。

背中4

肋間隙8フィンガー・ステアマスター

立ち位置　クライアントの左肩

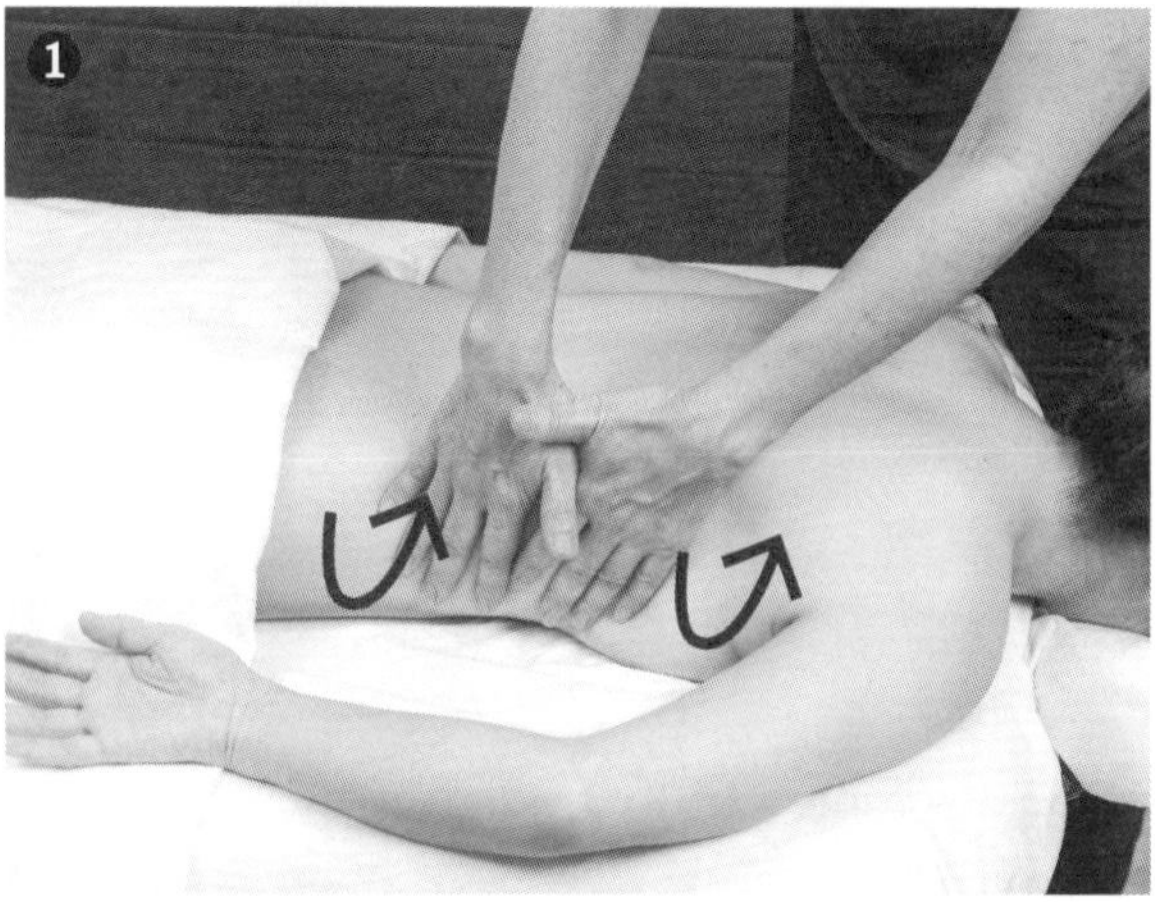

肋骨間のスペースに8指を置く。スタートは、体側（身体の側面）で、胸椎へ戻る。

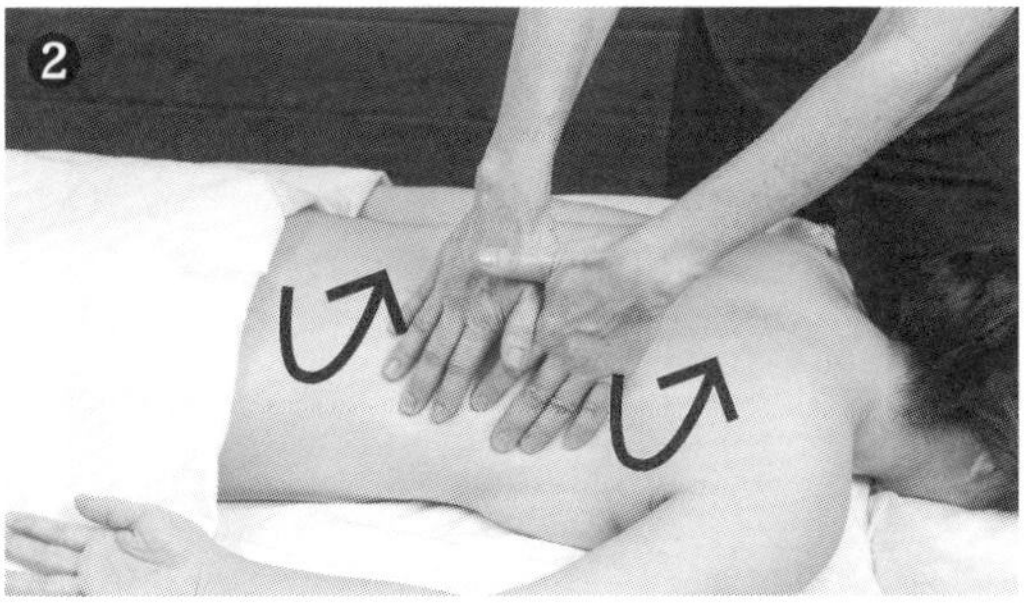

8指は、クライアントの内部へ向かう。少し圧を入れる。

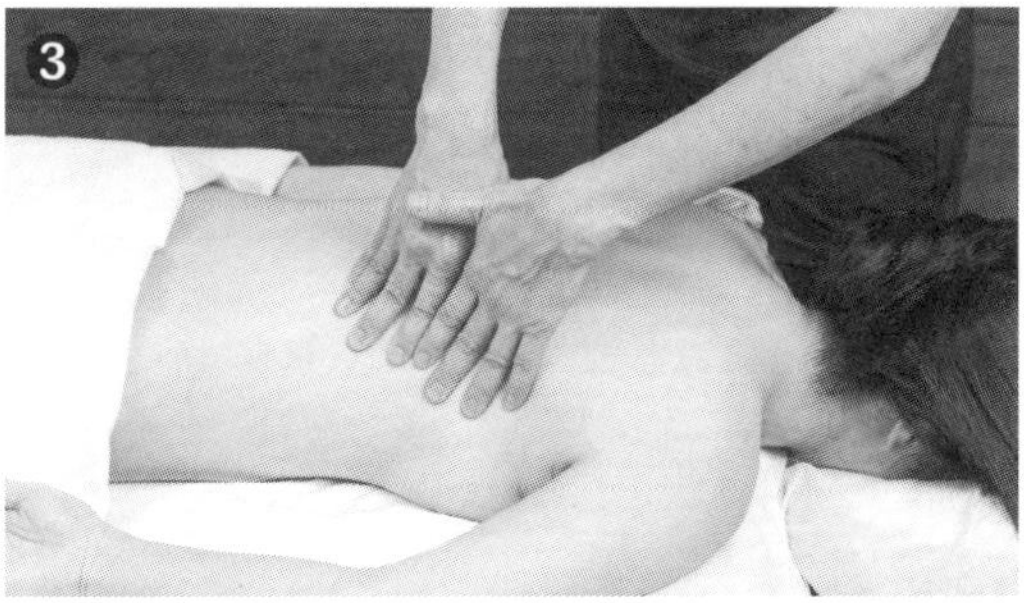

スピードは、速すぎないように。指先は緊張しないように気をつけて行う。

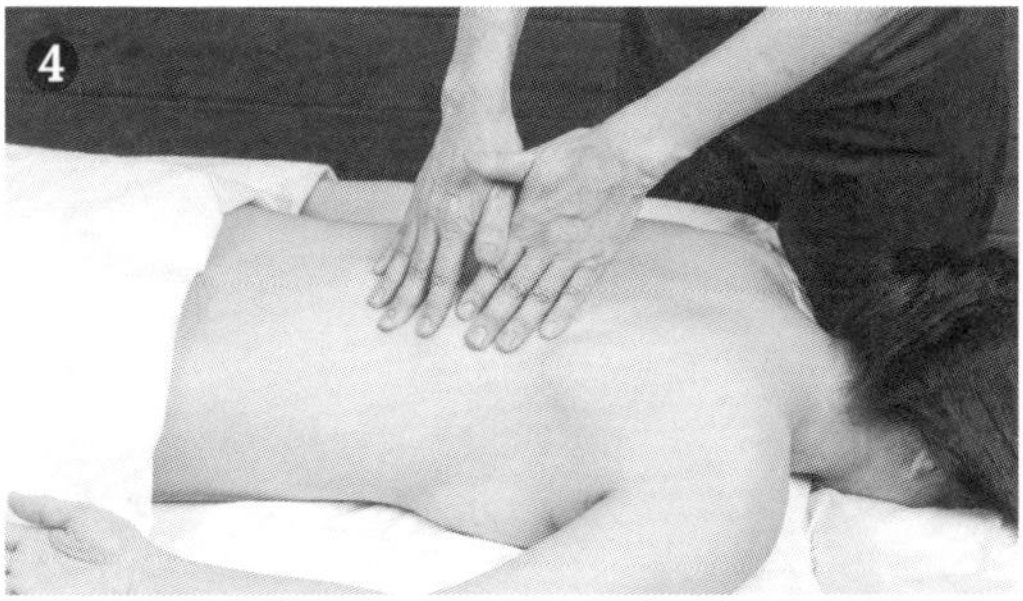

これを3～4カ所行い、胸椎まで戻る。

背中5
体側フラットハンドサークル　腋窩へ
立ち位置　クライアントの左側

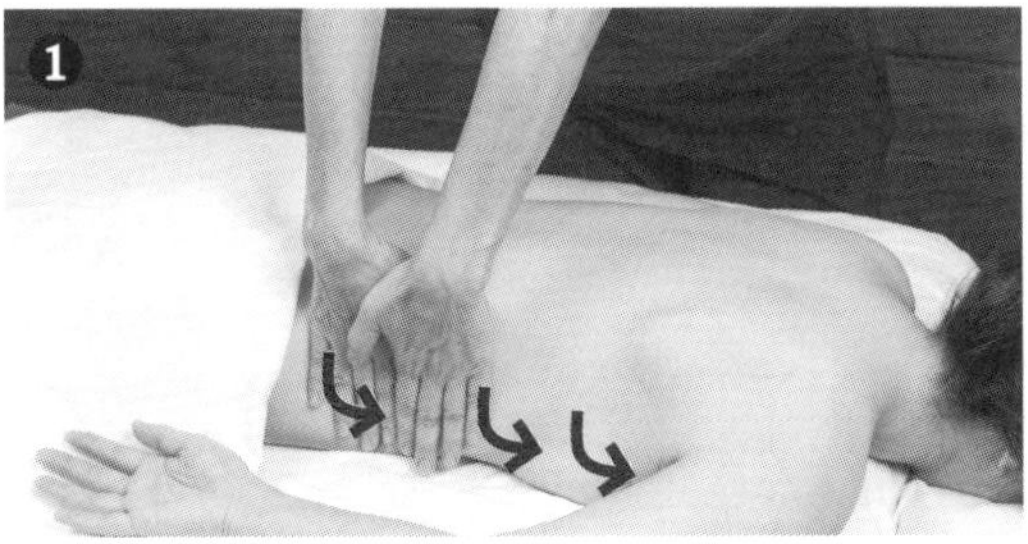

ポジション1

体側（身体の側面）を3カ所行う。ウエストラインでスタート。

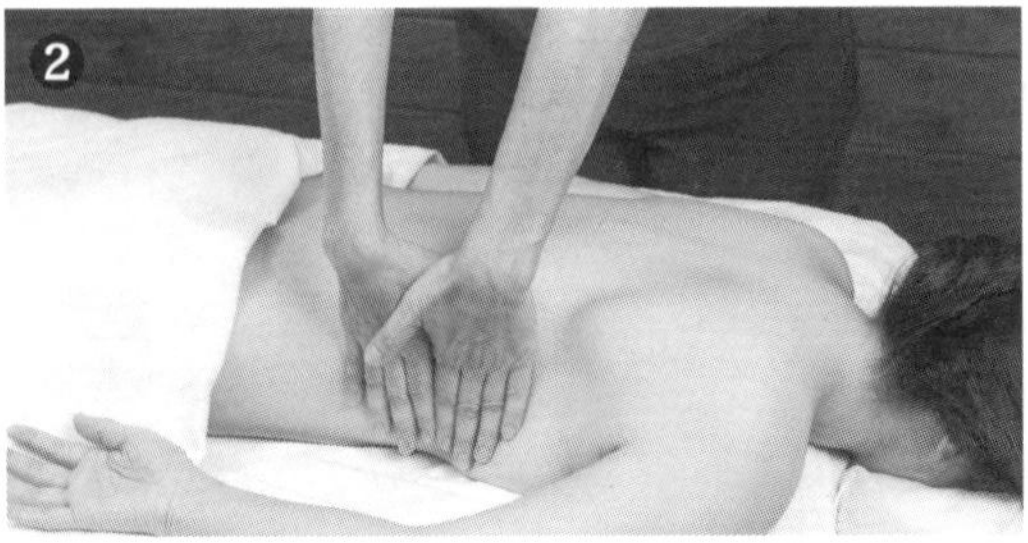

ポジション2

同様に、手はリラックスして皮膚にコンタクトする。

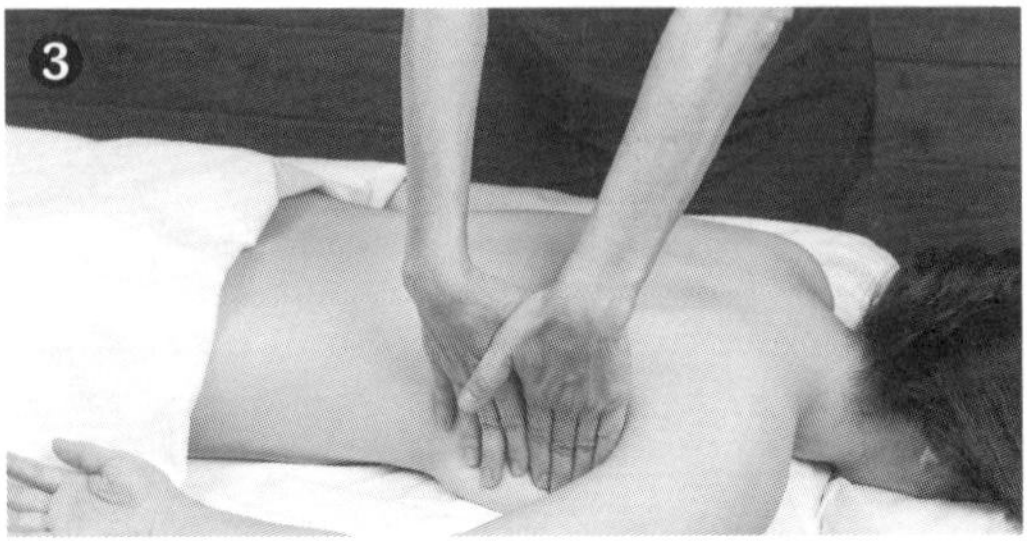

ポジション3

セラピストの左手がクライアントの腋窩に触れるように。

背中

背中6 アーム　ダブルハンドサンドイッチ

立ち位置　クライアントの頭頸部

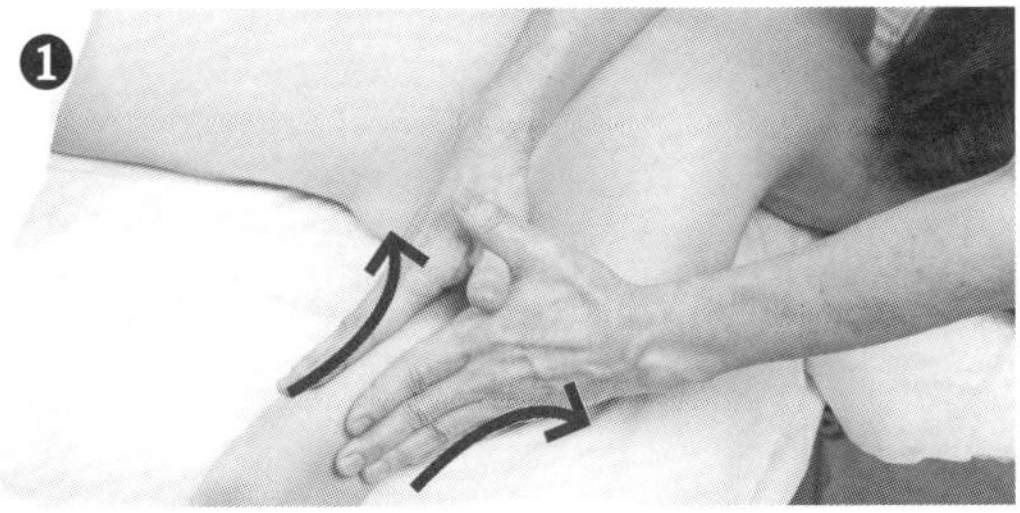

ポジション 1

クライアントの右腕に手を伸ばす。上腕を両手で包むように挟み、腋窩に向かってポンピングアップする。ポンプで水を引き上げるイメージ。

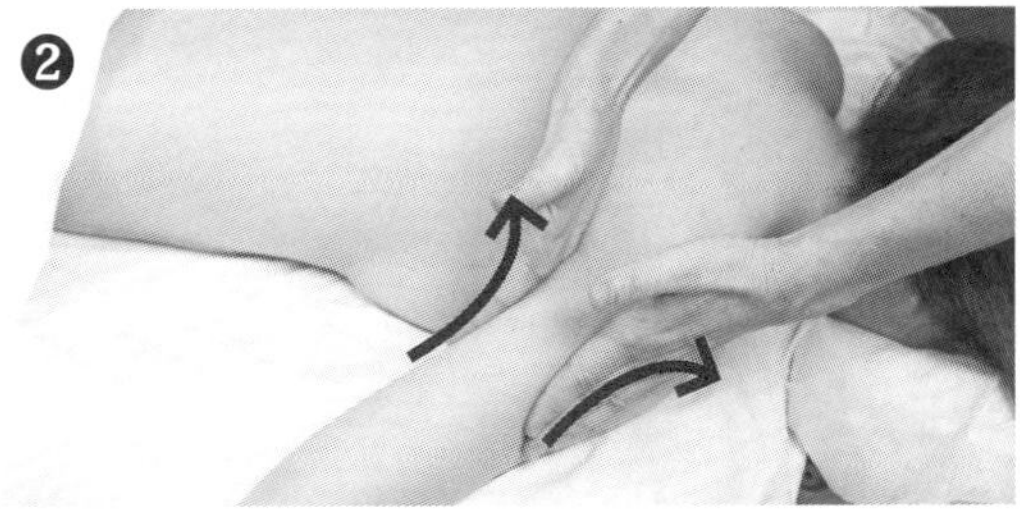

ポジション 2

右手が腋窩、左手は三角筋の上に置いて、同様にポンピングアップする。

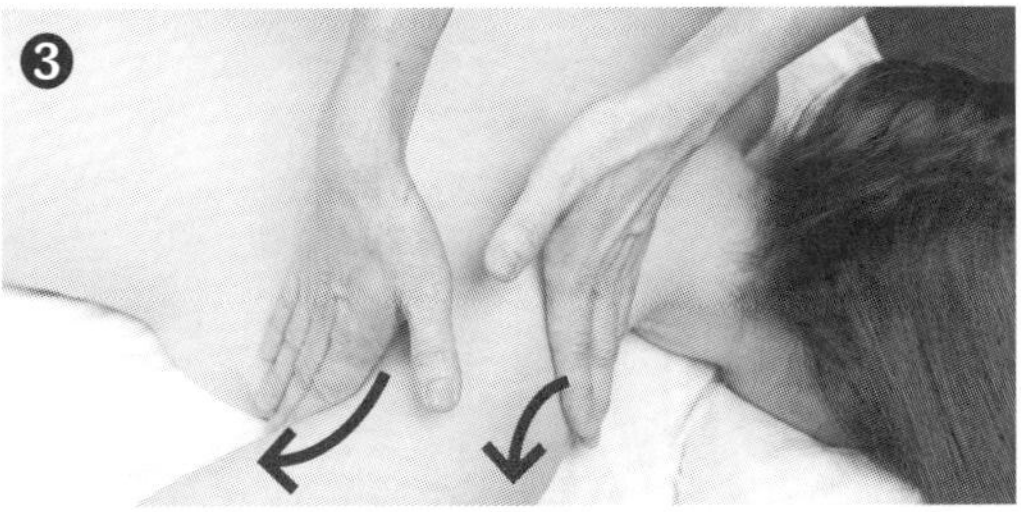

ポジション 3

ターミヌース（リンパ液の最終出口）を刺激。右手は腋窩に、左手は僧帽筋の上（小指は首に触れている）に。ターミヌースに向かって流す。

背中7 マスカニの小道（ラ・ヴィア・マスカニ）a

立ち位置　クライアントの左側

マスカニの小道（ラ・ヴィア・マスカニ）

ラ・ヴィア・マスカニは、症状のある側のみを行います。病気の側のみ、肩峰の後端から椎骨までの「親指の円」の手技を用います。

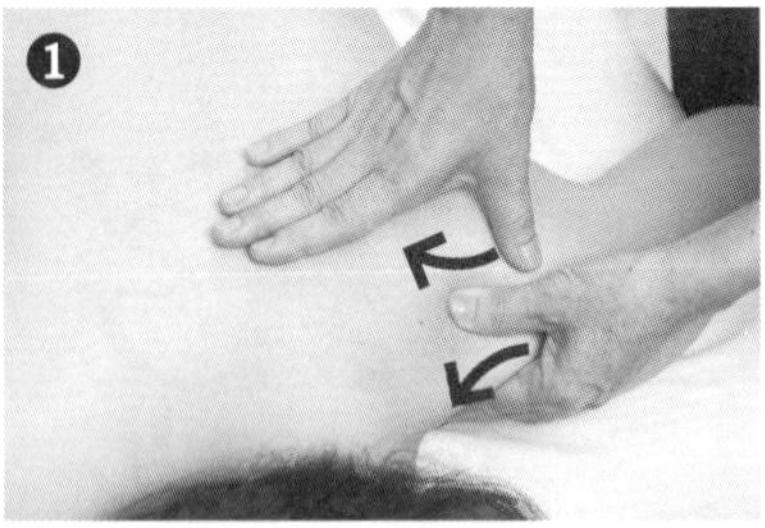

親指を交互に使い肩峰から脊柱まで、僧帽筋の中部線維の上縁をガイドに。

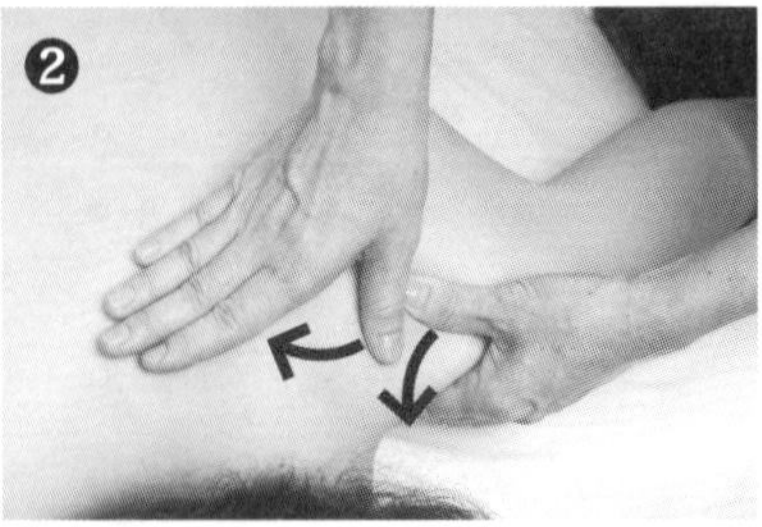

強い圧は加えない。

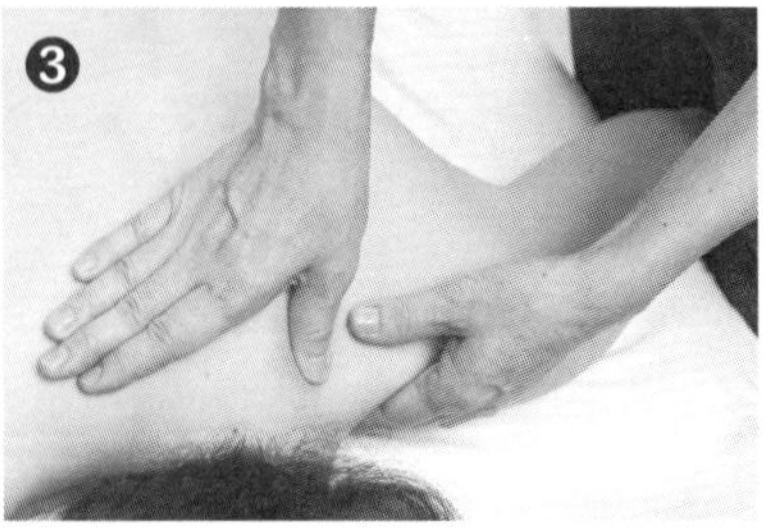

脊柱に親指が触れるまで行う。

Note 背中7、8は少なくとも10回繰り返すことができます！

背中８
マスカニの小道(ラ・ヴィア・マスカニ)b
立ち位置　クライアントの左側

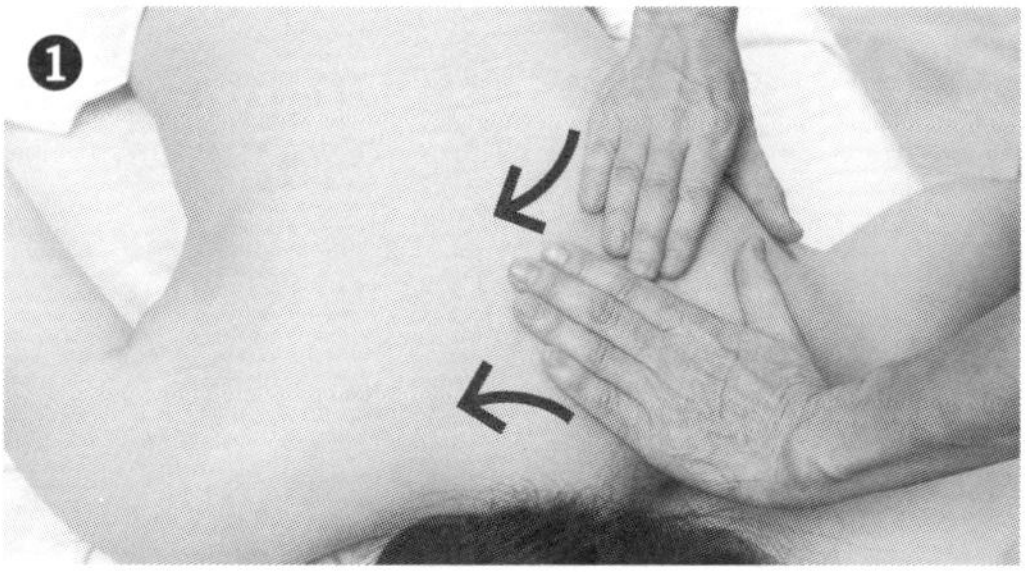

手を交互に動かし、症状がある側から、健康な領域へ移動する。

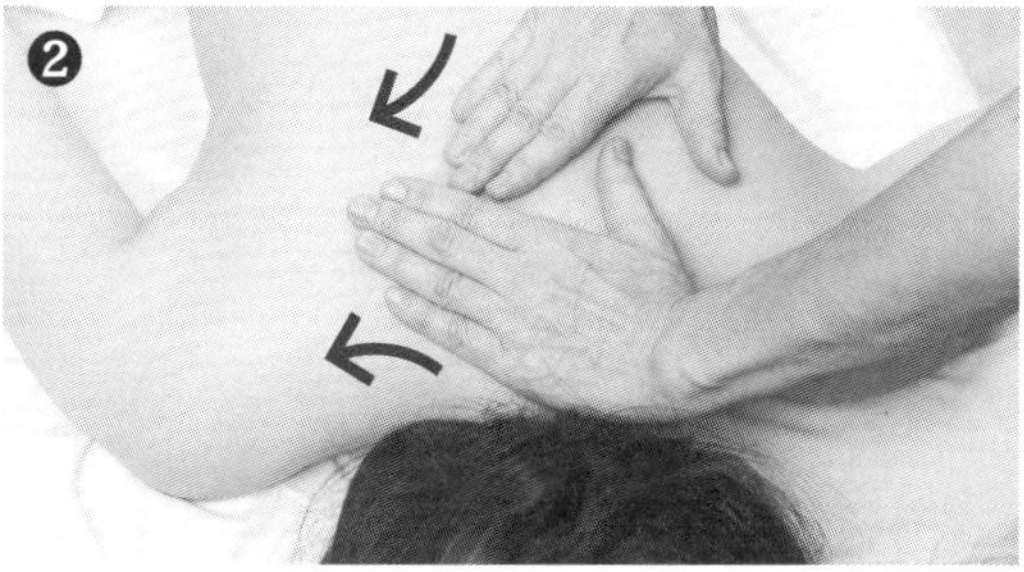

リンパ分水嶺を横断する

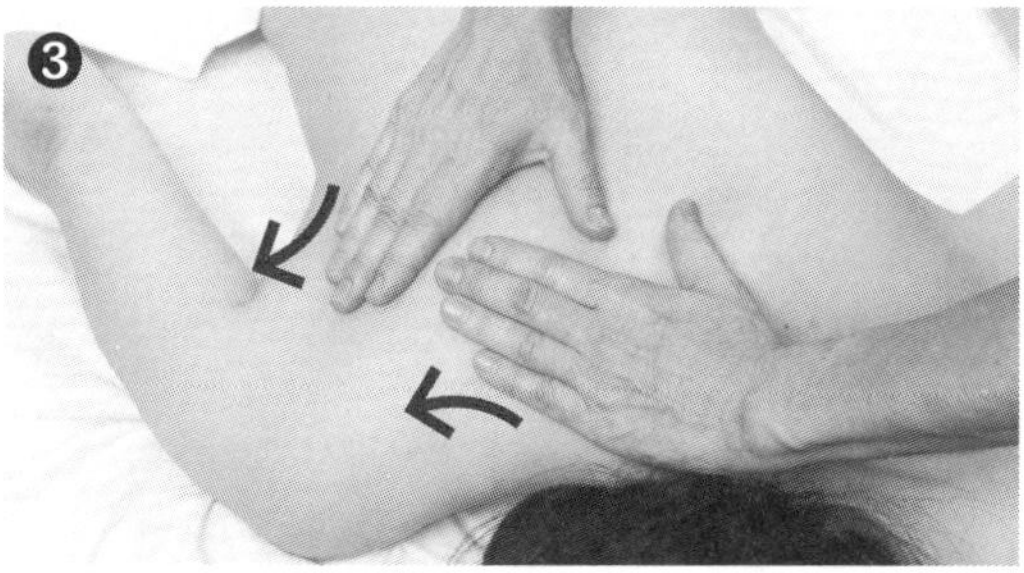

同じ動きで、症状がある側へ戻る。これを繰り返す。

Note　背中７、８は、繰り返し行えます（少なくとも10回は行うとよい）。背中３～６は、背中８のあとに、数回繰り返すこともできます。

チェストアプローチ　Chest approach

仰臥位（あお向け）クライアントの左腕にリンパ浮腫があるケースです。バックアプローチ、アームアプローチほどではありませんが、胸部についても健康な側から始めることをおすすめします。＊画像はバスタオルを使用していますが、実際はなしで行います。

胸部1 ファウンテンエフルラージュ

立ち位置　クライアントの左

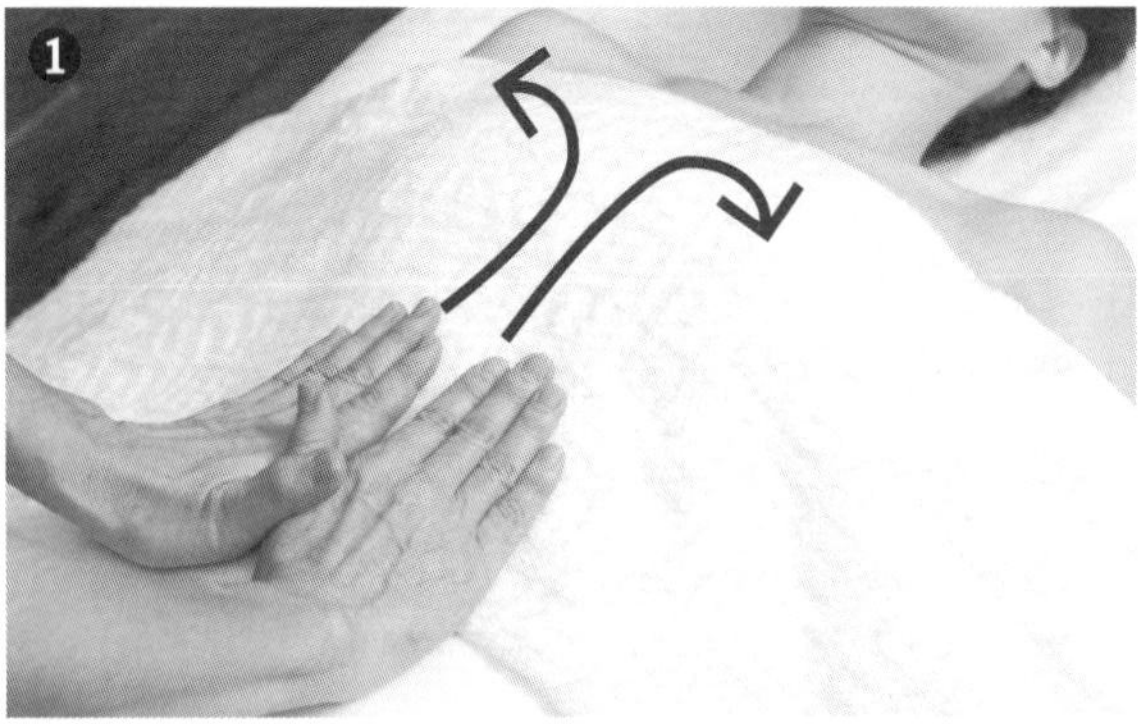

手のひらをフラットにして胸骨底部からスタート。手のひらの下に乳び層を感じる。

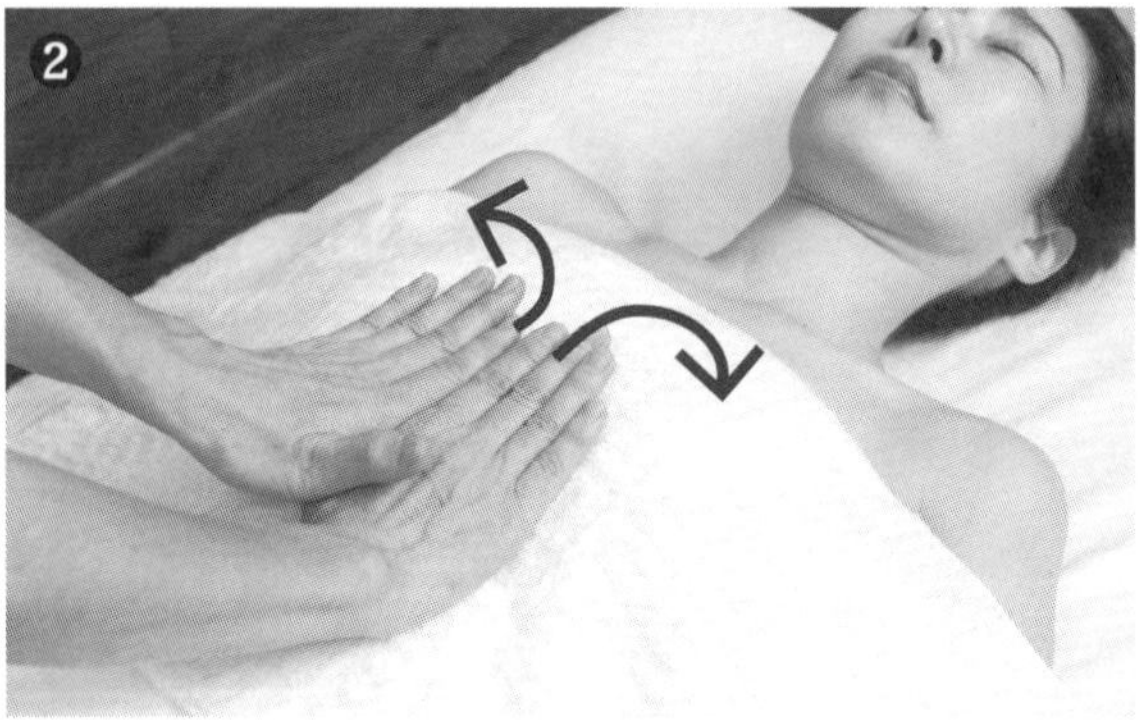

胸骨上をゆっくりと移動する。

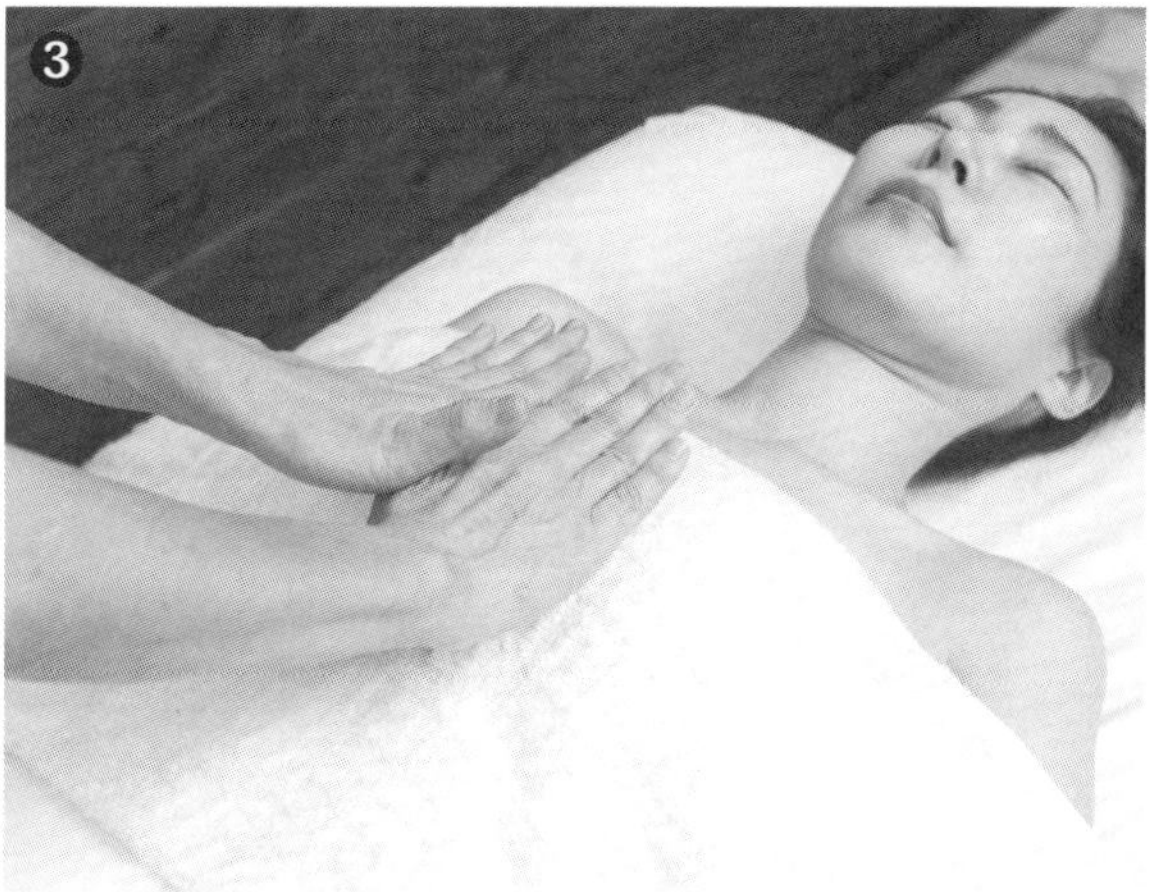

胸部を圧迫しないようにソフトな圧で行う。

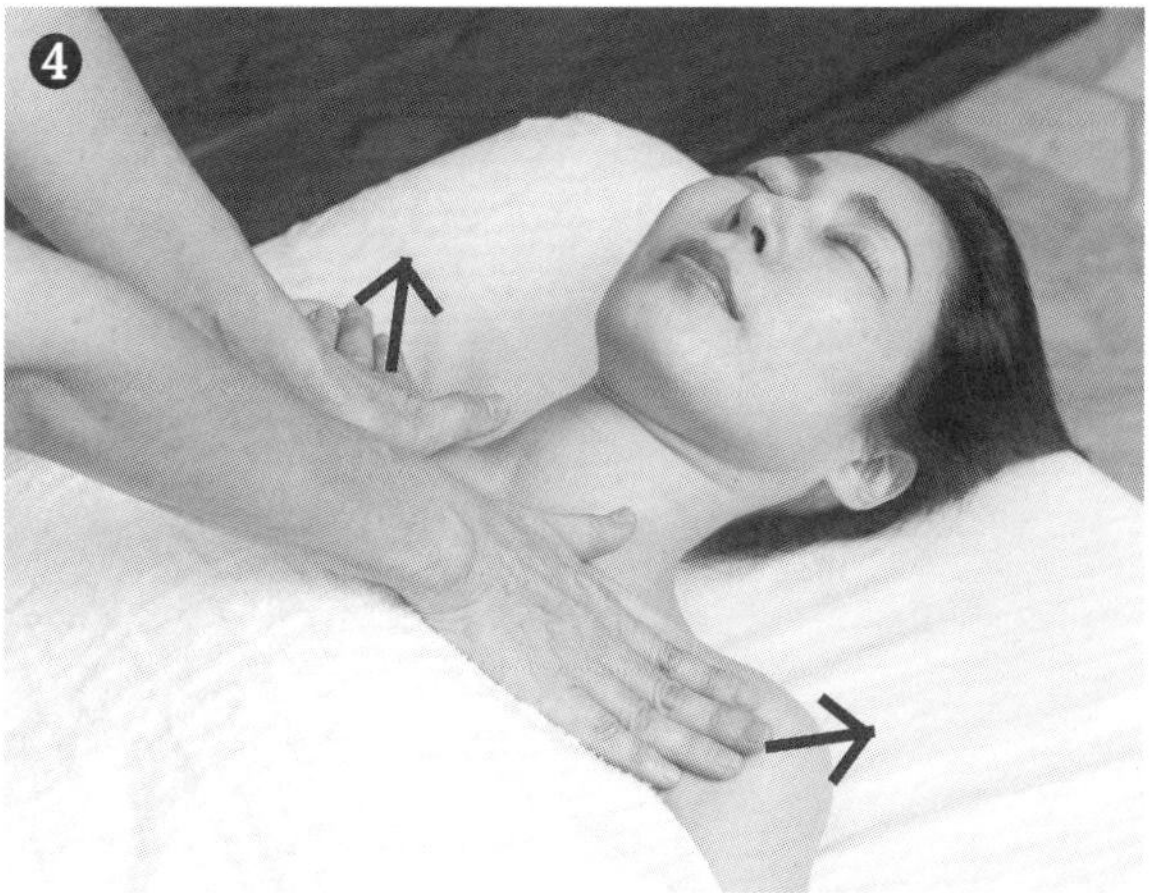

鎖骨を通り、腋窩を意識してストップする。

胸部2

ローリングショルダー

立ち位置　クライアントの左

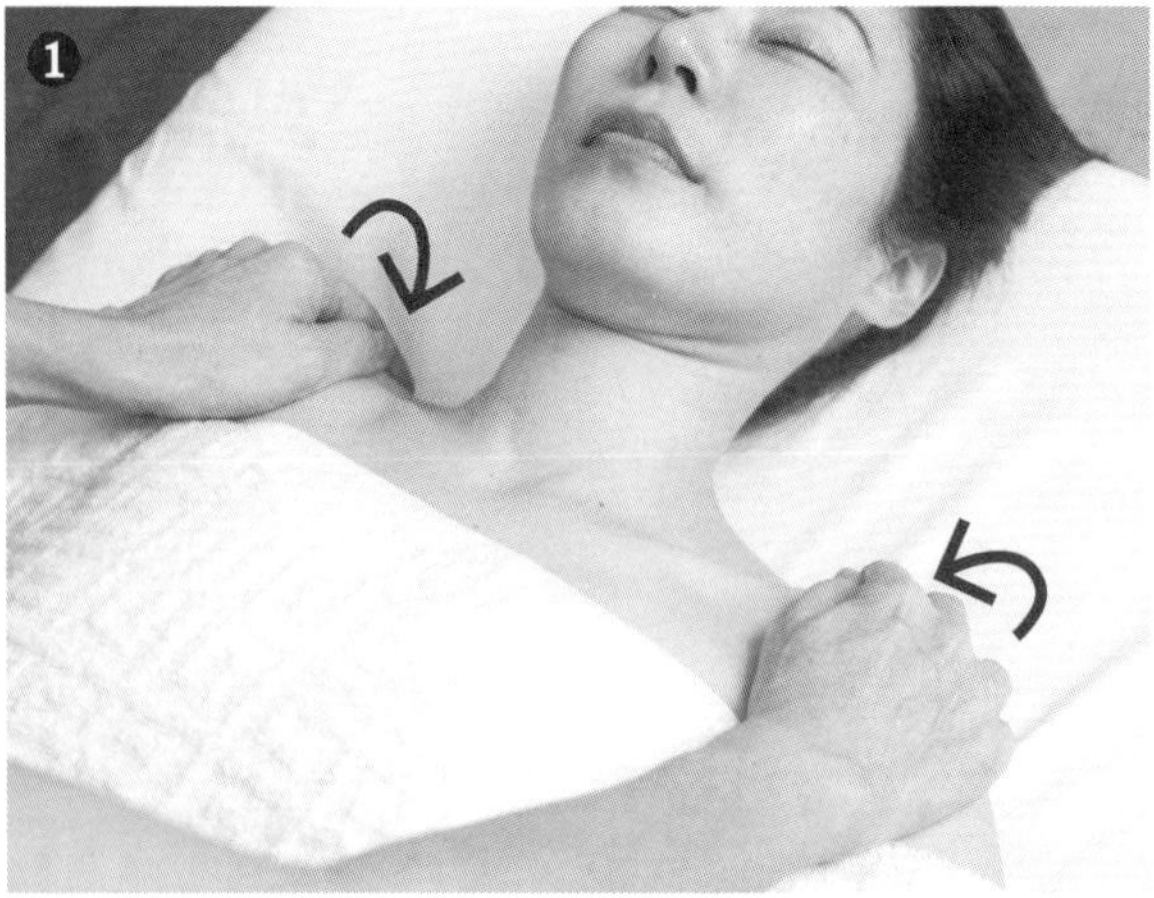

肩関節を手で包むようにして、腋窩へ向かって動かす

胸部3
胸骨上のドレナージュ

立ち位置　クライアントの左

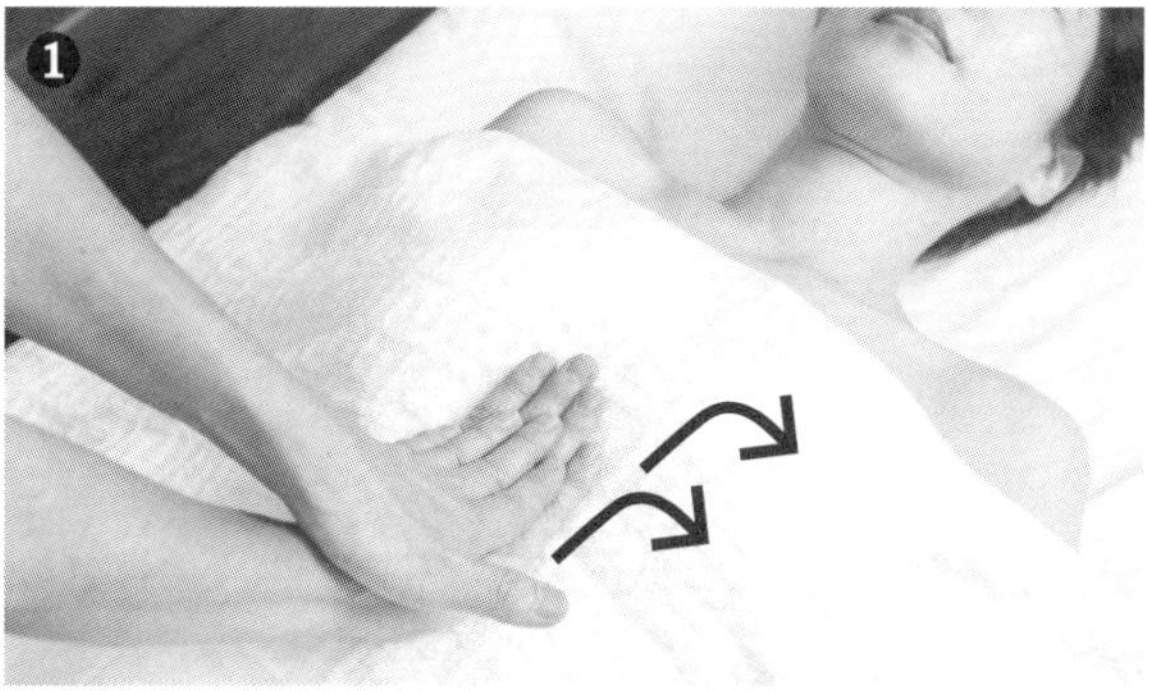

ポジション１

手を重ねて、胸骨上にＪの字を描く。指先は立てないように気をつける。右の写真は横から見たところ。

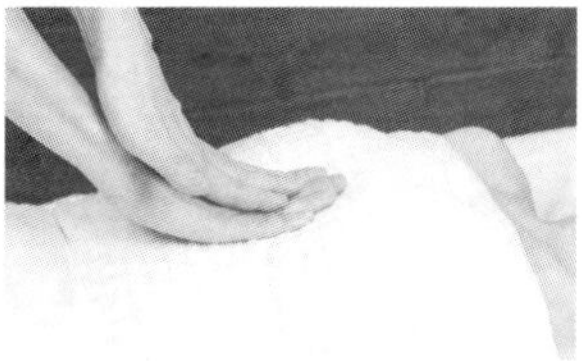

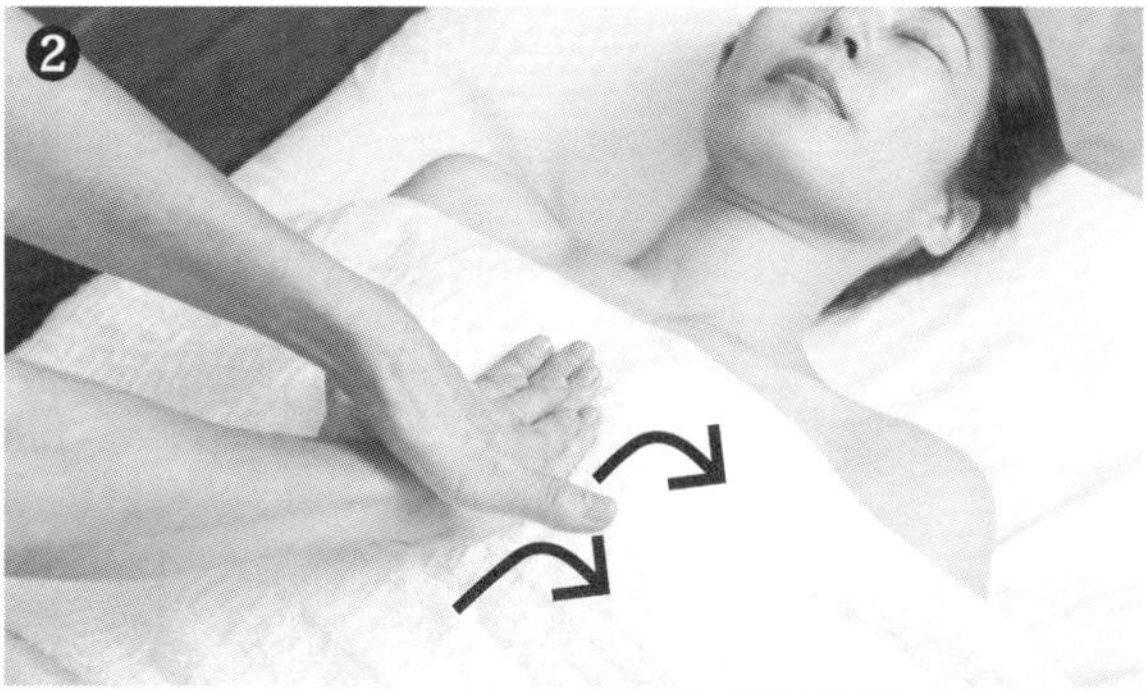

ポジション２

移動して２カ所目も同様に行う。右の写真は横から見たところ。

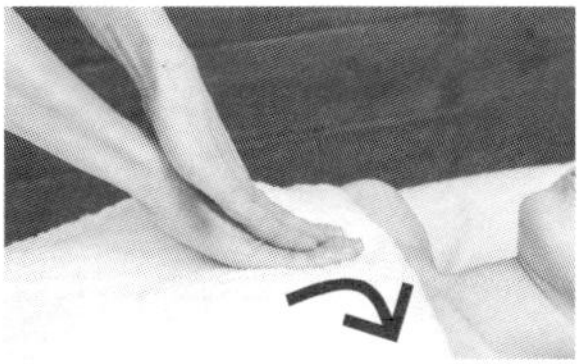

胸部4 親指の鎖骨ドレナージュ

立ち位置　クライアントの左

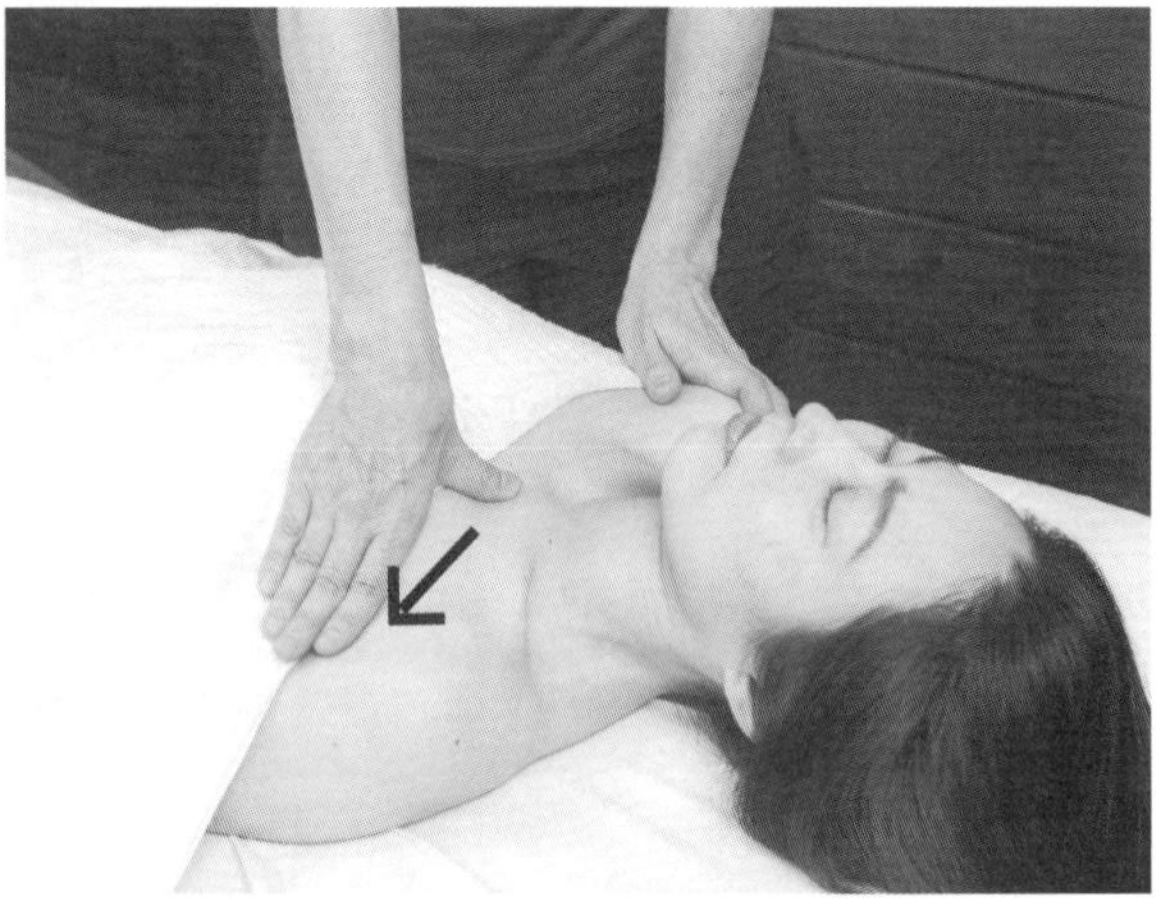

親指を鎖骨のカーブに合わせてなぞるように肩峰へ向かう。

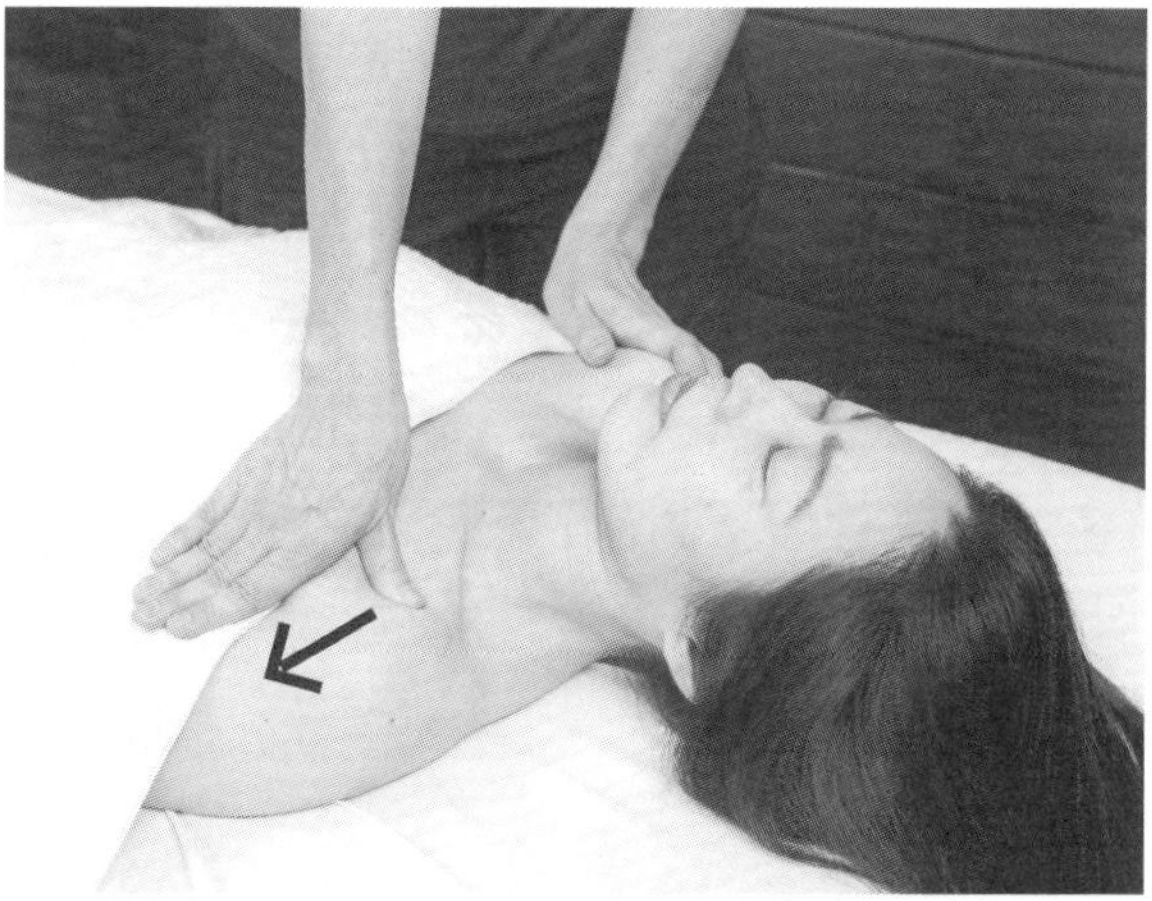

鎖骨下、鎖骨に付着している大胸筋や鎖骨下筋を意識して行ってもよい。

胸部5
胸郭のアルタネイトフラットハンドツイスト
立ち位置　クライアントの左

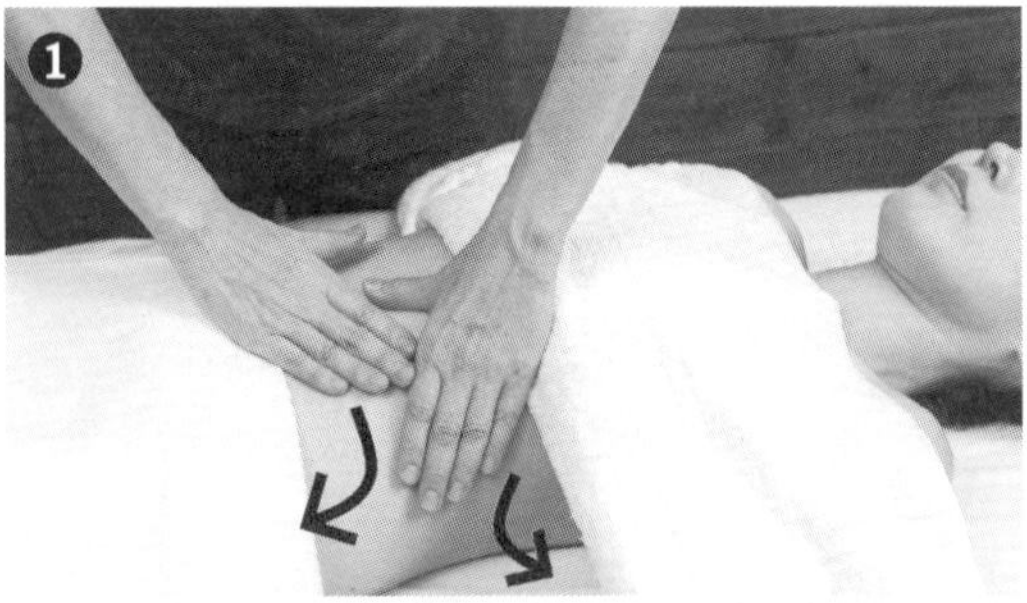

手の力を抜いて両手を胸骨の上に置き、手を交互に動かしながら肋骨上を外側方向へドレナージュする。写真は、右手母指は、まだ正中線を超えていない位置にある。

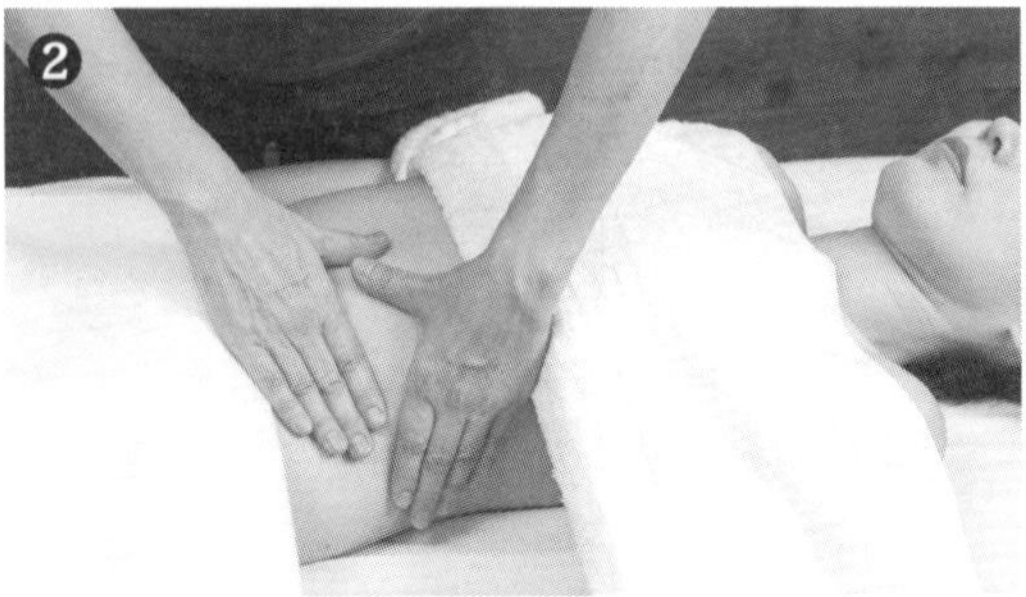

手は皮膚に密着させて、ソフトな圧で行う。

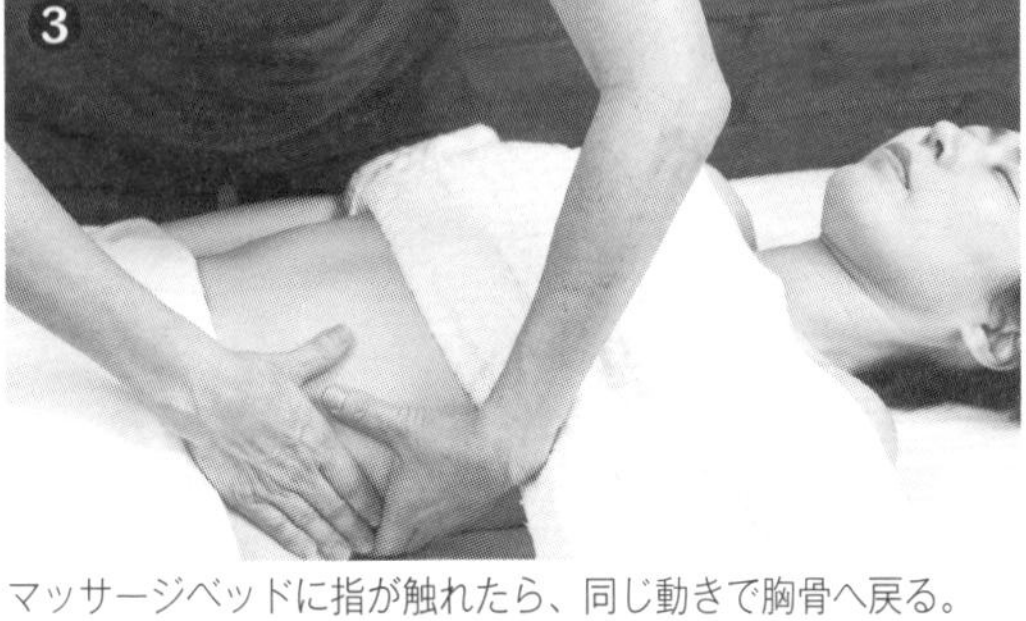

マッサージベッドに指が触れたら、同じ動きで胸骨へ戻る。

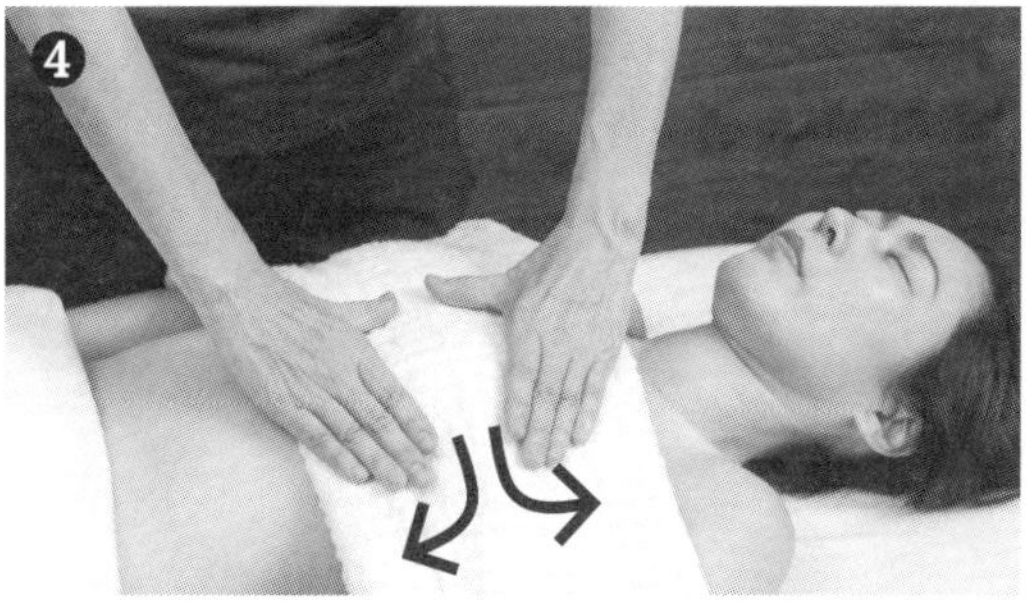

次に、同じ動きを胸部で行う。

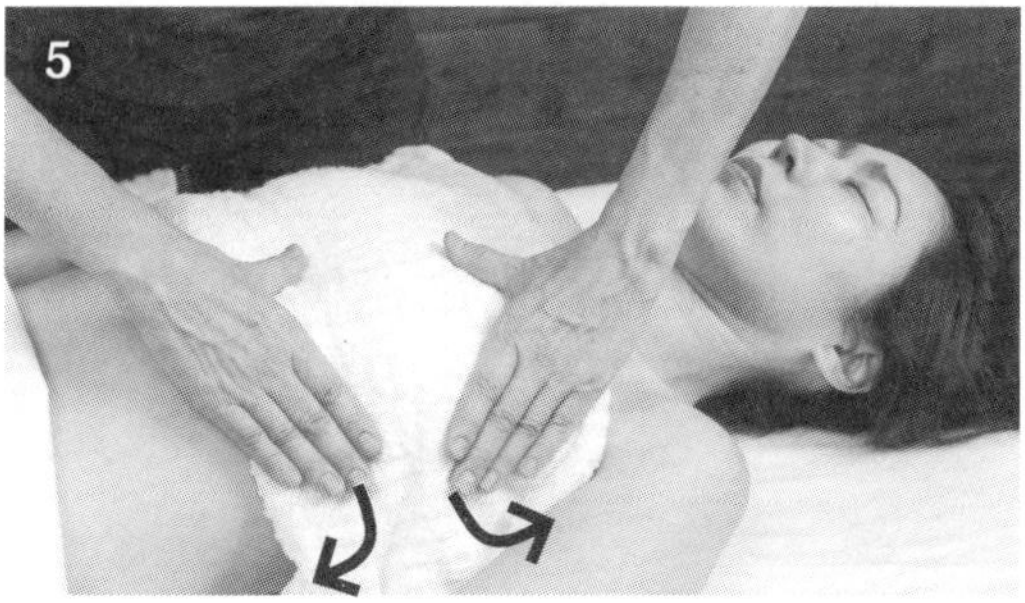

マッサージベッドに指が触れたら、胸骨へ戻る。

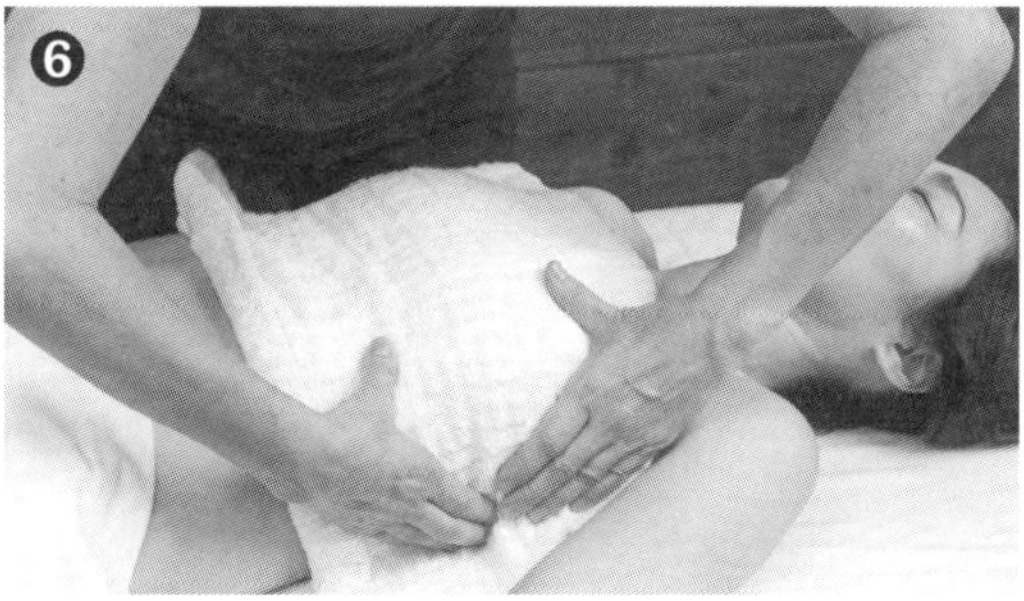

クライアントのプライベートを十分に配慮しながら行う。

胸部6
8フィンガー・ステアマスター

立ち位置　クライアントの左

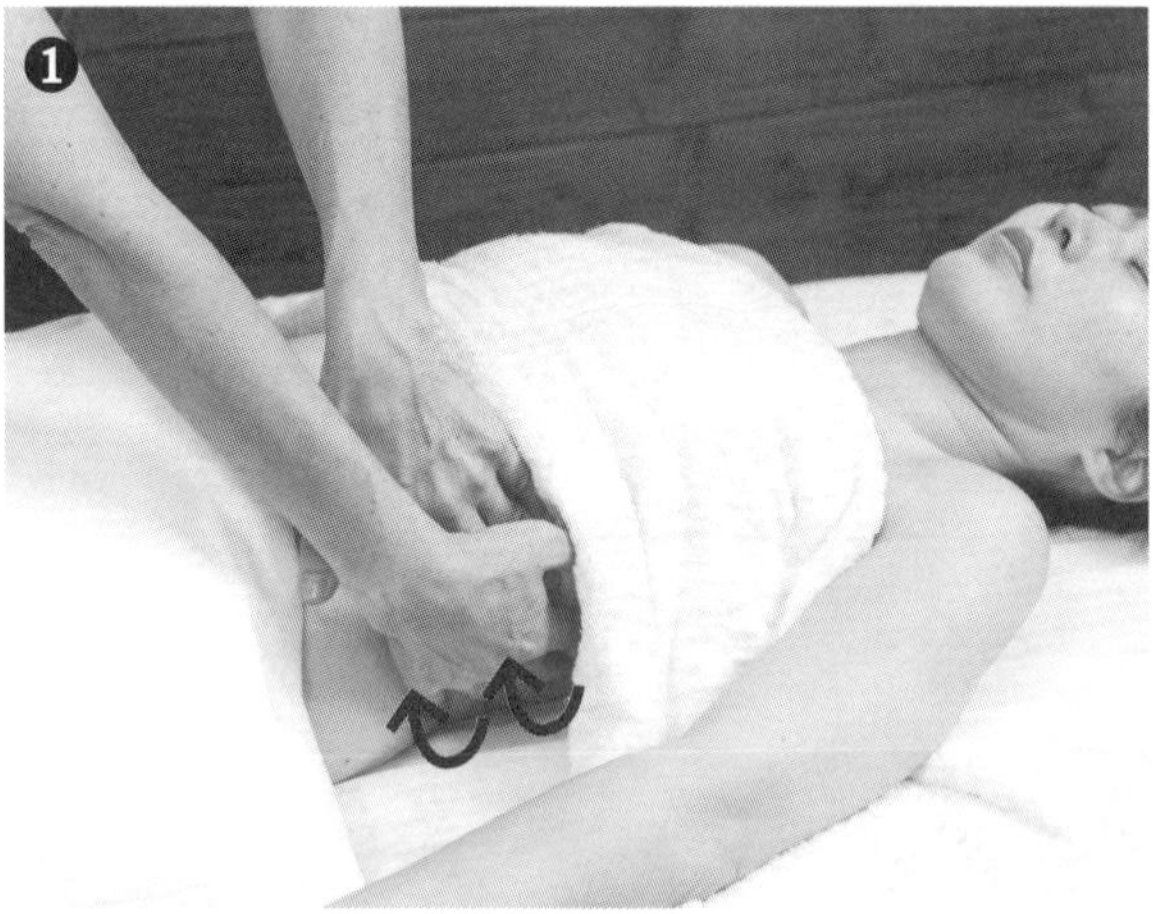

ポジション1

肋骨間のスペースに手を重ねて8指を置く。4カ所行う。

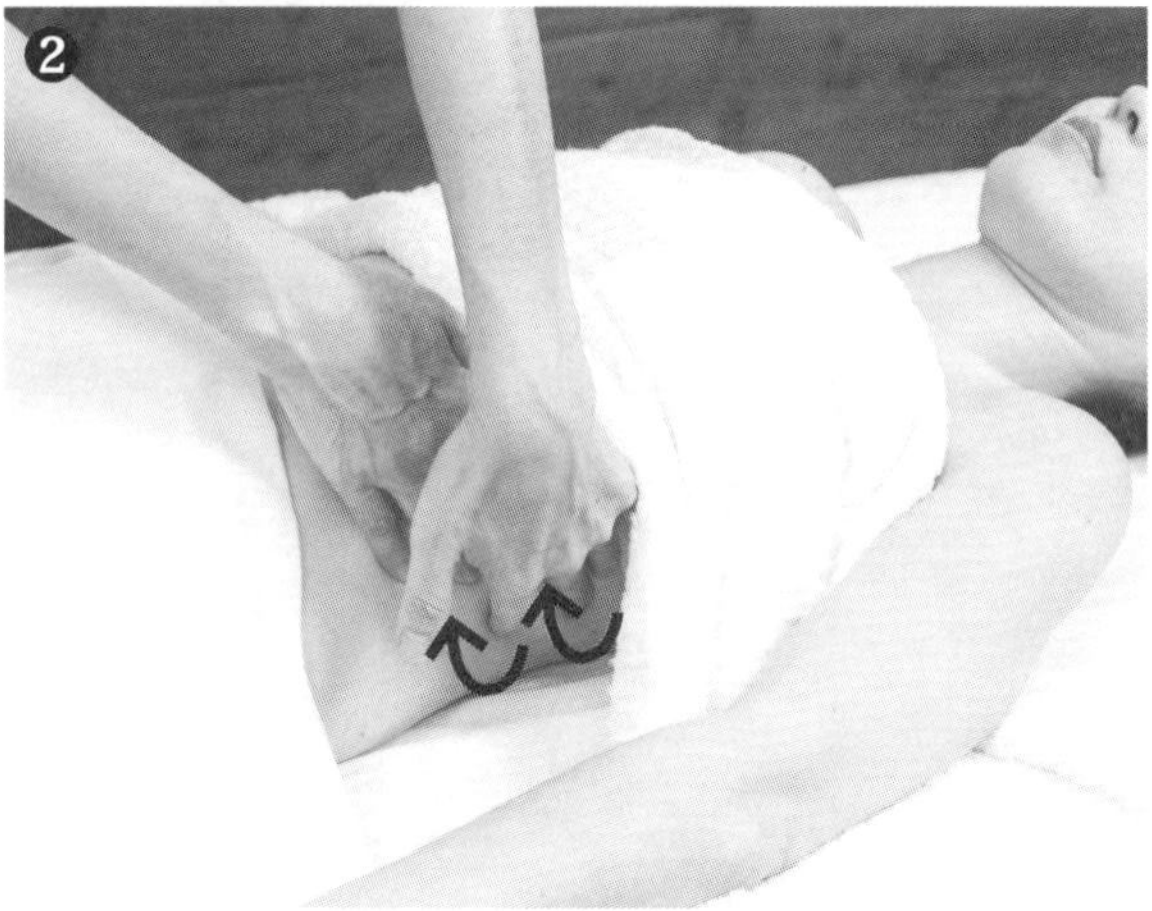

ポジション2

8指は、クライアントの内部へ向かう。少し圧を入れて行うが、背中のときほど圧は入れない。

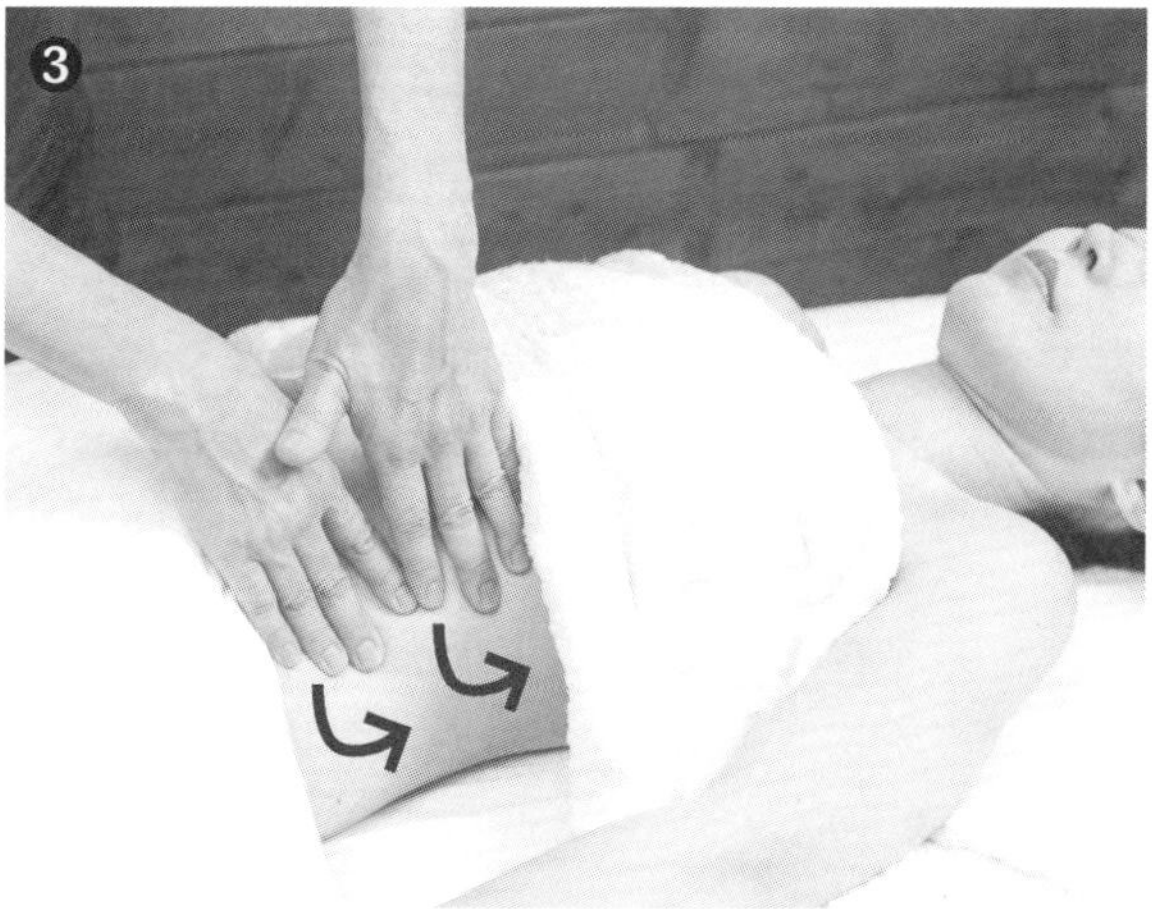

ポジション３

手を並べ、指先をフラットにして内部へ向かう。

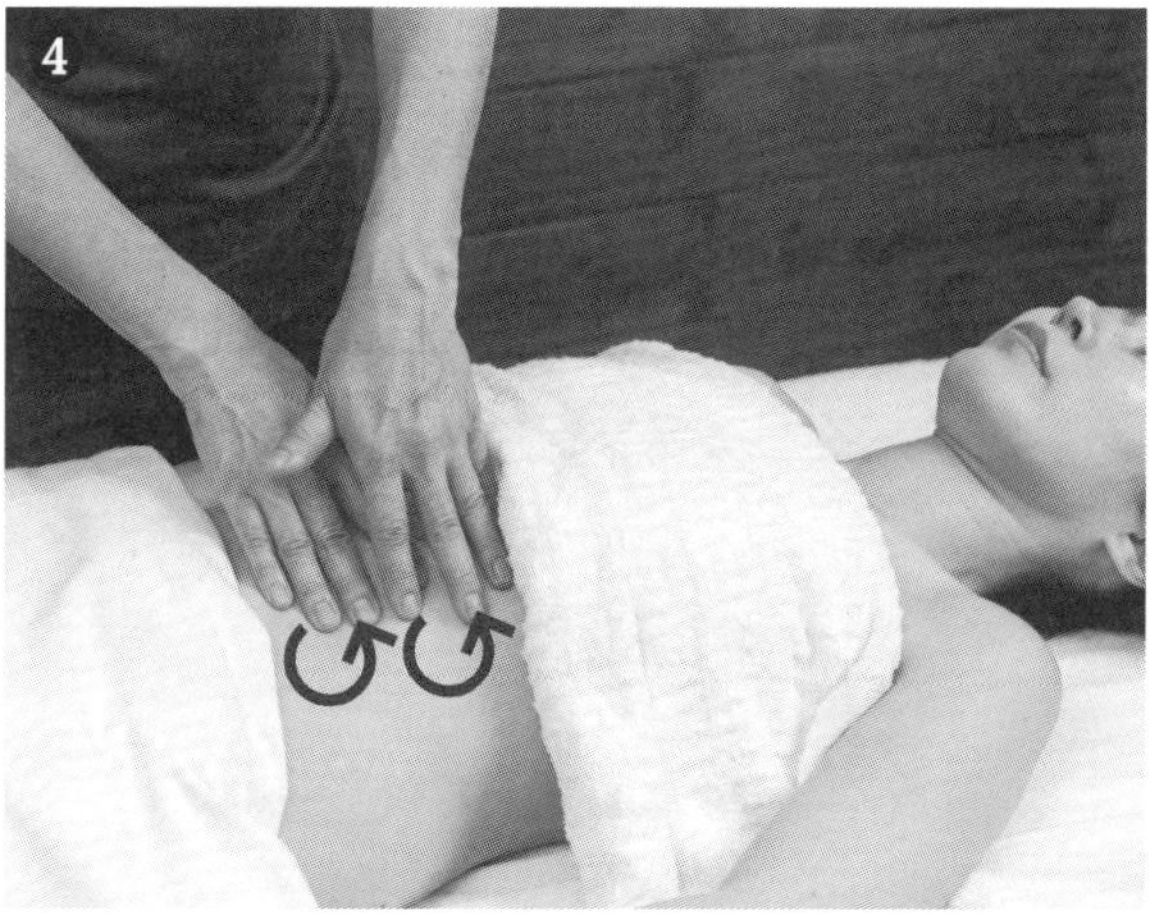

ポジション４

内側中心まできたら、胸骨に戻る。胸郭を圧迫しないように気をつけて行う。

胸部7

胸骨の8フィンガー・ダイバーズ

立ち位置　クライアントの左

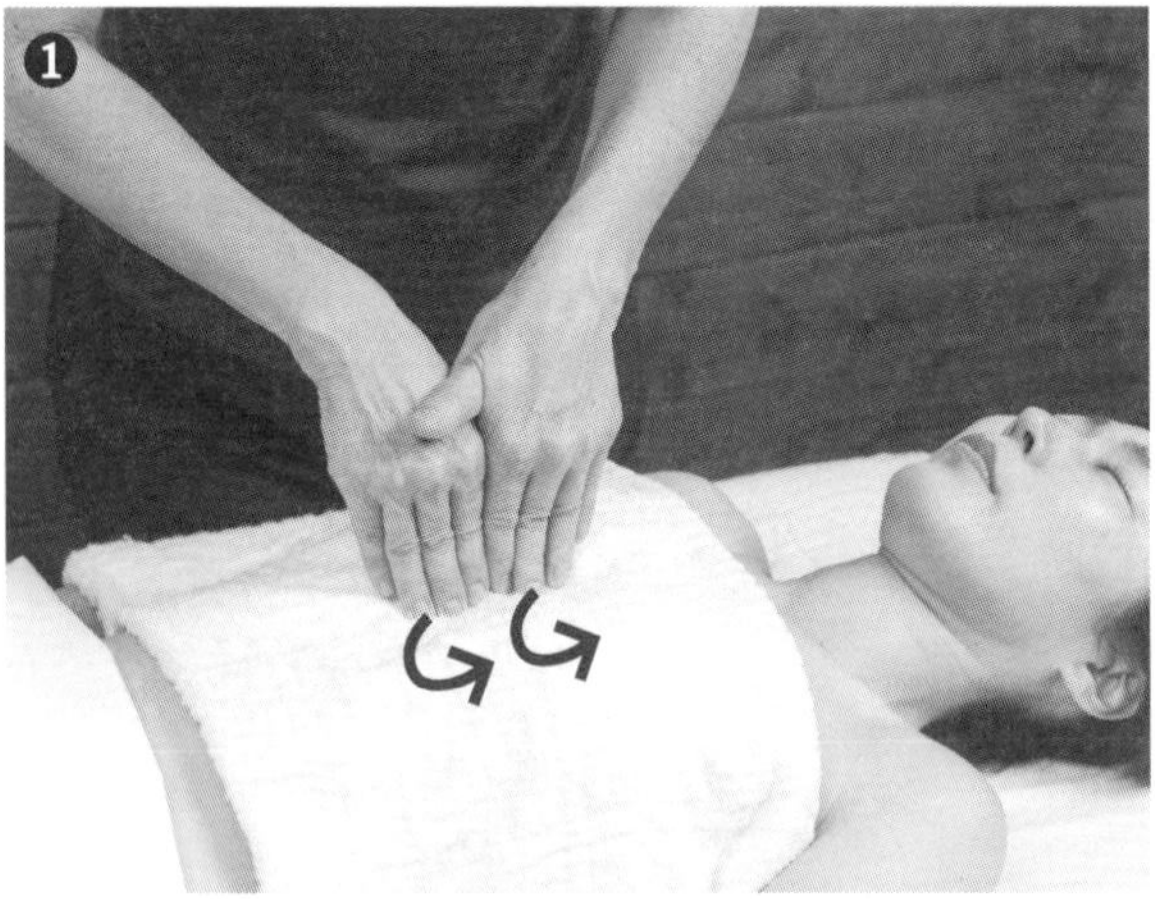

ポジション 1

胸骨と肋骨の接続部、肋骨間のスペース、クライアントの左側に8指を置く。反時計回りで小さな円を描くようにソフトな圧をかける。

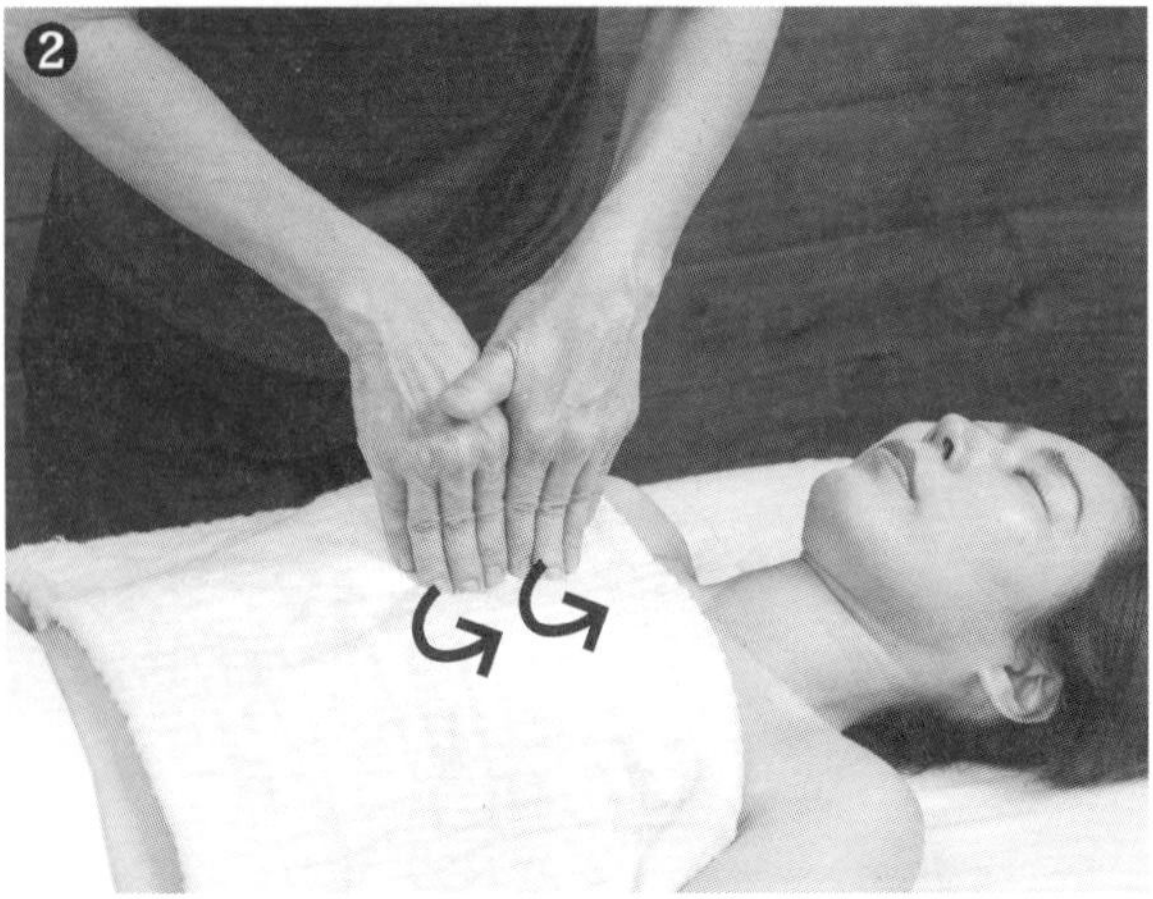

ポジション 2

鎖骨方向へ移動して、同様に行う。

胸部8 体側のダブルポンプ

立ち位置　クライアントの左

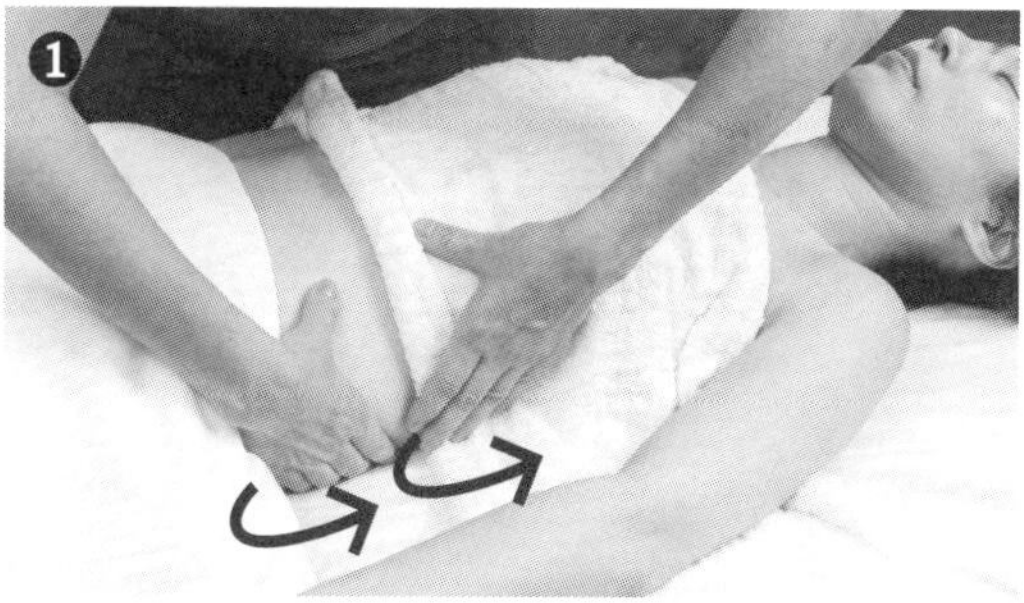
ウエストラインからスタート。

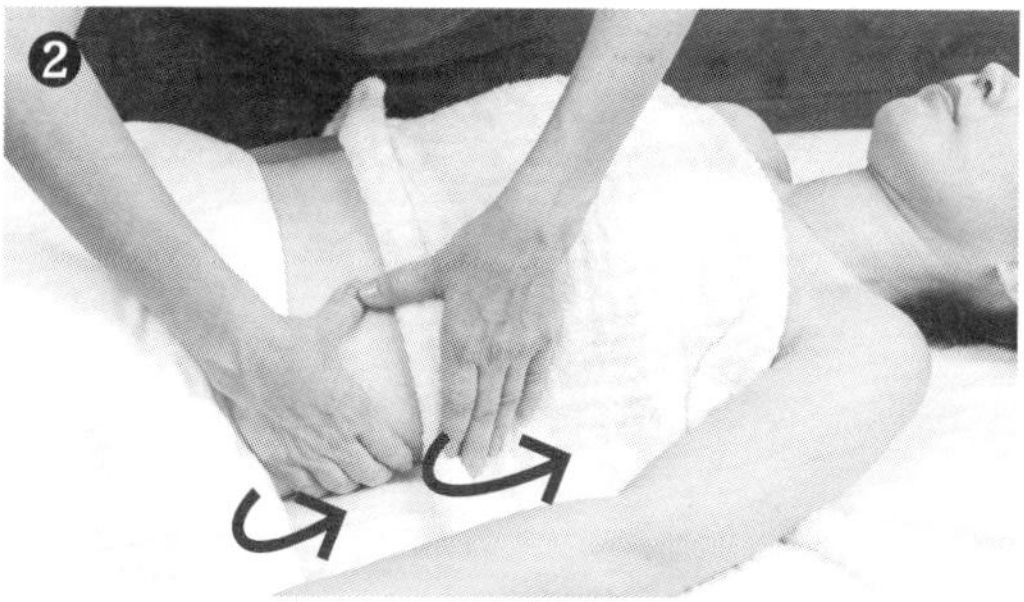
手を交互に動かしながら、徐々に腋窩へ向かう。側面にフォーカス。

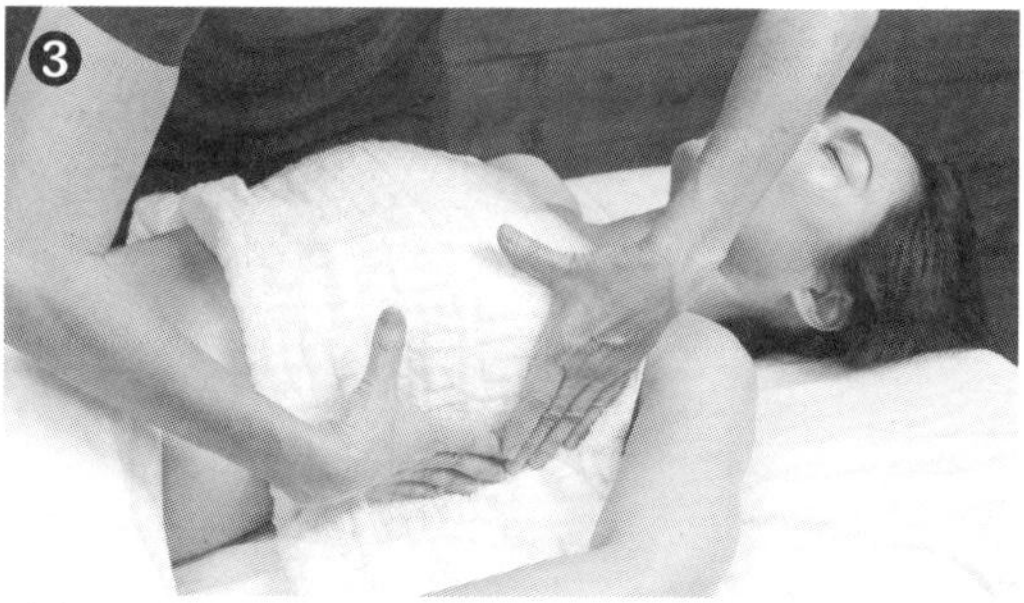
腋窩まで行ったら、同じ動きで戻り、その動きを繰り返します。

胸部9

体側のフラットハンドサークル

立ち位置　クライアントの左

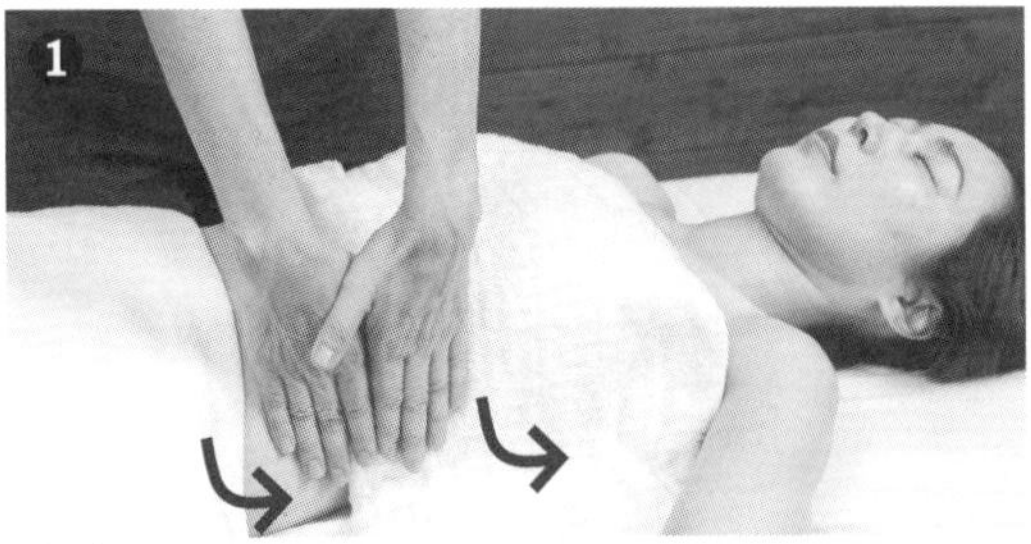

ポジション1

オオカミの手を合わせ、円を描くように腋窩方向へ流す。3ポジションで行う。

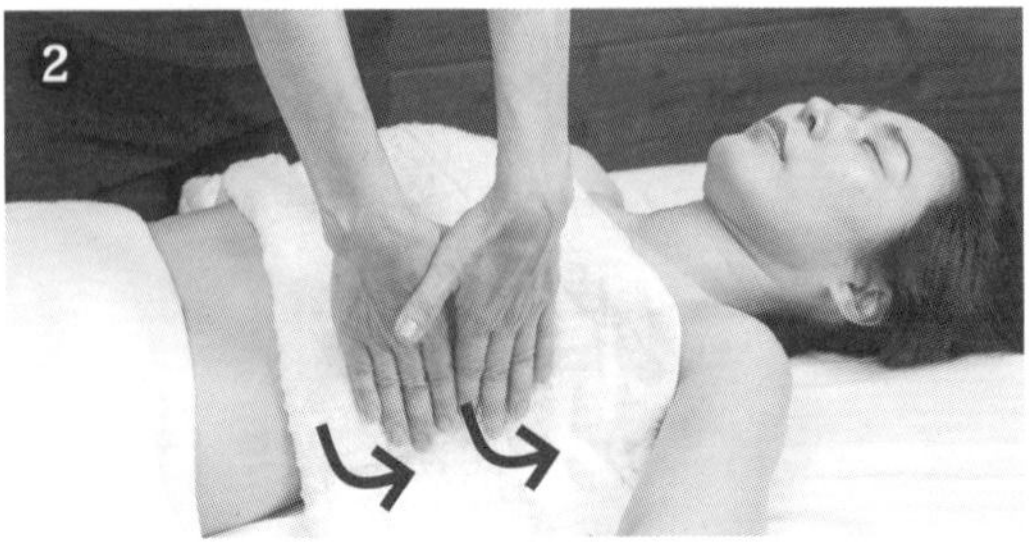

ポジション2

手の力は抜いて、大きな面で触れるようにする。

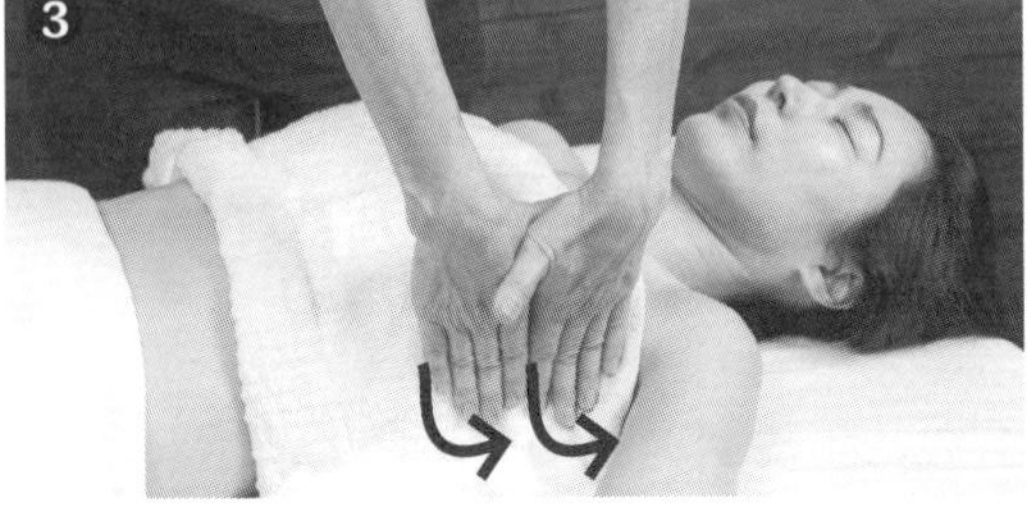

ポジション3

手に力が入ってしまうときは、深呼吸し、リラックスして行う。

＊次に、218～224ページの手技までを、立ち位置を変えてクライアントの右側に行います。

アームドレナージュ　Arm drainage

仰臥位（あお向け）バックアプローチ、またはチェストアプローチの後にのみ行う必要があります。 浮腫側のみ、または両方で行えます。 両方の場合、最初に健康な側から始めます。クライアントの左腕にリンパ浮腫があるケースです。

腕1 ローリングショルダー

立ち位置　クライアントの健康な側（両腕をセッションする場合）

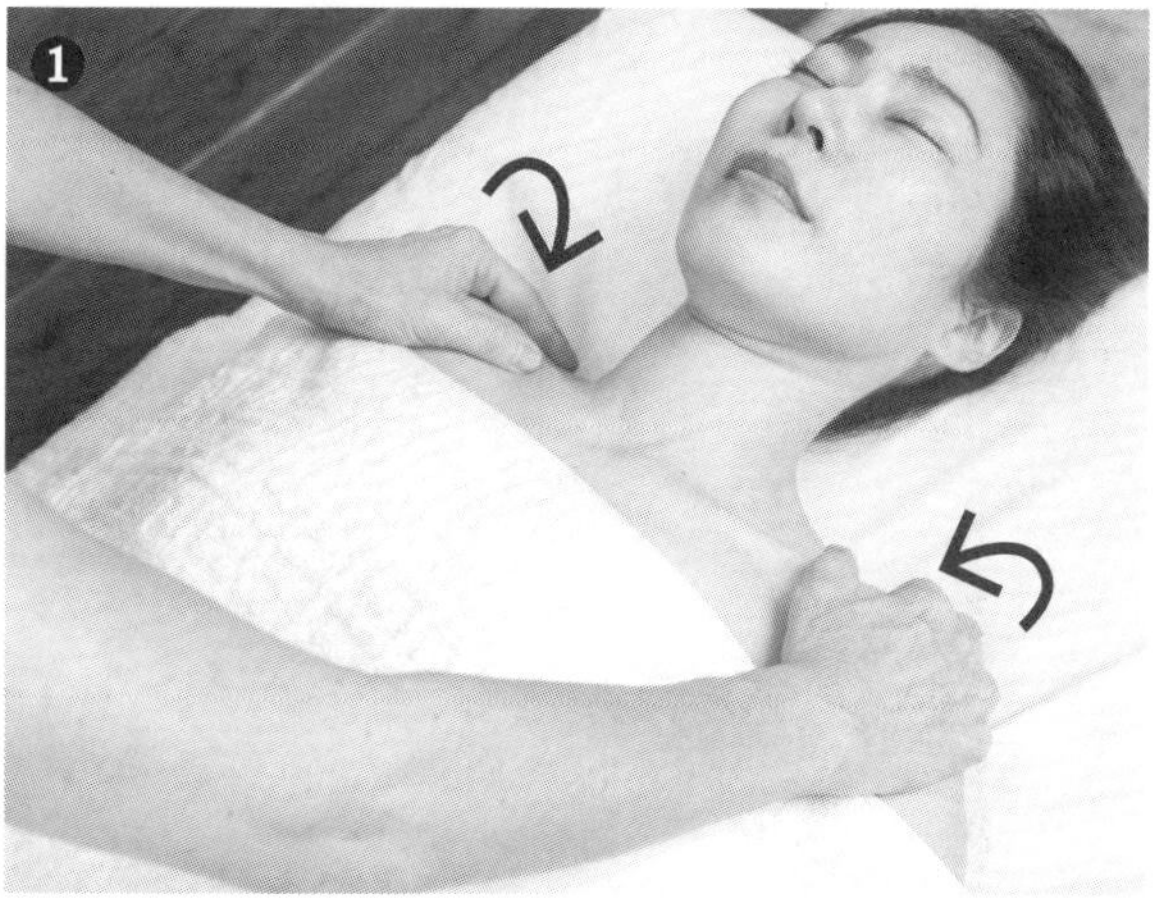

肩関節を手で包むようにして腋窩へ向かって動かす。チェストアプローチと同じ手技だが、アームドレナージュをスタートする前にも行う。

腕2

三角筋と僧帽筋のシングルポンプテクニック

立ち位置　クライアントの健康な側（両腕をセッションする場合）

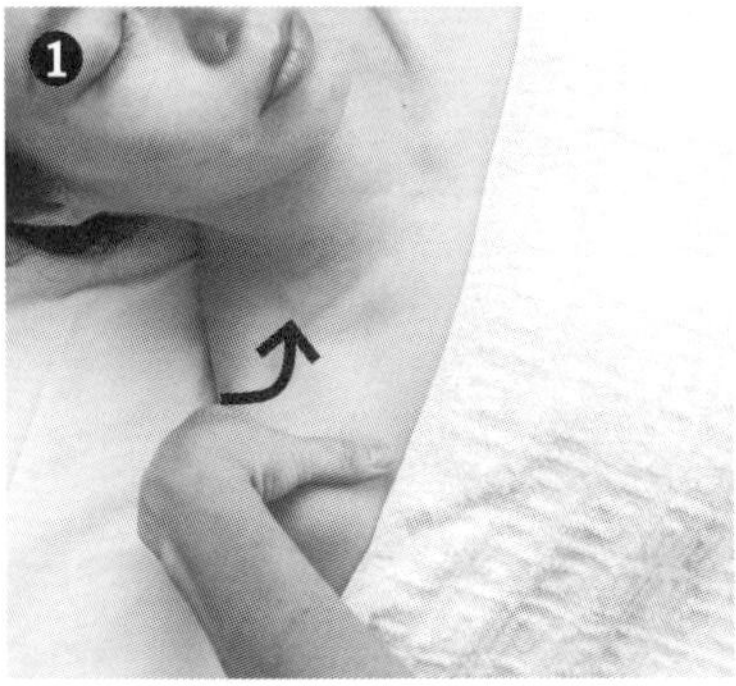

手を置く位置は三角筋からスタートして僧帽筋へ（筋肉の位置は次ページ）。機能しているリンパ節側が近位、クライアントの右側で行う。

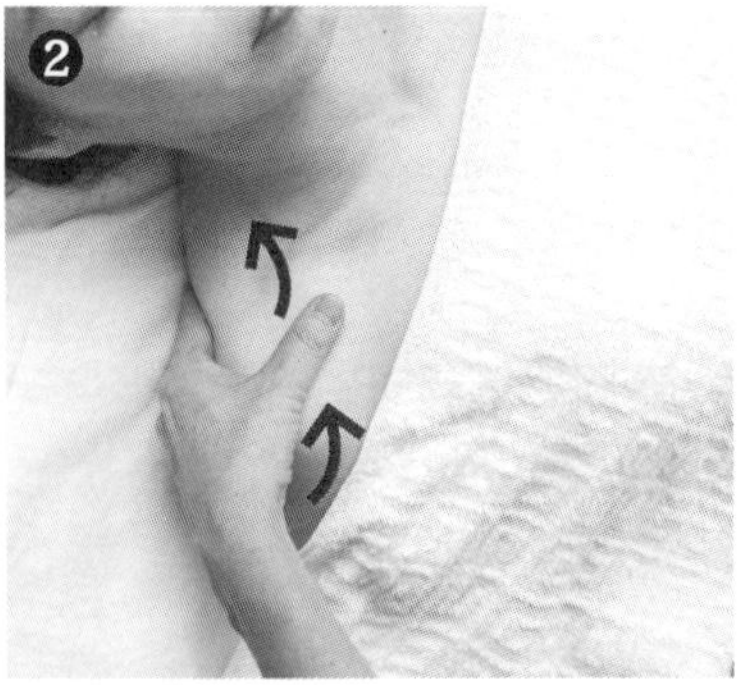

肩関節を包むようにソフトな圧で首方向へ移動する。親指はターミヌースに触れる。

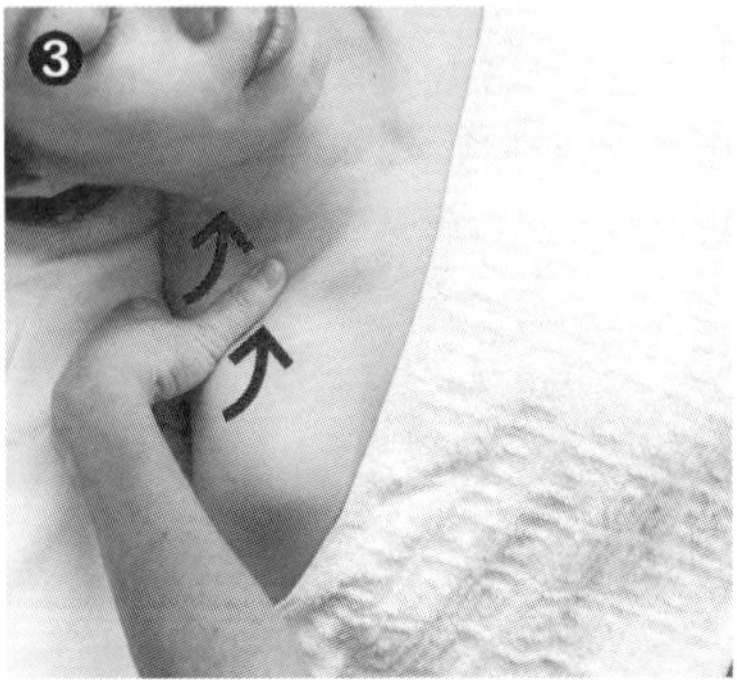

このとき親指で血管を圧迫しないように気をつけること。

Note　筋肉の位置

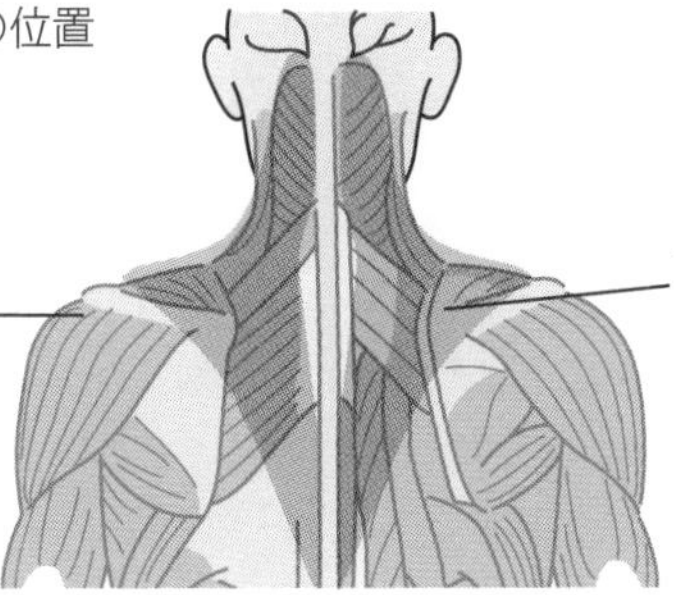

腕3
「手を洗います」の手技

立ち位置　クライアントの健康な側
（両腕をセッションする場合）

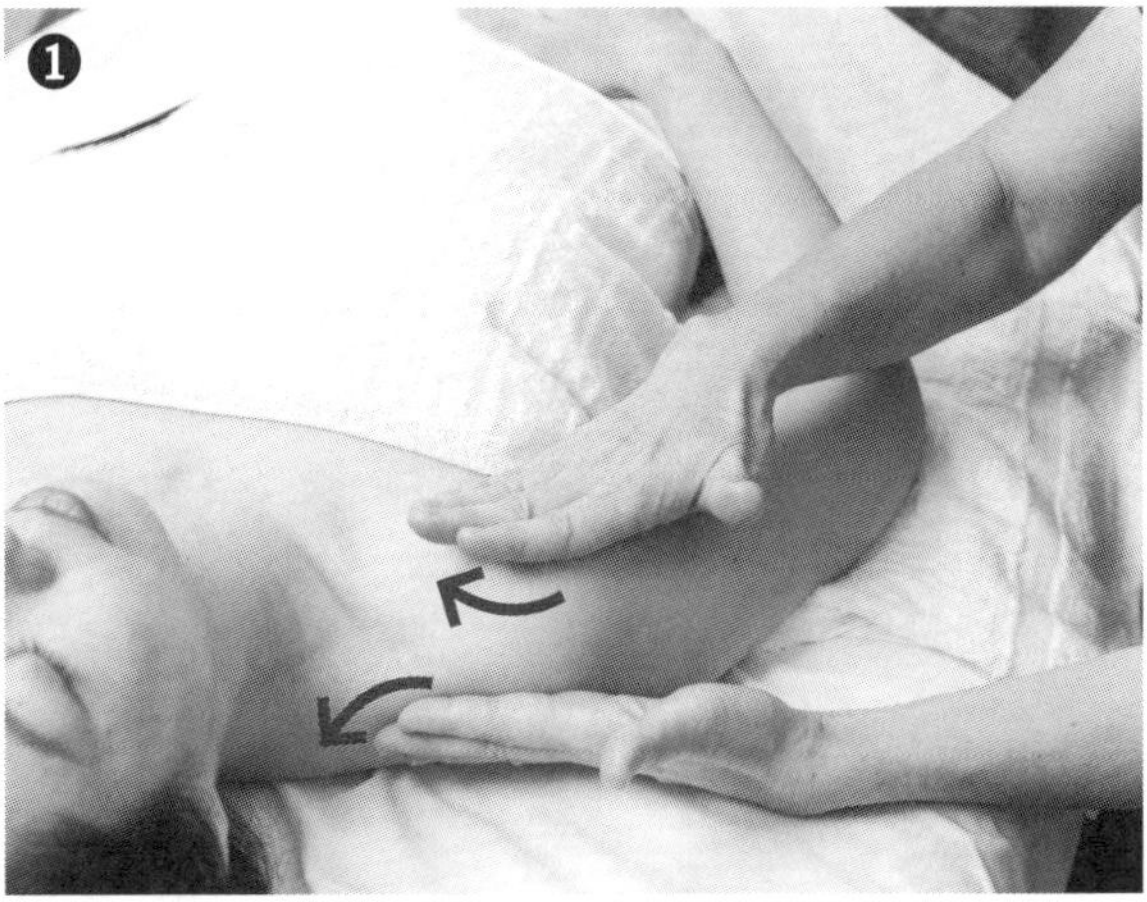

腋窩リンパ節へ流す。手をフラットにして行う。

腕4 サルペールエフルラージュ

立ち位置　クライアントの健康な側（両腕をセッションする場合）

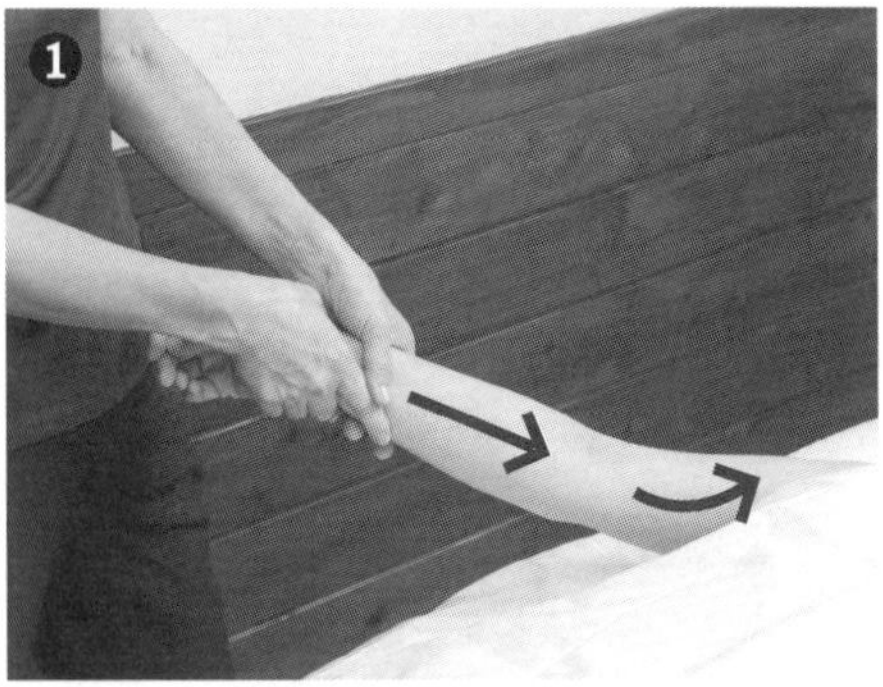

はじめに外側を行う。クライアントの腕を支えるとき、手首の血管を圧迫しないように気をつける。

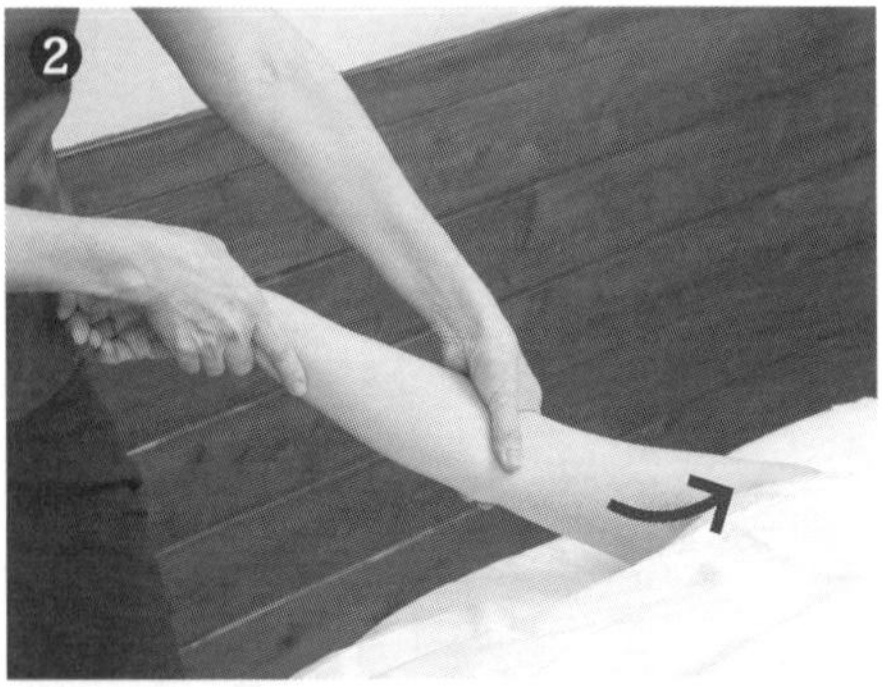

ひじリンパ節を親指で刺激する。

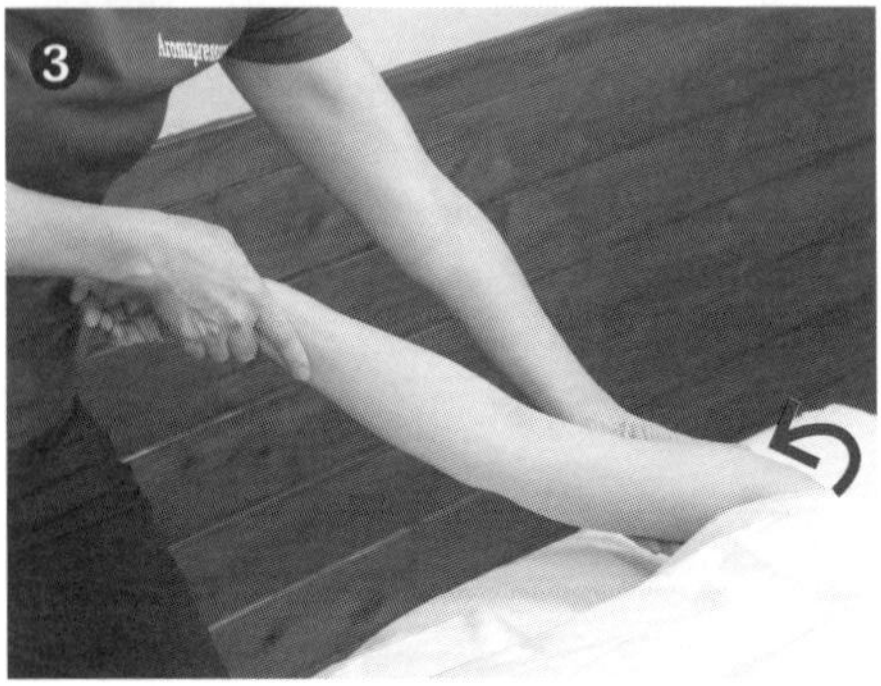

ゆっくりと腋窩へ流すように意識する。

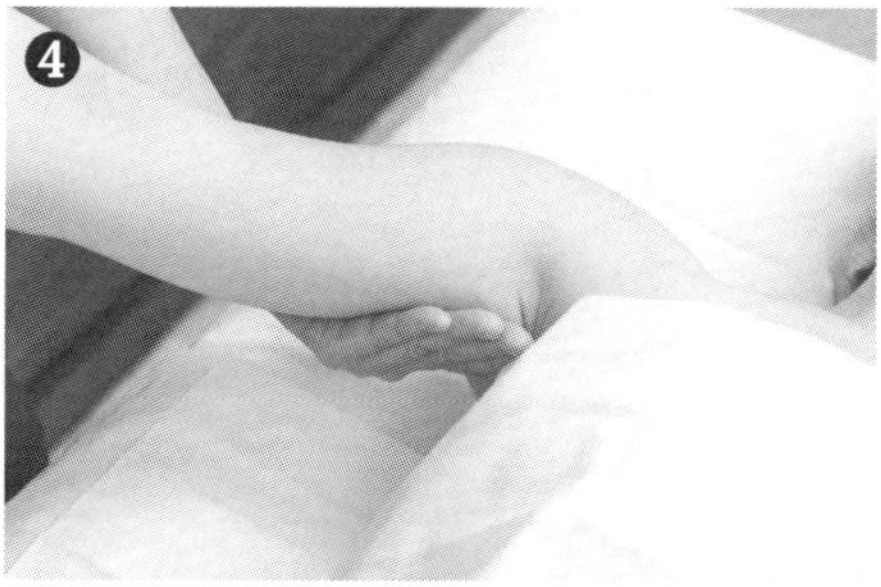

手順３をアップにしたところ。ここでフィニッシュ。

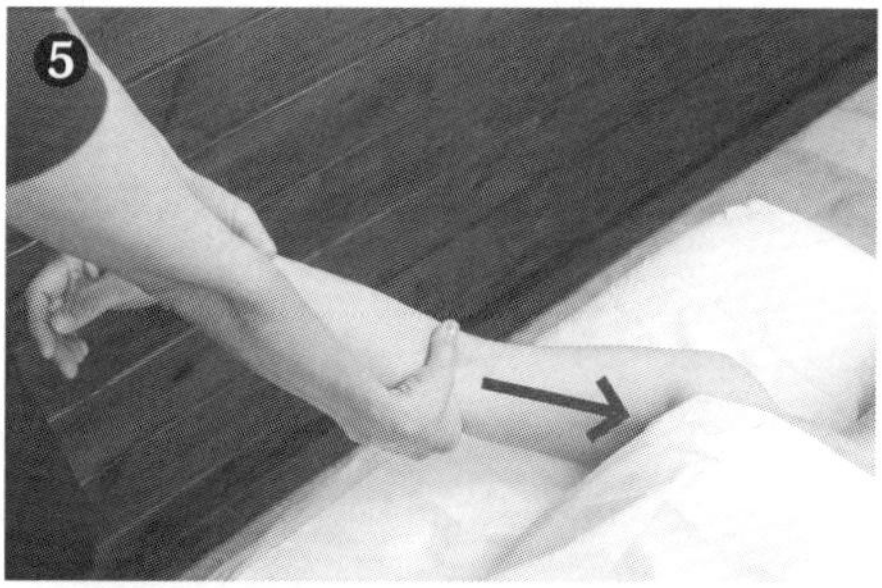

内側も同様にひじリンパ節を刺激する。

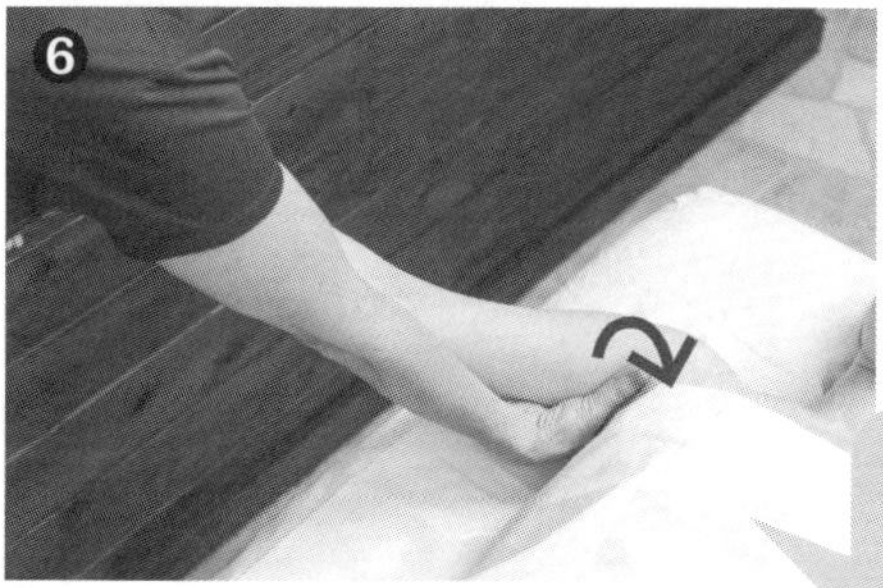

腋窩まで流してフィニッシュ。

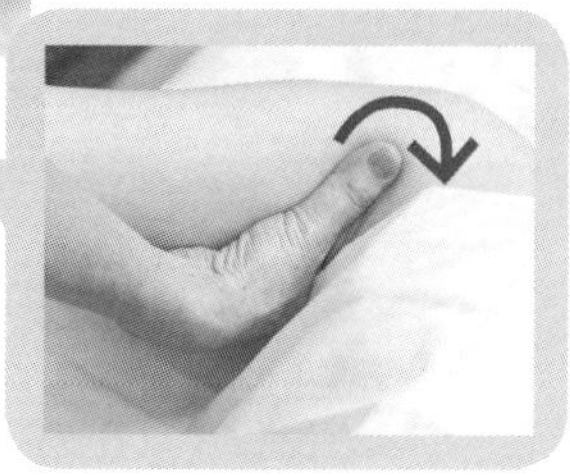

腕5

上腕のフラットハンドサークル

立ち位置　クライアントの健康な側（両腕をセッションする場合）

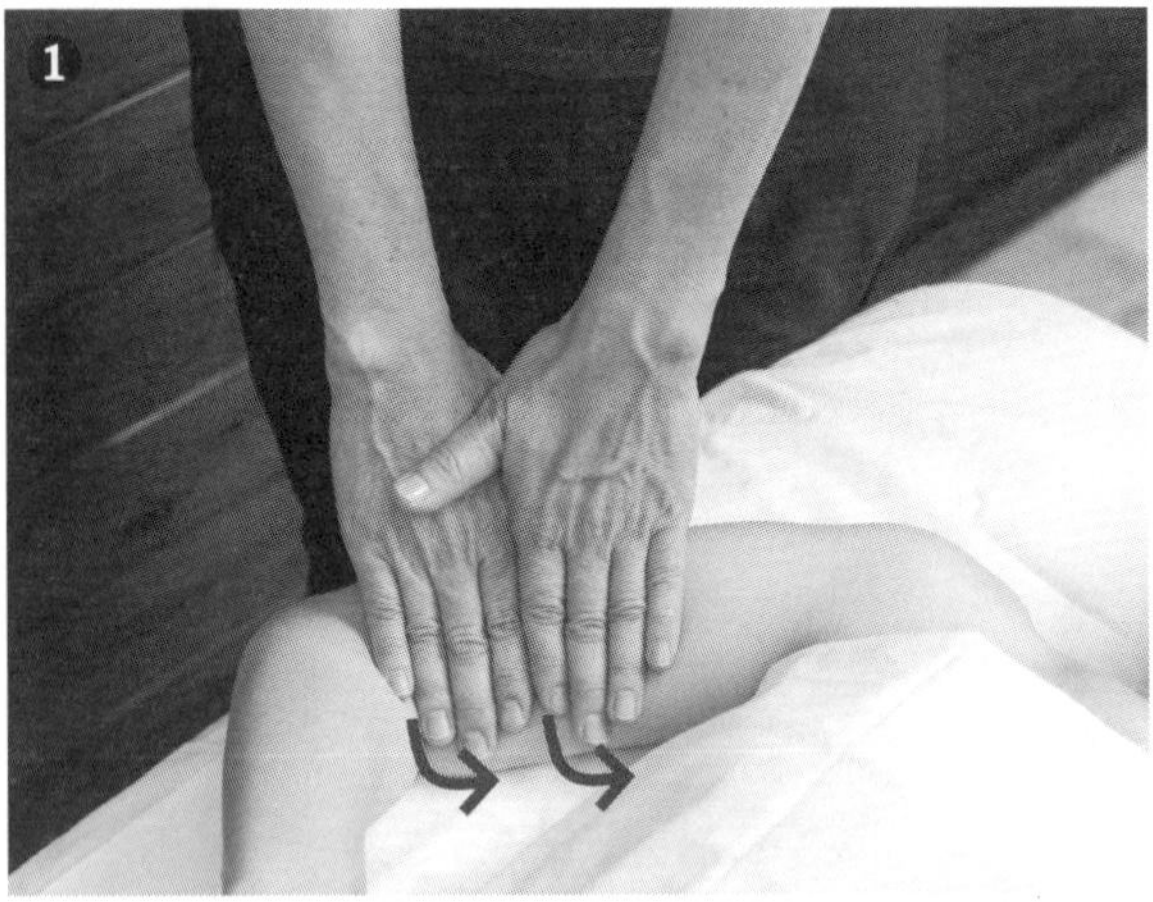

ポジション１

８指を揃えて腋窩へ流す。右手小指がひじリンパ節を意識している。

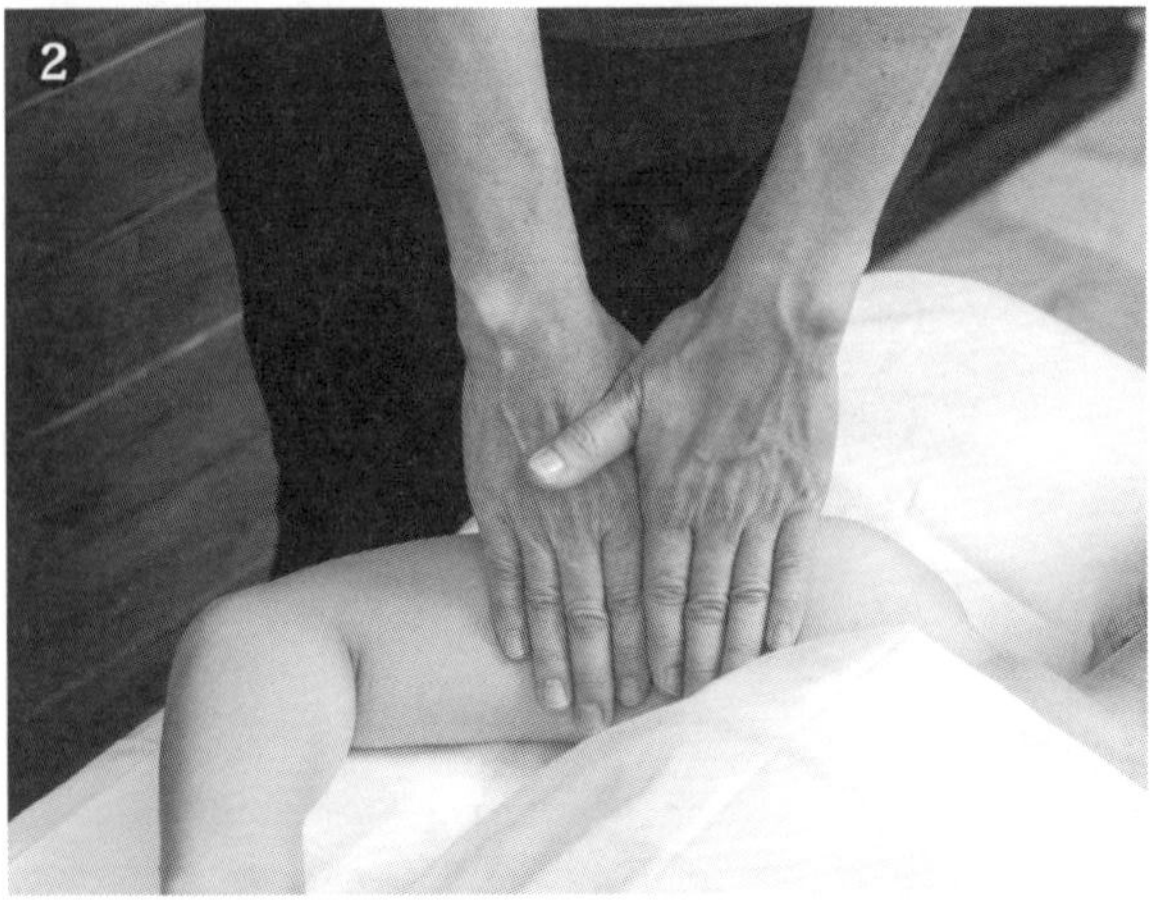

ポジション２

左手小指が腋窩に触れる位置にある。

column

少しずつ広がる〝ケアの手〟

私は、沖縄県がん患者会連合会の、療養支援相談員として活動しています。離島がんフォーラムで、石垣島や宮古島に行くこともありますが、朝から雨が降っていても、駐車場のスペースが少なくても、会場には多くの方が集まってくださいます。

このような場で講座をさせていただくときは、多くの場合「セルフケアの方法」を紹介します。ダニエル先生の言葉を通訳しながら進めて、後半は練習の時間を多くとります。リンパ浮腫や痛み、不快な症状を抱えている方は非常に多く、終わってからも、毎回、話は尽きません。ご家族の方も参加されます。

セミナーの時間が経つのは早くて、心が一つになったあとは、後ろ髪を引かれる思いで島を離れます。

緩和ケアについて日本でも広く知られるようになり、患者だけでなく、家族のケアの必要性も認識されてきています。私は、患者さんと家族、その両方のケアの質を高めたいと思います。

患者を支えている家族は、心身ともにとても疲れています。そのことは知られてはいるものの、家族のケアは手薄になってしまっているのが現状です。だから、セラピストは患者さんに接する（触れる）だけでなく、家族にも、もっと触れてほしいと思うのです。

column

また一方で、ご家族が患者さんを触れる方法もお教えします。「こわくて、どのようにやったらよいかわからない」とおっしゃる方が多いので、「気持ちがよくて安全なハンドマッサージ」や、「気持ちがよくて、安全な足のさすり方」などを伝えます。

福祉・介護サービスでは、現場のスタッフにセミナーをすることもあります。実技を学んでいただくのですが、ハートが熱い方が多くて、非常に白熱した時間になります。

私は以前、山登りをしていました。山を登る女子というと、今はオシャレな山ガールのイメージがありますが、高い山の縦走もしていました。足元の植物や風景を楽しみながら、山の空気を吸って歩くのが気持ちよくて、山で迎える朝は格別でした。

春山は、雪渓が氷になっているところもあって滑るし、進むのが遅くて、本当にきつかったものです。でも、一歩一歩頑張れば、必ず頂上へ着くことを学びました。

今、私がやっている活動を山にたとえるなら、まだまだ麓《ふもと》だと思います。頂上は遥か彼方で、もっと多くの方の役に立てるまでは、遠いと感じています。

沖縄の患者会では、本島まで来てくださる離島の方もいて、いつも応援してくださる方々は、私の宝物です。はじめは、ダニエル先生と私を合わせて4つしかなかった手が、今は少しずつ増えています。私たちのセミナーを知り、県外からの講座の問合せもいただいています。

４つだった手が、これからもっともっと増えていきますように……。

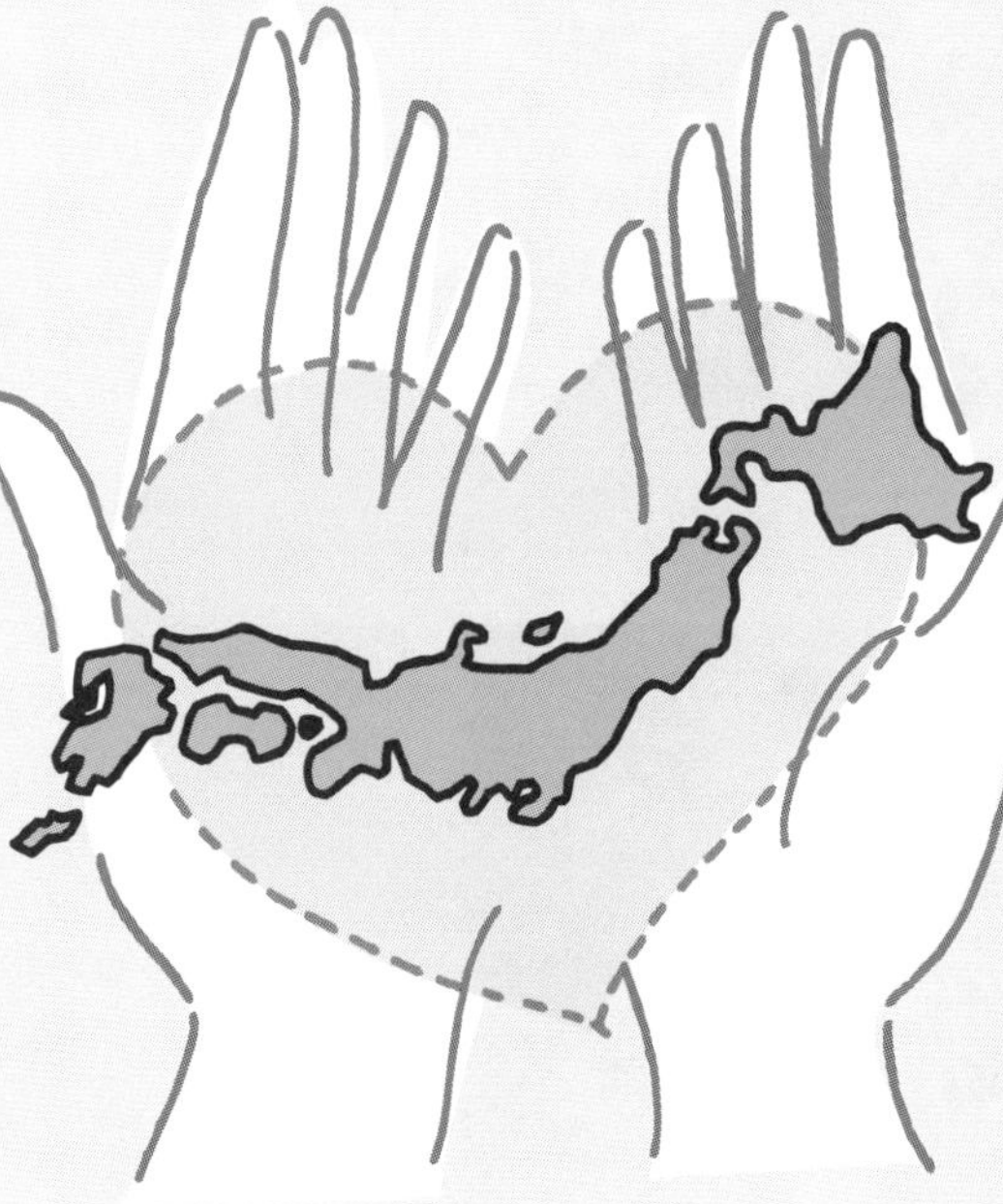

腕6
上腕のシングルポンプ
立ち位置　クライアントの健康な側（両腕をセッションする場合）

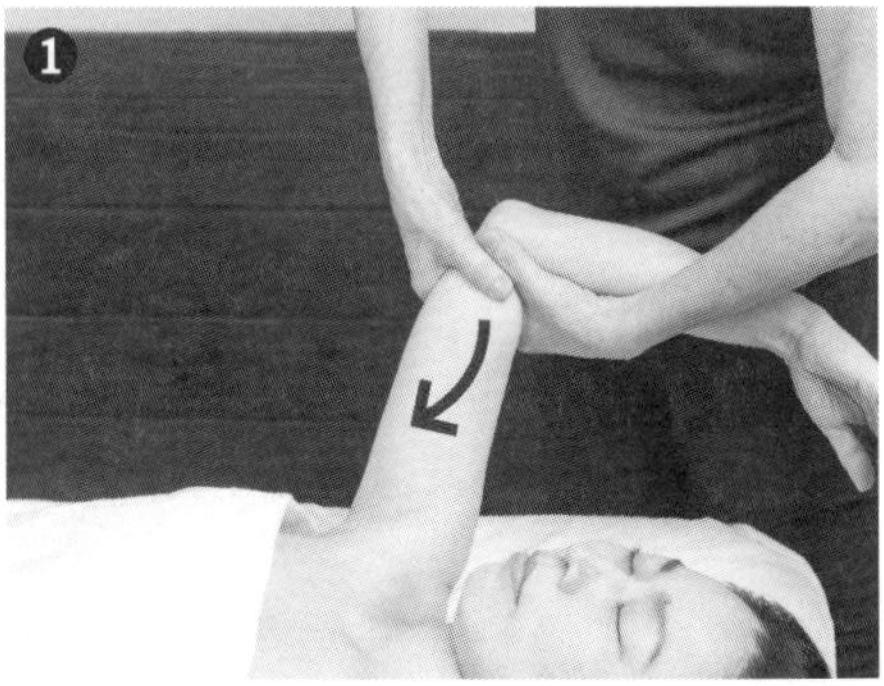

上腕三頭筋上のシングルポンプ。ポンプのように少しずつ腋窩に向かって流す。

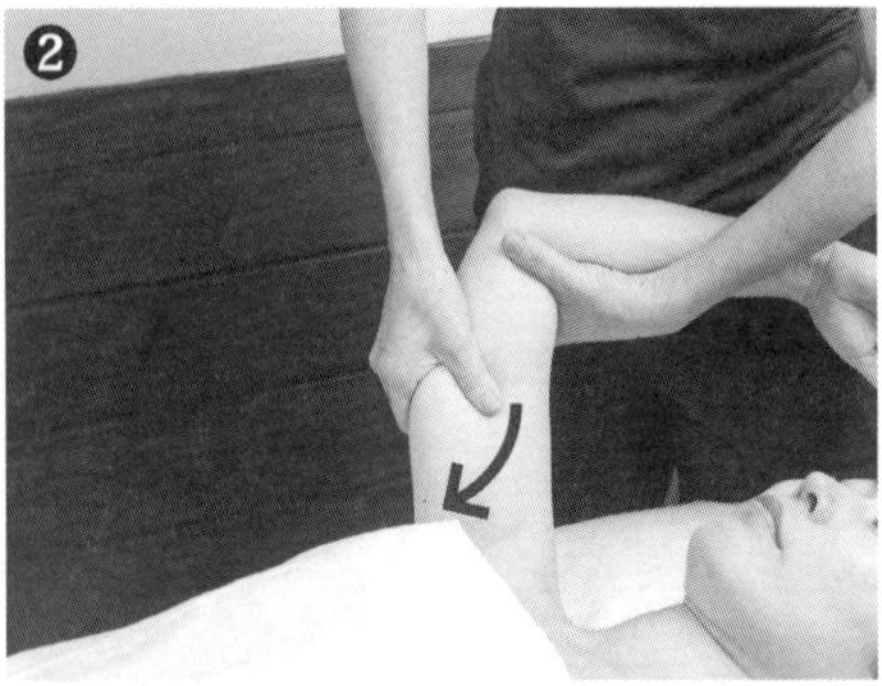

ソフトな圧で行う。

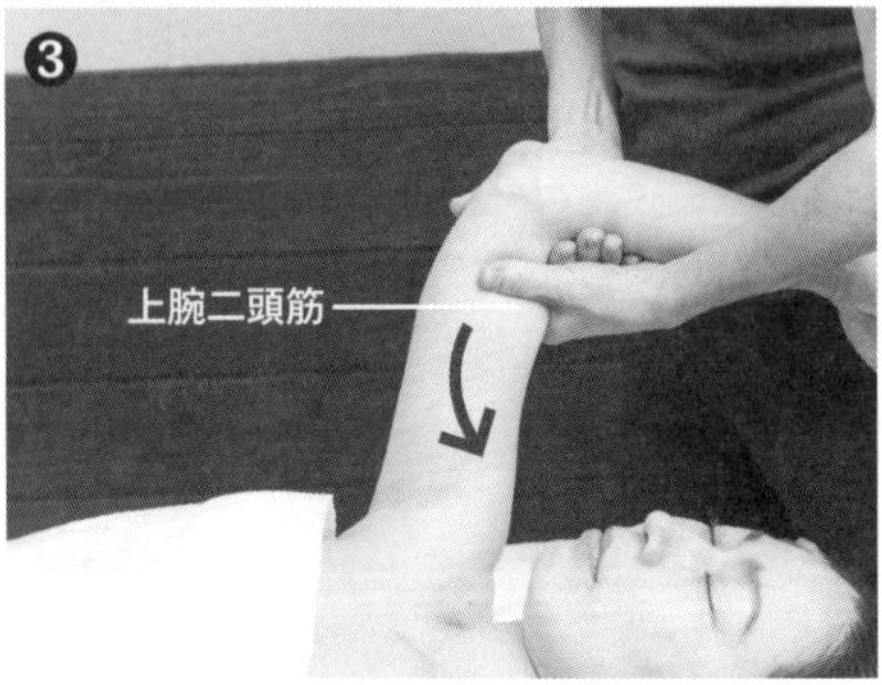

上腕二頭筋上のシングルポンプ。

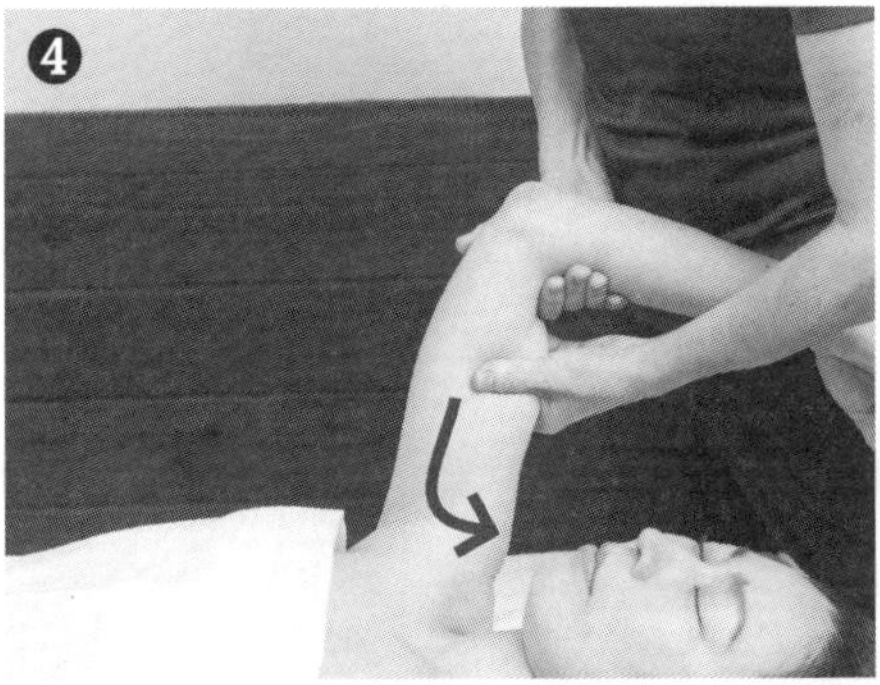

腋窩に向かって流す。

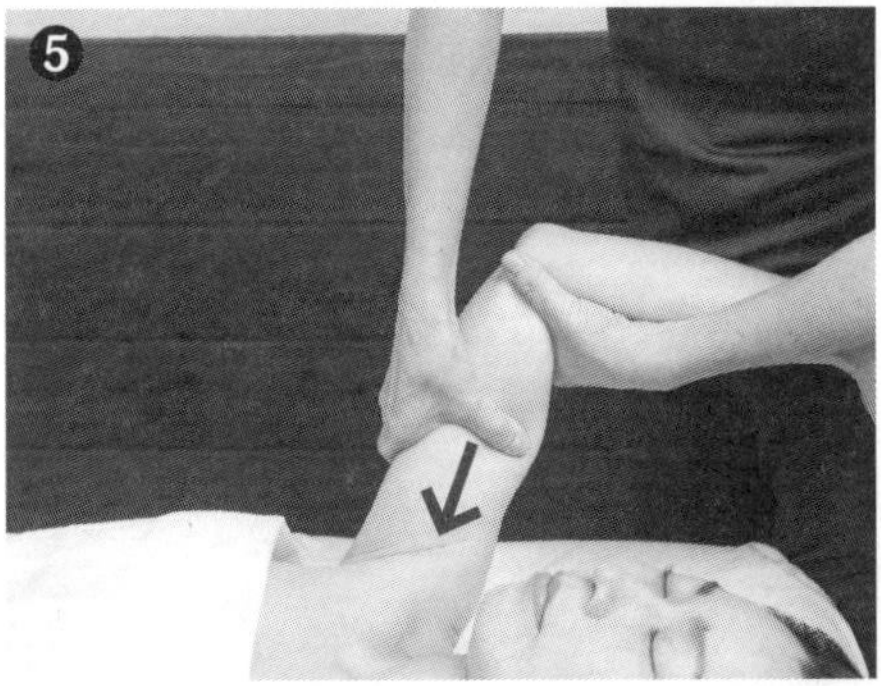

ペーレテクニック。手のひら全体を使うように意識し、腋窩へ流す。

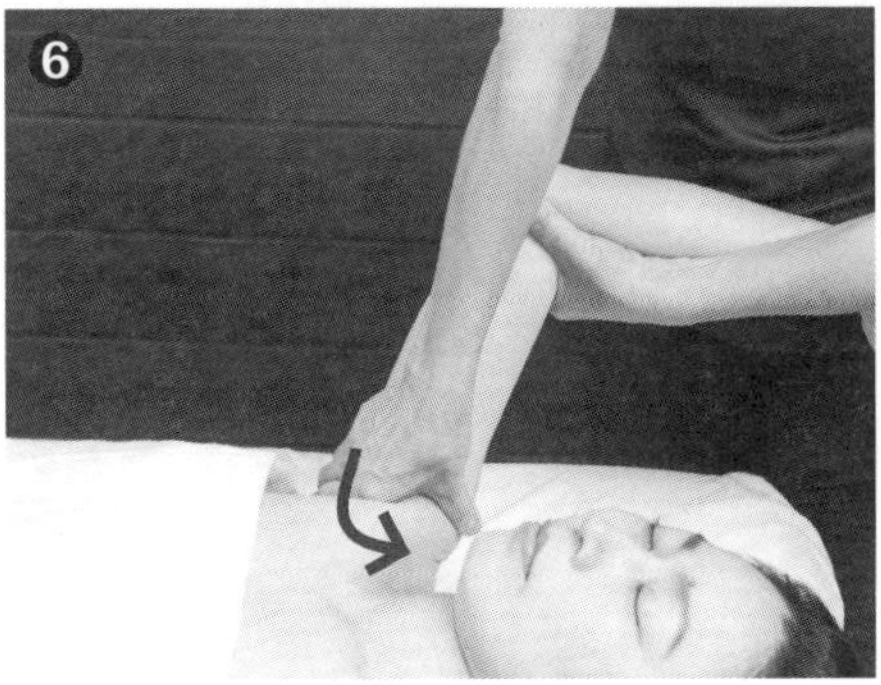

腋窩でフィニッシュ。

腕7 ひじ頭のサムサークル

立ち位置　クライアントの健康な側（両腕をセッションする場合）

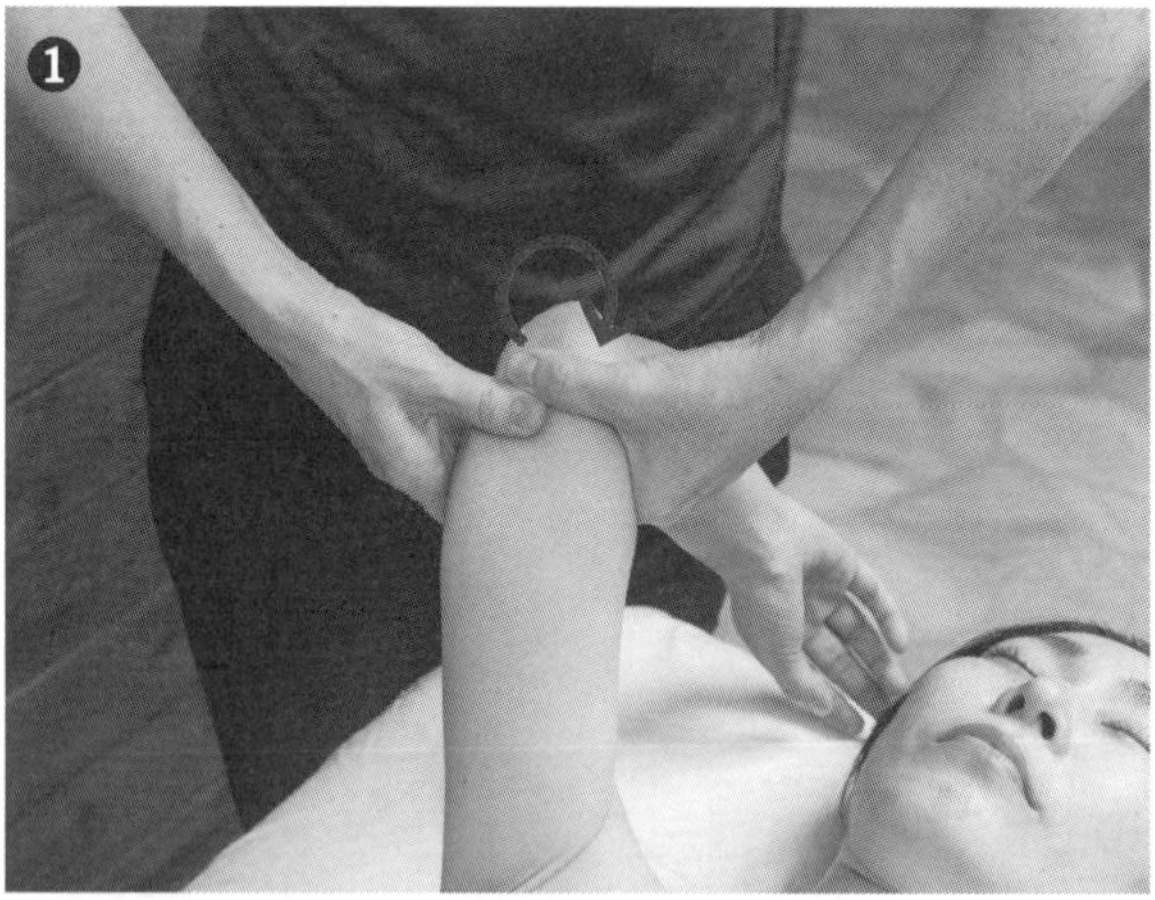

❶ひじの骨の周囲を、両親指で円を描くようにドレナージュする。

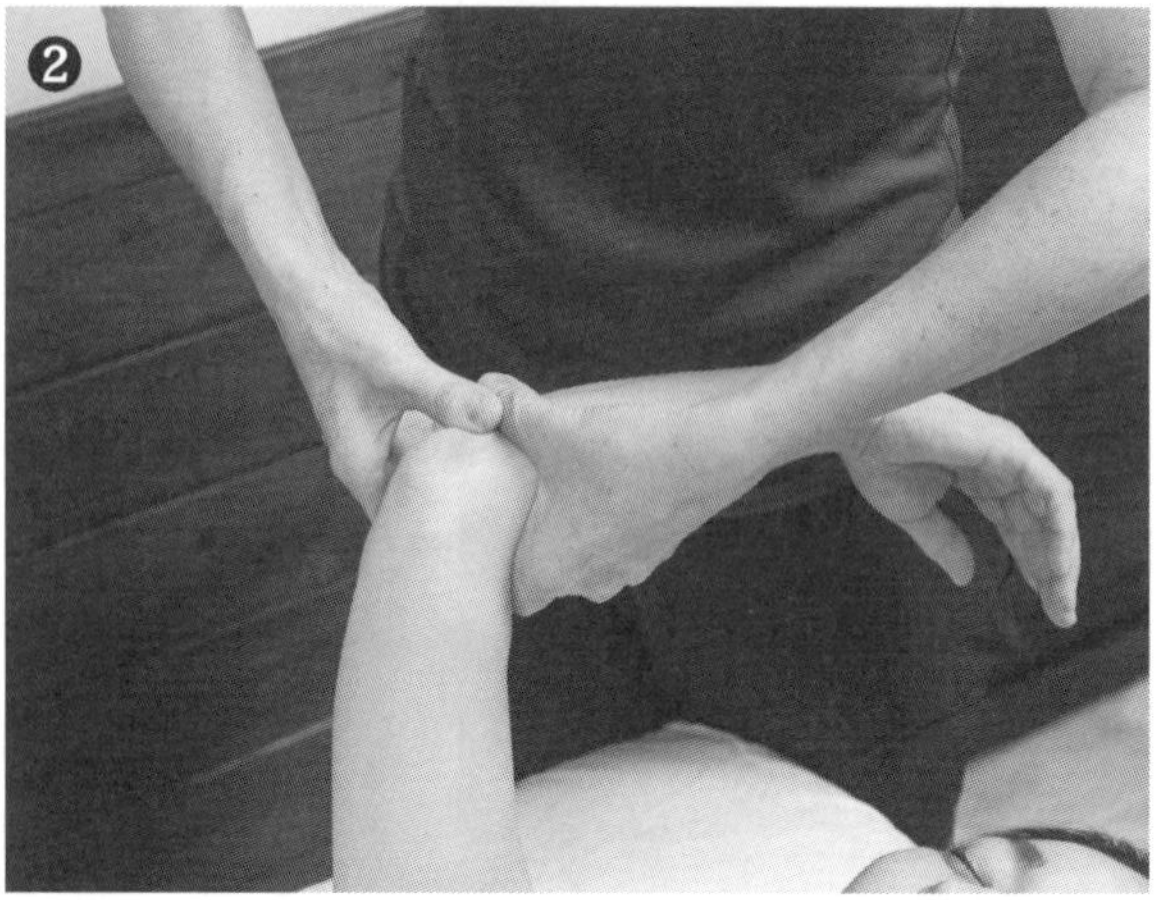

❷強い圧はかけないように気をつける。

腕8

ひじ関節周辺のポンピング

立ち位置　クライアントの健康な側（両腕をセッションする場合）

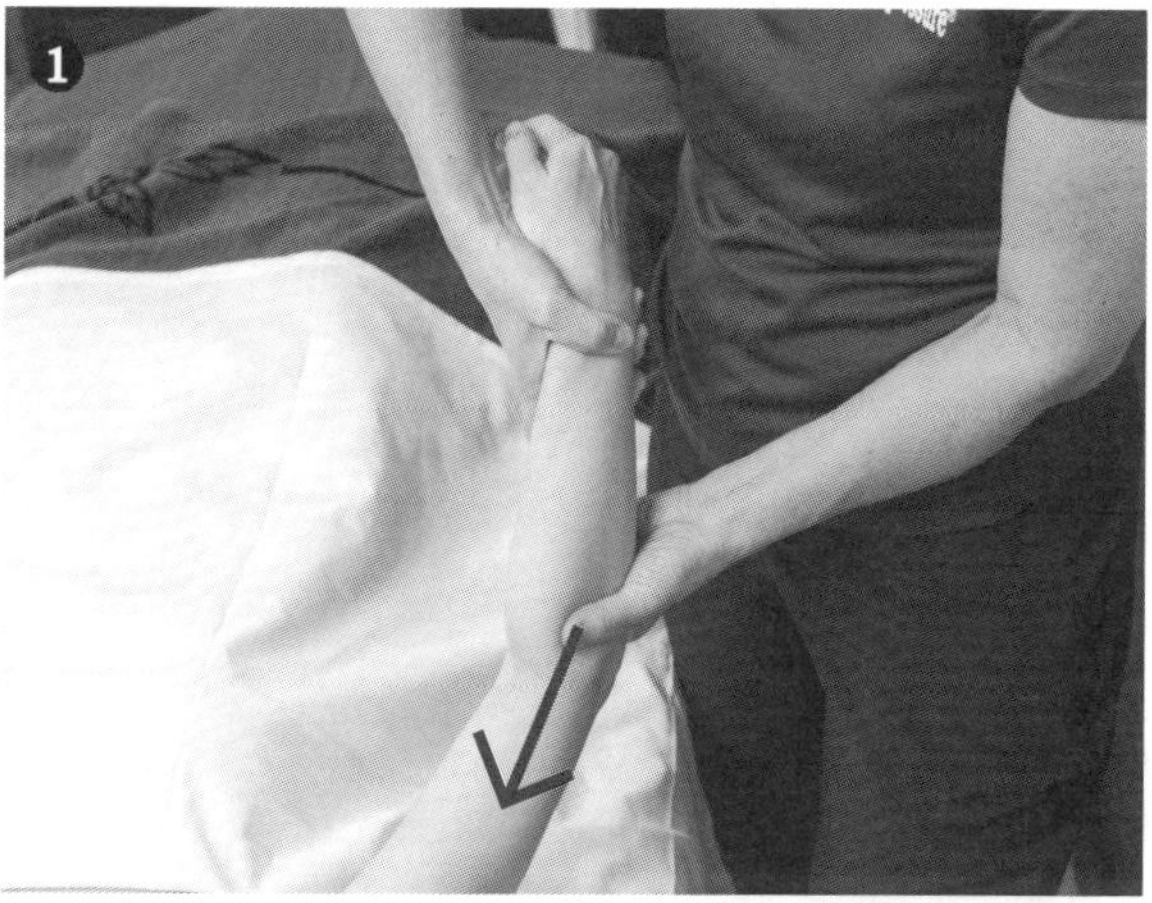

❶右手で手首を支え、左手で行う。親指はひじの外側（上腕骨外側上顆）、４指はひじの内側（上腕骨内側上顆《じょうわんこつがいそくじょうか》）をガイドに。

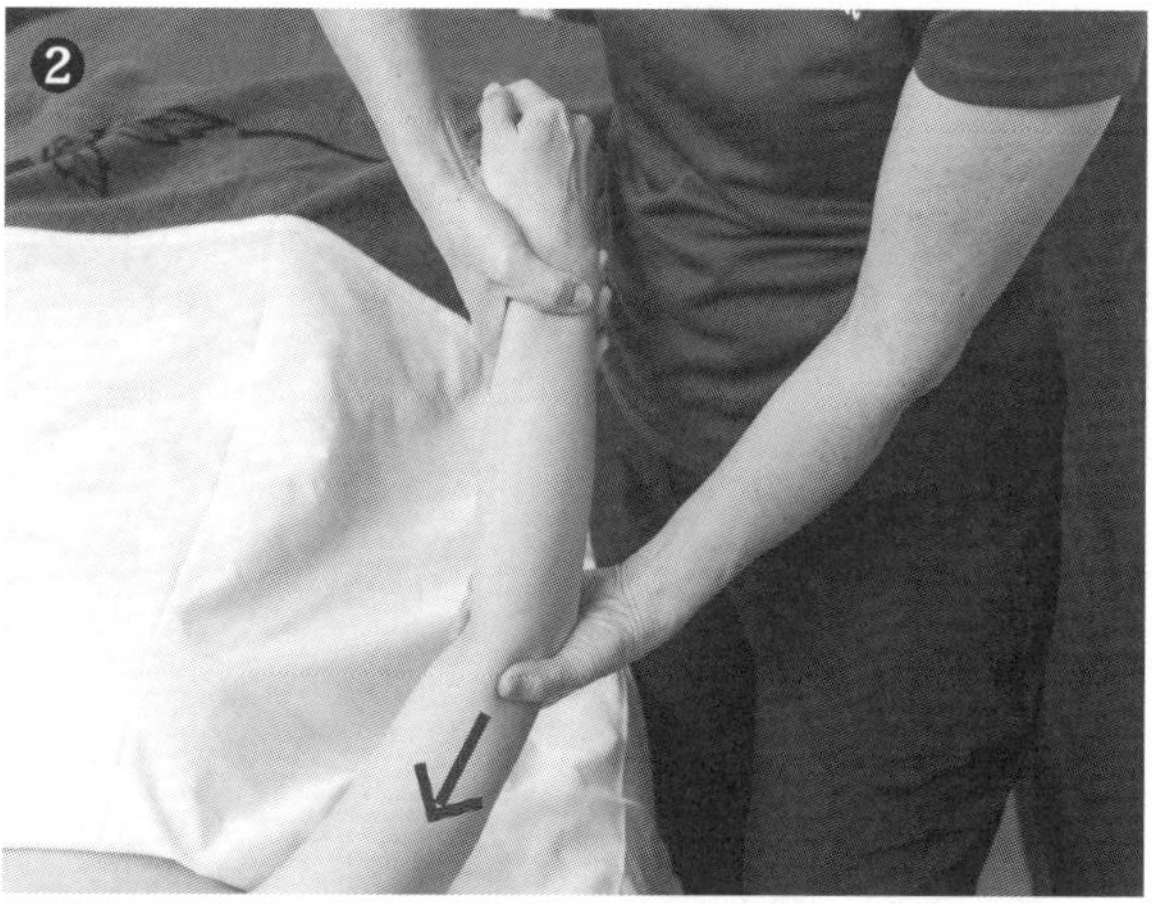

❷前腕から上腕へ。５か所行う。

腕9 親指ポンピング2ライン

立ち位置　クライアントの健康な側（両腕をセッションする場合）

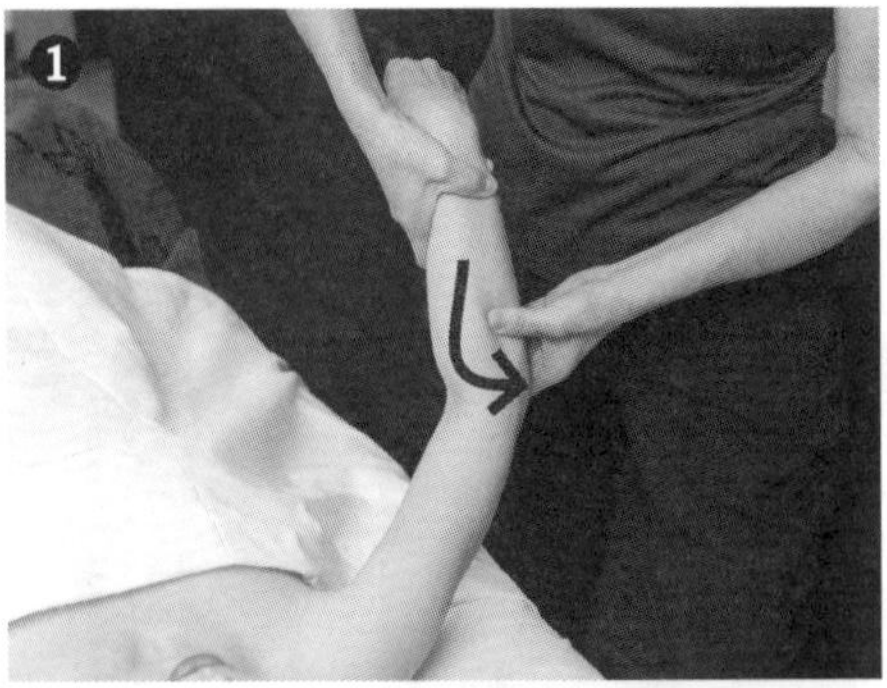

前腕から上腕へ。ひじの外側の骨（上腕骨外側上顆）をガイドに、内側のラインと外側のラインを行う。１ライン目は、上腕骨外側上顆の内側のラインを行う。

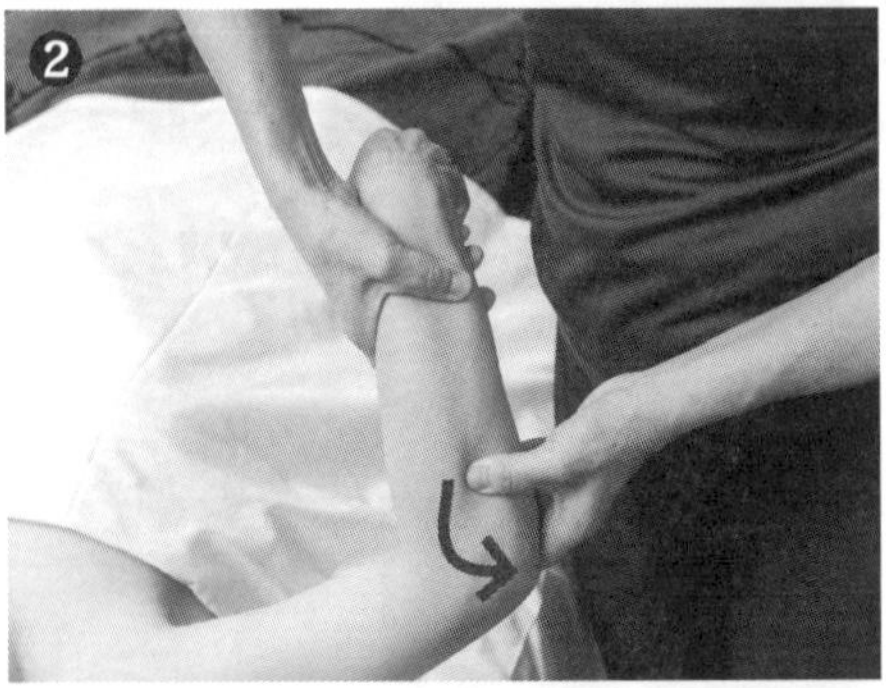

指は皮膚から離れないようにして、上腕骨外側上顆まで行う。

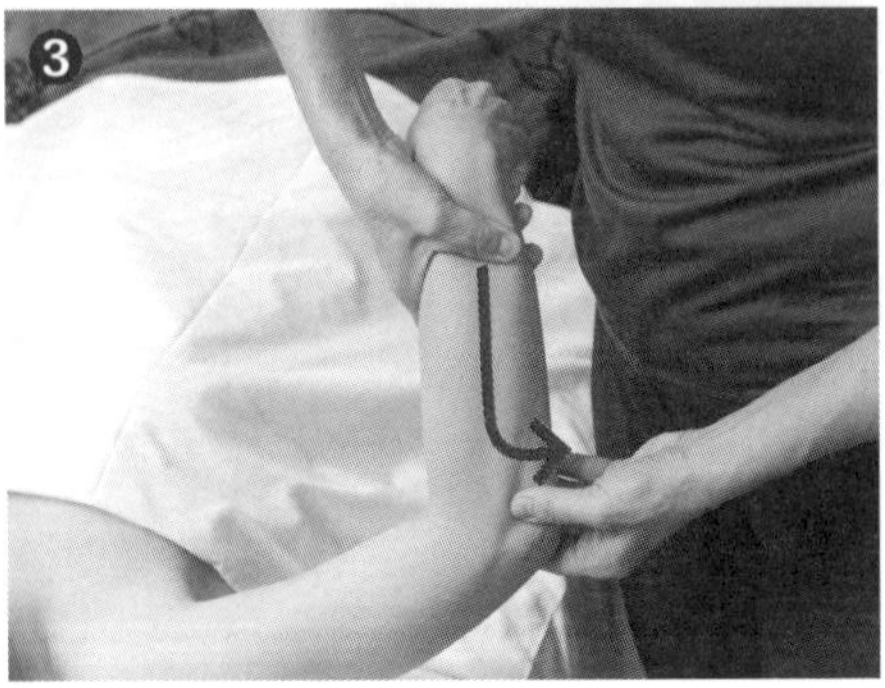

同様に、２ライン目、上腕骨外側上顆の外側のラインを、ひじ頭まで行う。

腕10

ひじのライン

立ち位置　クライアントの健康な側（両腕をセッションする場合）

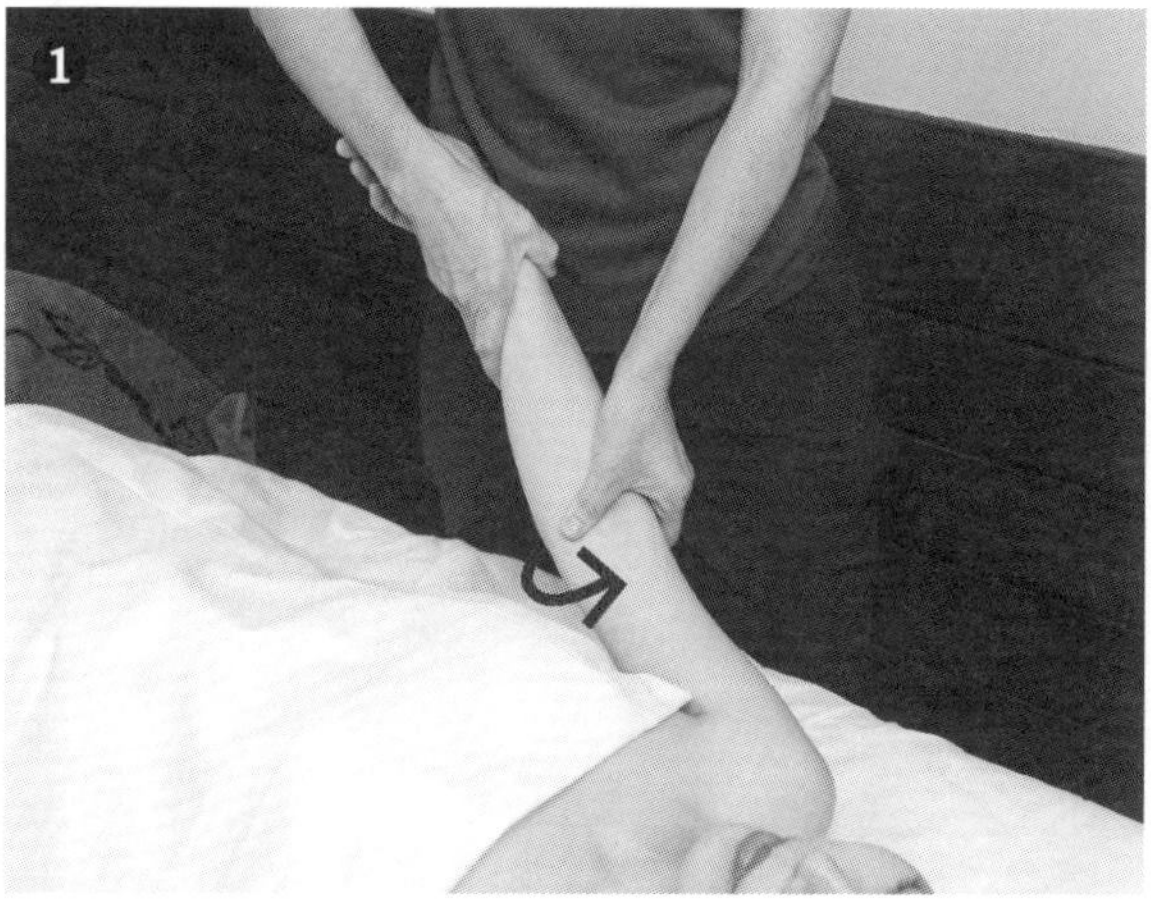

内側のしわを内側から外側へ、親指でドレナージュ。クライアントの腕は回外（外側に回す向き）で行う。

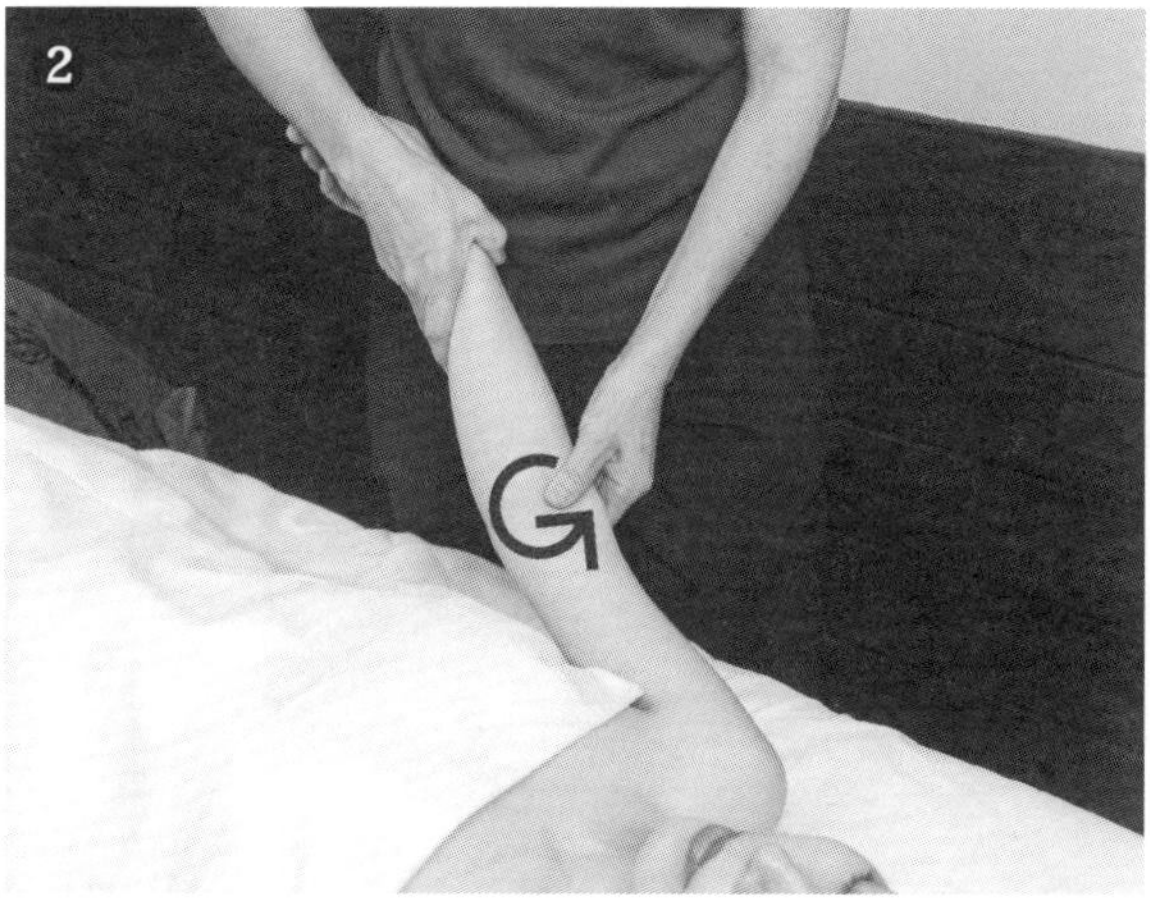

指は立てずにフラットにして行う。

腕11
前腕のポンピング

立ち位置　クライアントの健康な側（両腕をセッションする場合）

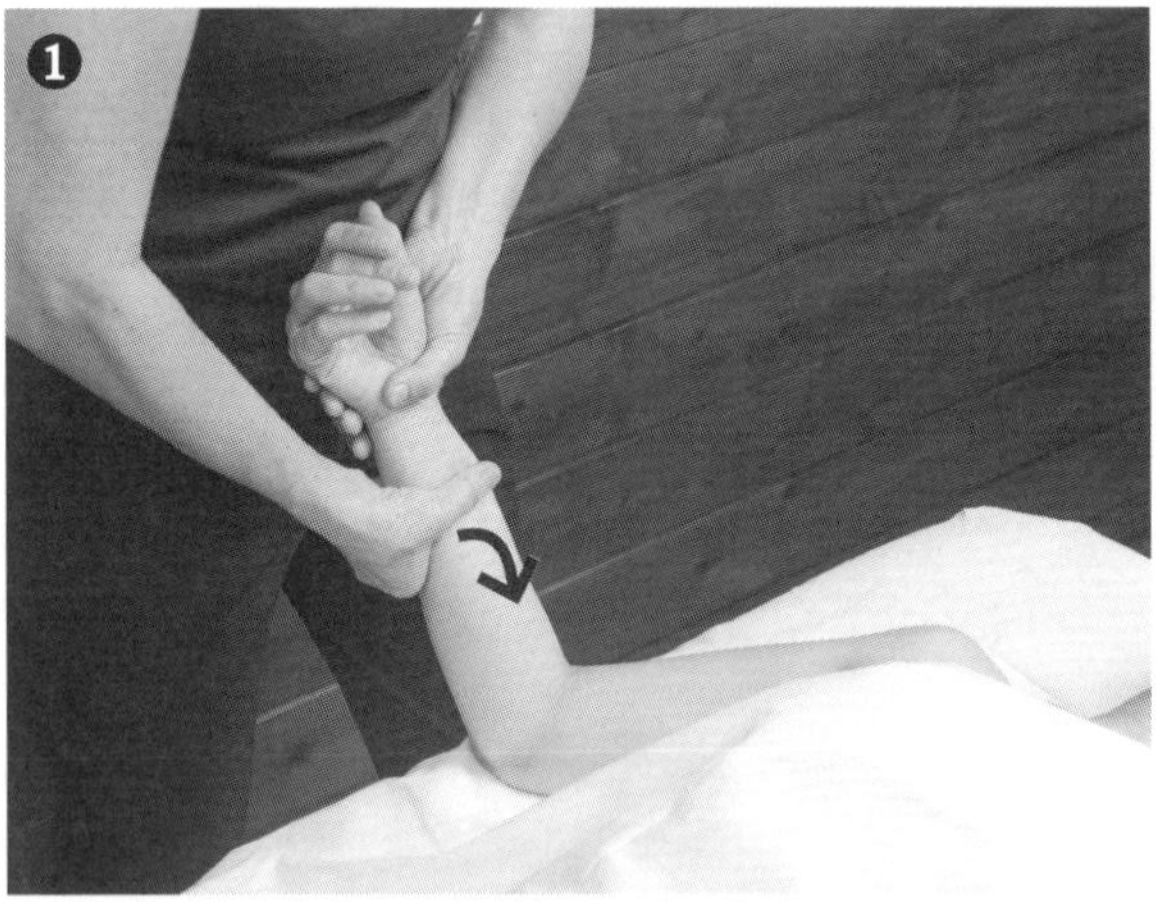

右左両サイドを行う。尺骨側からスタートする。

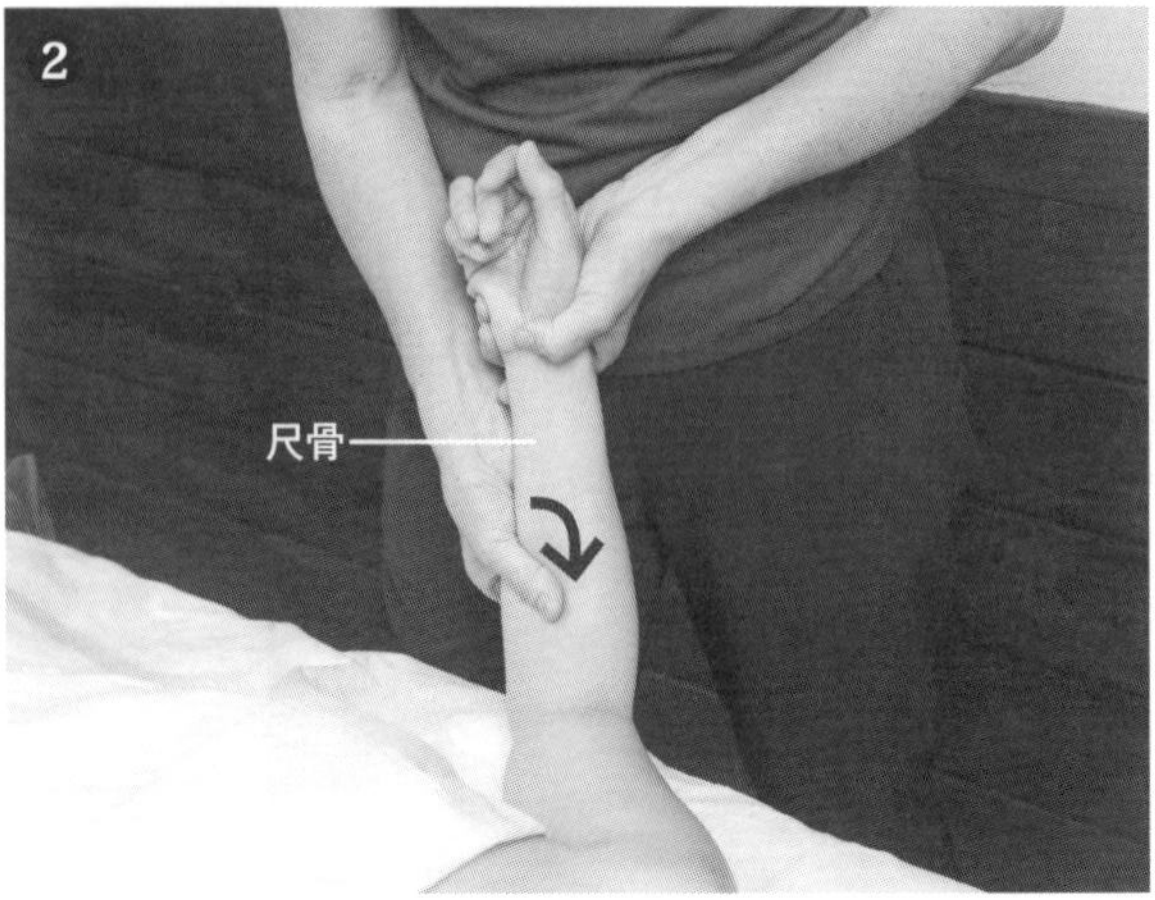

支える手が、手首の血管を圧迫しないように気をつける。

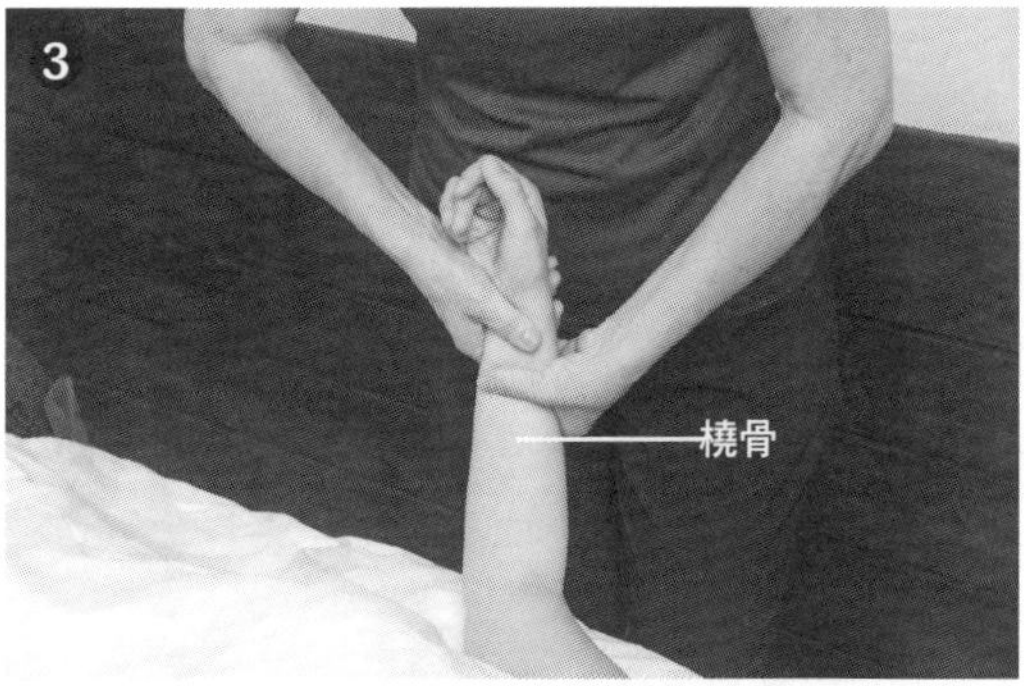

橈骨《とうこつ》側も同様に行う。

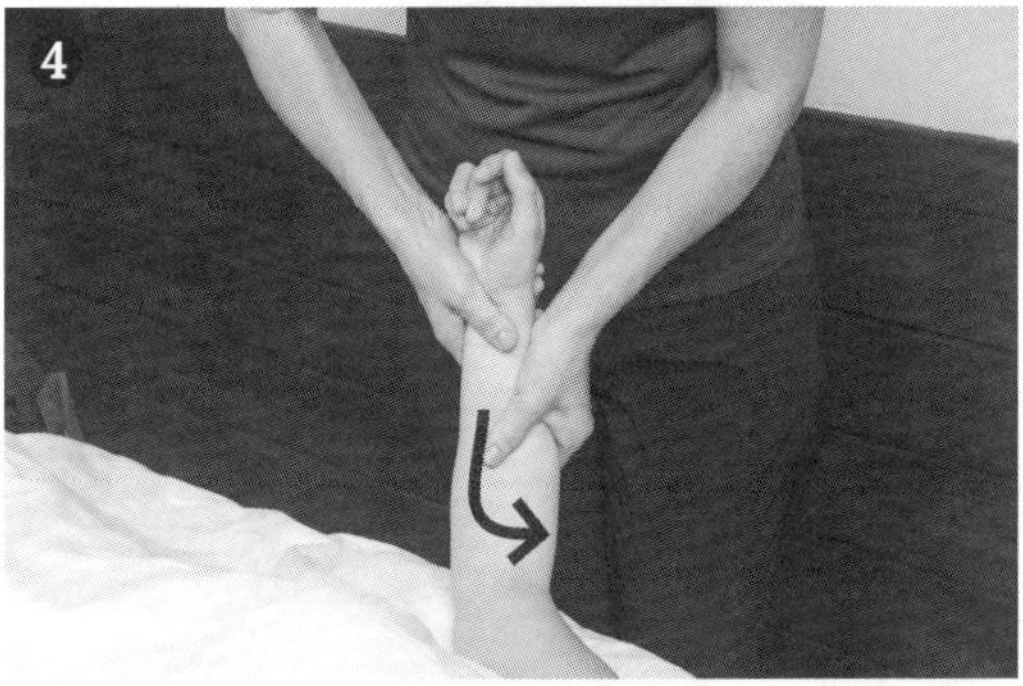

手首を動かしてゆっくりとひじへ向かう。

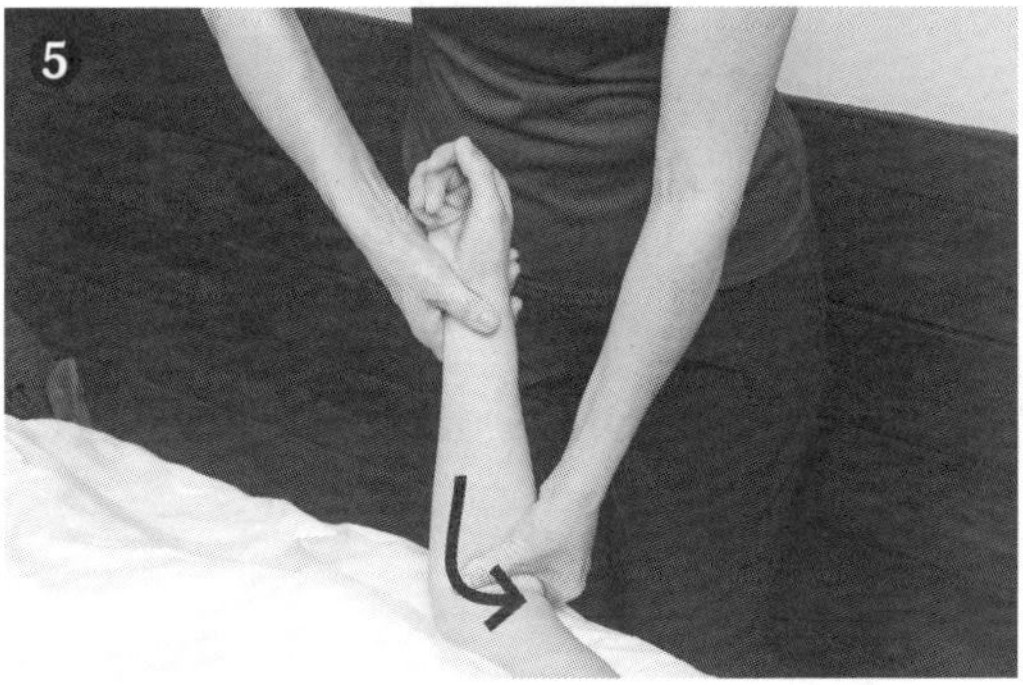

ひじリンパ節を刺激する。

腕12 ハンドセッション

立ち位置　クライアントの健康な側（両腕をセッションする場合）

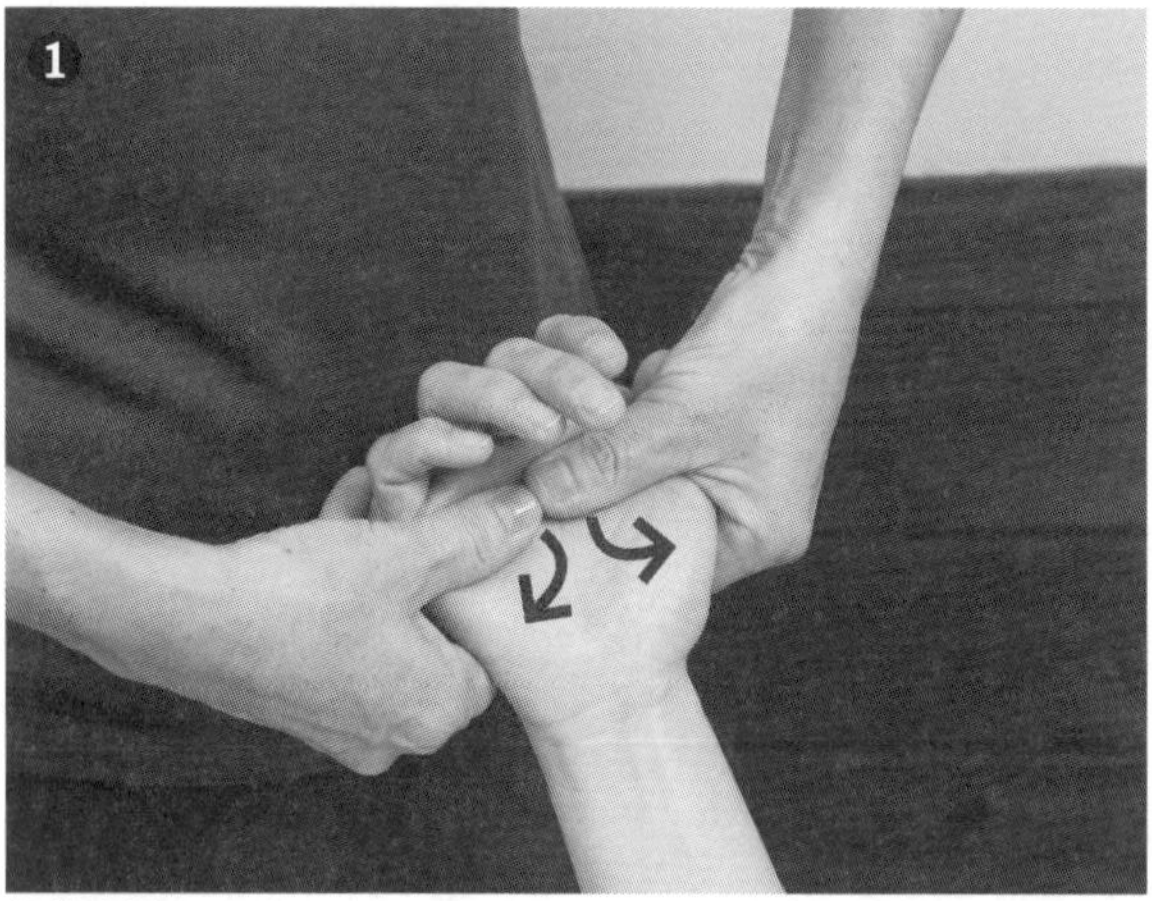

親指を揃えて手のひらに置く。

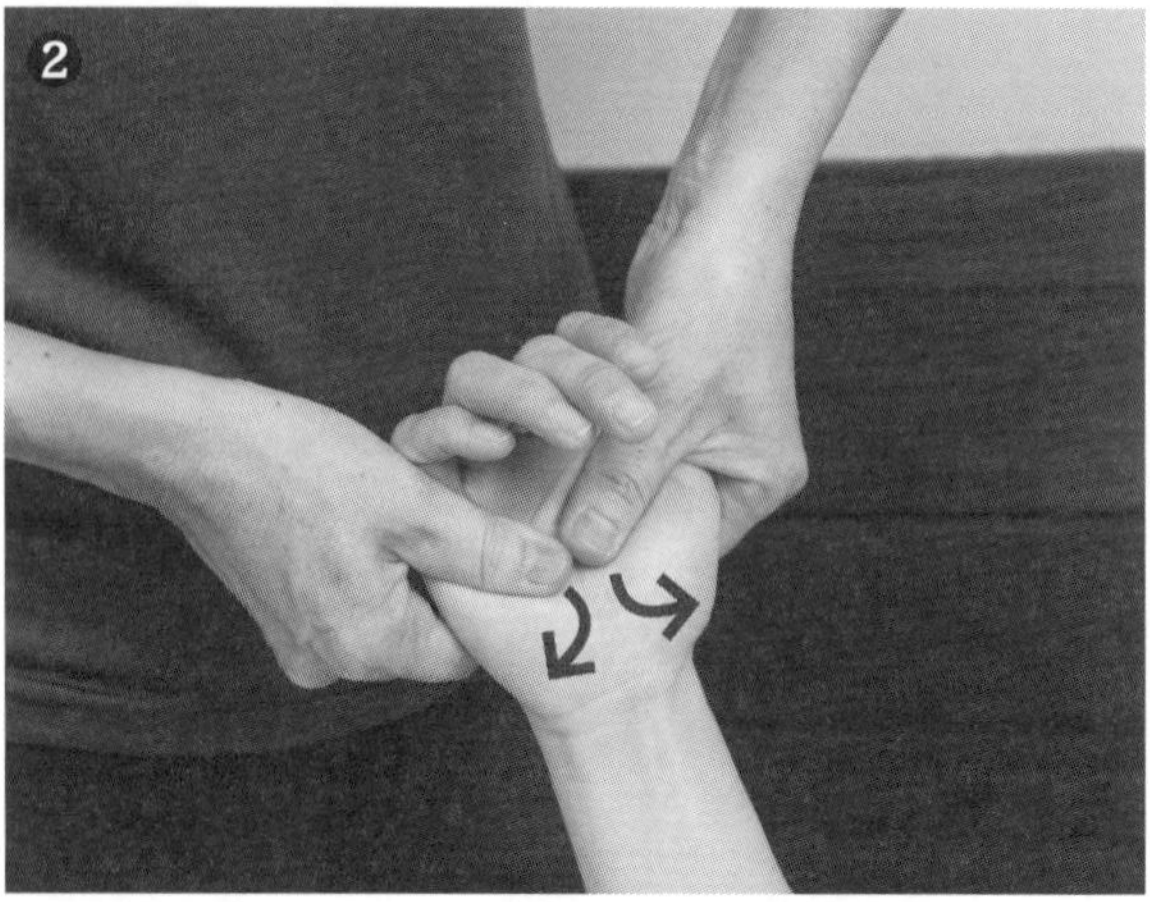

指先を手首方向へ動かして水をドレナージュ。

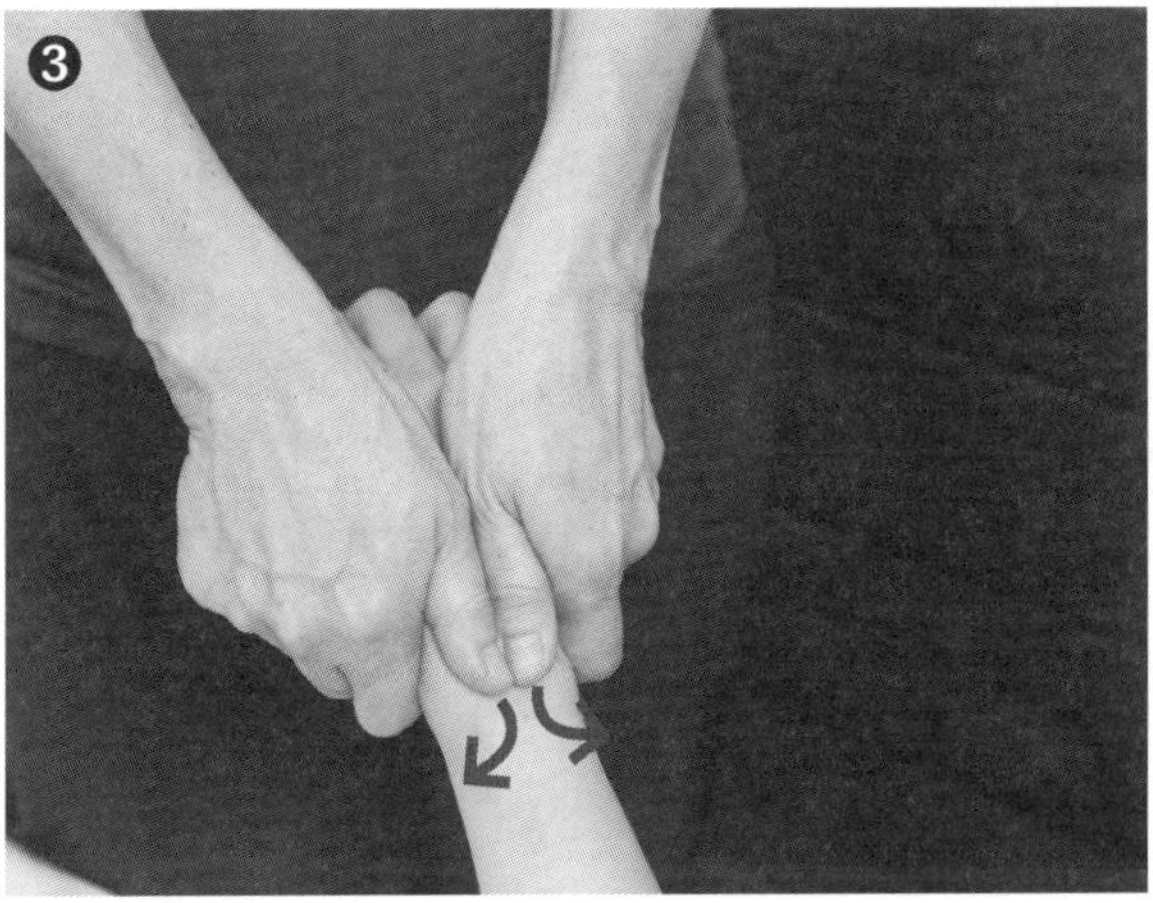

手を包むようにしてやさしくほぐす。

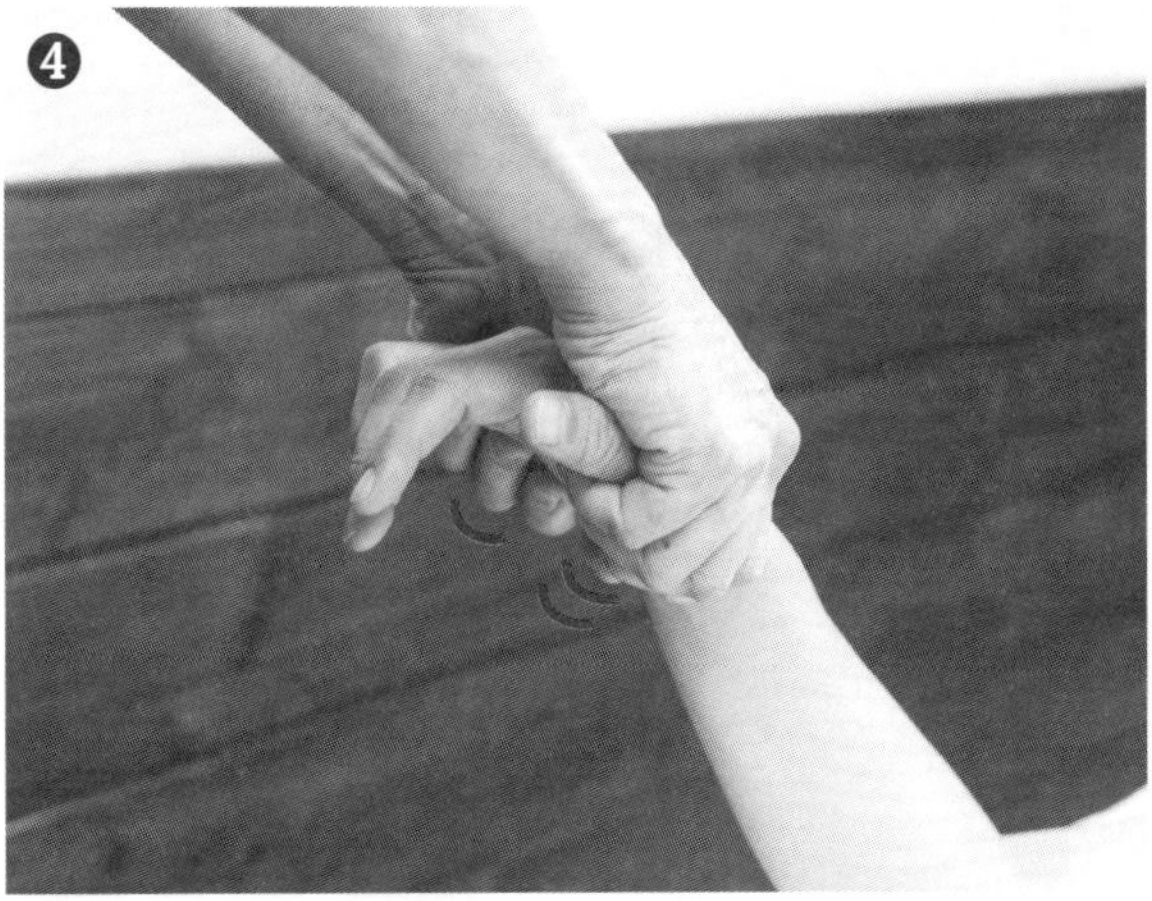

手のひらは、８指で触れるように。むくみがある場合は、決して強い圧をかけてはいけない。

〈禁忌事項〉

施術を行ううえでの禁忌とは、安全上の基準から、症状や体調を悪化させる可能性があるため、以下の場合には、施術を避けることをおすすめします。

・心臓の病気（特に心性浮腫）、活動性のがん、ウィルスなどによる感染症
・急性炎症、血栓症、塞栓症
・発熱時
・妊婦は禁忌の対象ではありませんが、施術には注意が必要です
・そのほか、持病などの状況により、施術部位や時間に気をつける

日本ではがん患者に対しては禁忌で、施術を行うべきではないという考え方があります。しかし海外では、化学療法（抗がん剤治療）と平行して、リンパドレナージュを行う医療機関もあります。このように、国や医療機関により、治療に対して違う考え方が存在します。ここでは、日本での禁忌について説明しています。

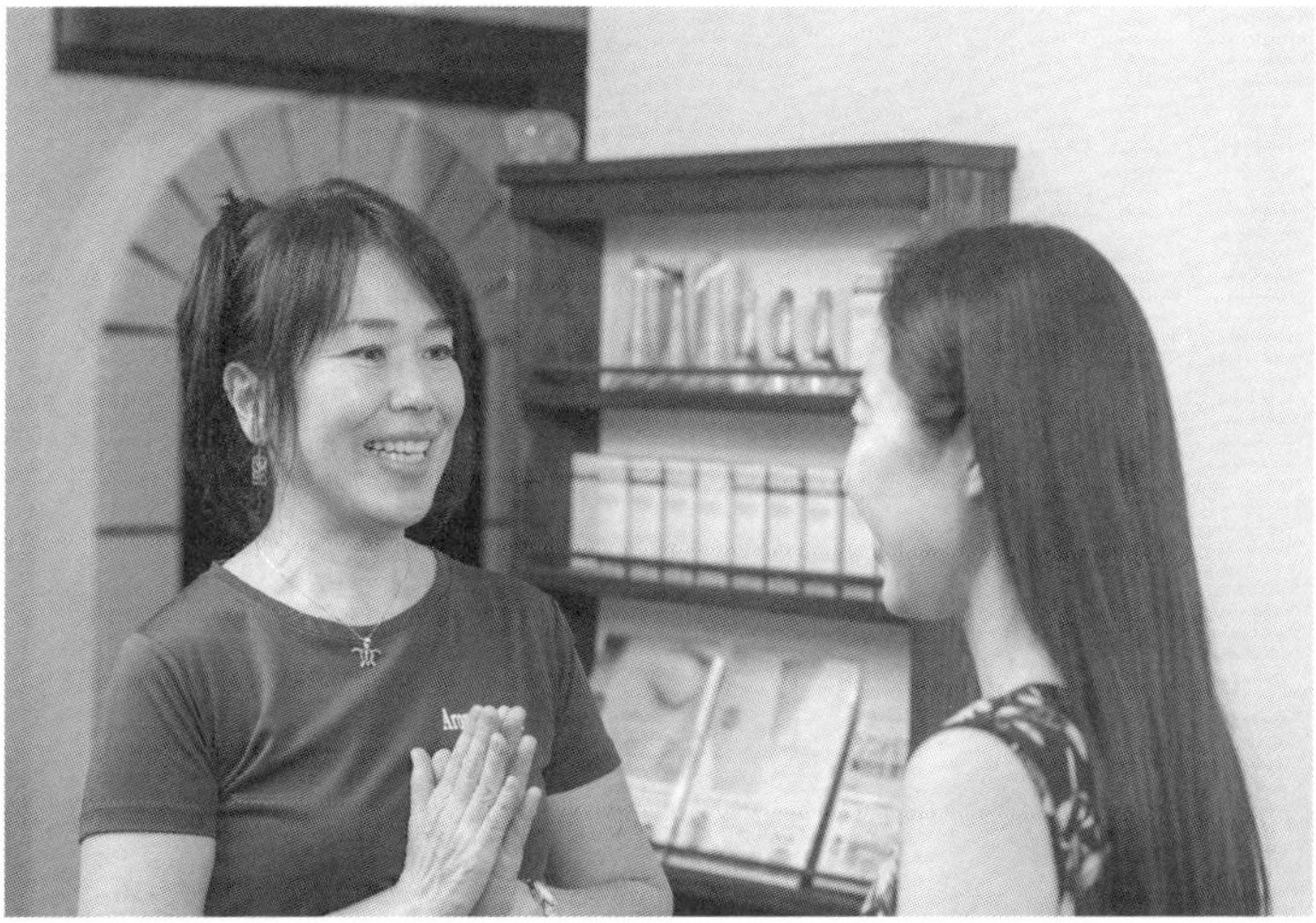

お疲れさまでした！

以上で、メディカルリンパドレナージュの手技も終わりになります。クライアントの方をお迎えするときは、心にゆとりをもって、笑顔で、きちんと目を見て、耳を傾け、コミュニケーション、そして心を込めて触れること……。忘れないでくださいね。身体は心の入り口です！

Smil,Look,Listen Communication and Contact!!
Body is the gate of mind!

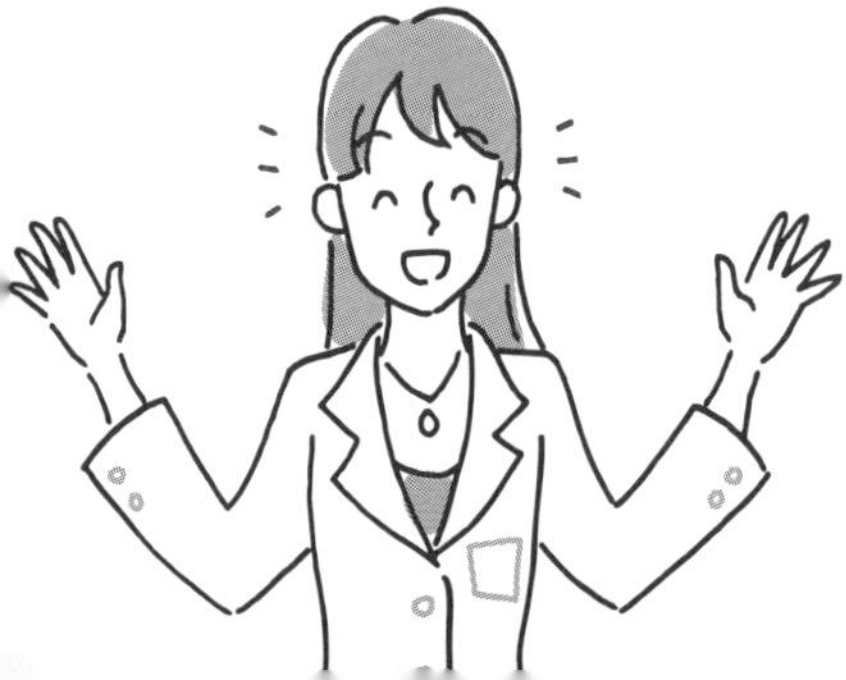

おわりに

最後まで読んでくださった読者の皆様、どうもありがとうございました。

『リンパの解剖生理学』を出版してからそれほど期間をあけずに、すぐに次の本にとりかかりたいと思っていたところ、仕事とはまったく関係のないところで、右手首にＴＦＣＣ（三角線維軟骨複合体）損傷を負ってしまい、手首の手術を受けるという新しい経験をしました。

「古い車のタイヤがパンクしたように、手首の靭帯が断裂しているよ」と診断されたときは、どうなるかと思いましたが、数年経ち、今、右手は頑張ってくれています。クライアントの方へのケアも、スクール活動も、新しいこの経験を生かして元気に頑張っています。


本書には、受講生からよく質問が出るリンパ液と体液の流れや身体への作用、浮腫、リンパ浮腫について、またホルモンや神経、ストレスとの関係などを、できるだけわかりやすいように、セラピストとしての私のチョイスで書きました。

フランスのオスピスやマッサージの歴史に関することは、日本には、ほとんど情報がないようです。そのことを残念に感じていたので、1章に書きました。途中、辛口なところがあるかもしれませんが、ご容赦ください。


本書を手にしてくださったセラピストの方は、向上心が高い方だと思っています。新しい知

おわりに

識を得たいと、この本を選んでくださったのだと思います。

私がフランスやアメリカ、そして日本で勉強してきていることは、私のセラピストとしての歴史でもあります。それらを、頑張っているセラピストの方とシェアできることが、とてもうれしいです。

セラピストの皆さん、仕事として成立させるためにやらなければならないことは、数多くありますが、自分を信じて勉強を続けて、「セラピストの心を持った」セラピストになってください。そして、クライアントやまわりの人に、寄り添えるセラピストになってほしいです。

私も、まだまだ修行の身です。これからもずっと学びは続くと思っています！

世の中は、本の世界でもデジタル化が進んでいます。

でも、出版物としての本という存在は、私たちをスローダウンさせ、セラピーになっていると感じています。本に触れたときの質感や、本の匂い、ページをめくるときの音、指が受ける紙の感触（メルケル盤？）、そして装丁やカバーの色なども感じながら、好きな飲み物と一緒に、ゆったり本書を読んでいただけたら幸いです。

本書の表紙には、私の好きな太陽の色、オレンジ色が使われることになったと聞いたとき、とてもうれしく思いました。

この本を出版するにあたり、お世話になった皆様へお礼を申し上げます。

いつも応援してくれている全国のアロマプレッシャー認定サロンと卒業生の皆さん、私たちの活動をいつも温かく応援してくださる沖縄と離島の皆さん、医療関係の皆さん、学校関係者の皆さん、ありがとうございます。

本書への言葉を快くお引き受けくださいました保坂隆先生に、心から感謝いたします。メディカルリンパドレナージュを多くの方に役立てていただけるように、頑張ってセラピストの方々へ技術を伝えてまいります。

ダニエル先生には、本書でもまた、本当に多くのアドバイスと力を貸していただきました。技術の章では、ダニエル先生のプロトコールの紹介をしてくださり、新しいサメたちのイラストも描いていただきました。どうもありがとうございます。

最後にＢＡＢジャパンの東口様、おおらかに励まし続けてくださった編集者の福元さん、そのほか、すべての関係者の方に、心より感謝いたします。

２０１９年12月吉日

高橋結子 Yuko O'hia Takahashi

参考文献

『ダニエルマードン式　モダンリンパドレナージュ　リンパの解剖生理学』高橋結子著（小社刊）
『目で見るからだのメカニズム』堺章著（医学書院）
『カラースケッチ解剖学』嶋井和世監訳（廣川書店）
『プロメテウス解剖学アトラス　酒井建雄監訳　松村讓兒監訳（医学書院）
『ダニエル・マードン式　アロマプレッシャー　脚・ヒップ・腕編』ダニエル・マードン著（扶桑社）
『ダニエル・マードン式　アロマプレッシャー　顔・頭・おなか編』ダニエル・マードン著（扶桑社）
『LE DRAINAGE LYMPHATIQUE MANUEL』Céline Robert 著　Marc Peyre 著（ellébore）

リンパドレナージュのために開発した クリニカルアロマテラピーオイル

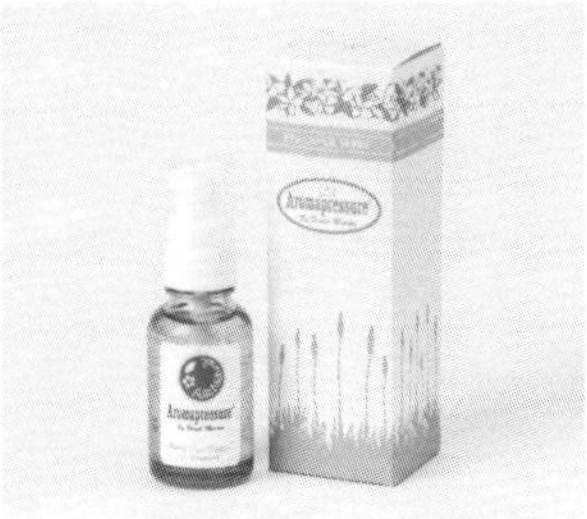

PEACEFUL SLEEP
ピスフルスリープ
心地よい眠り。ストレスフルな毎日を送る方へ。

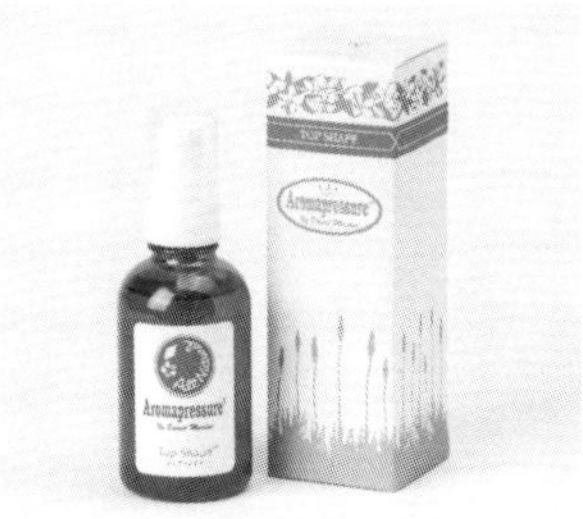

TOP SHAPE
トップシェイプ
セルライト、むくみのためのデトックス&スリミングオイル。

COOL SHAPE
クールシェイプ
むくみ、ストレッチマークに。クールな使用感。バランスを整える全身用乳液。

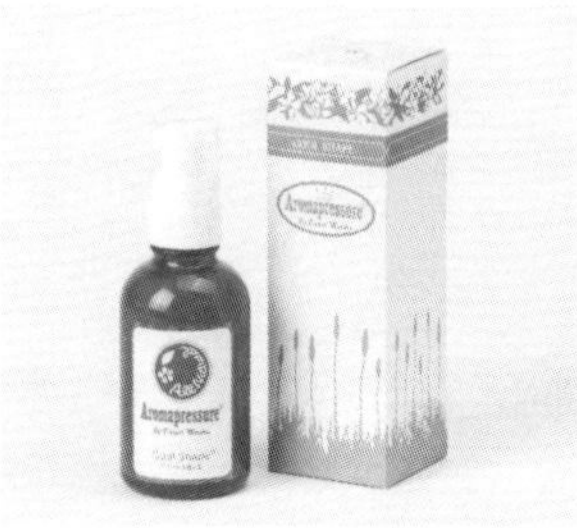

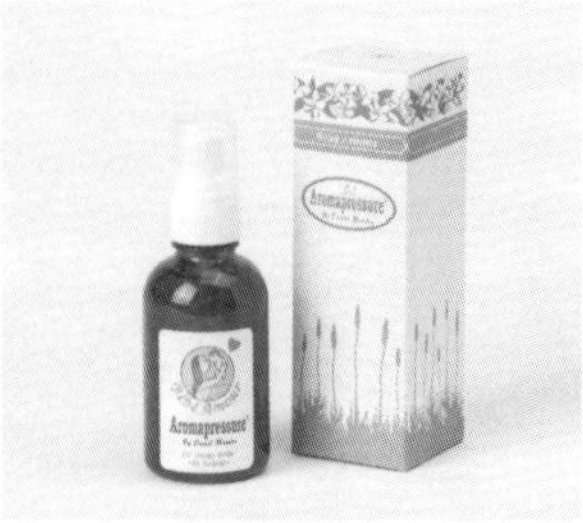

Bébé Amour
ベベアムー
赤ちゃんのためのクリニカルアロマテラピーマッサージオイル。

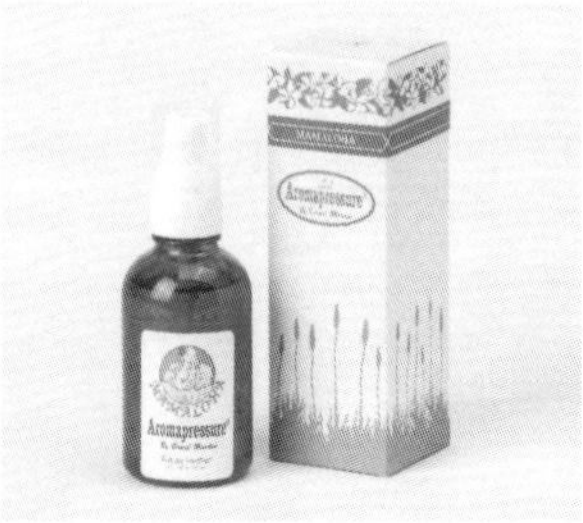

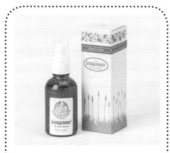

MAMALOHA
ママロハ
妊娠線ケア、ストレッチマーク予防に。

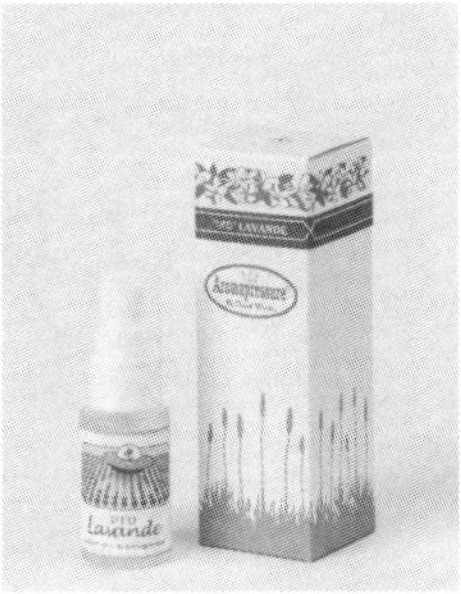

“UFO” Lavande Provence

シックスセンス

UFO ラベンダー　ヒーリング・ミスト 2017
プロヴァンスで収穫されたラベンダーのヒーリングミスト。

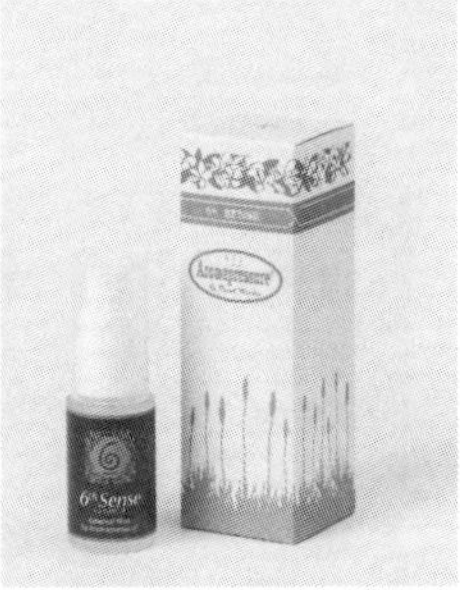

“6th SENSE”

シックスセンス
スピリチュアルなつながり、サイキックの力を高めたいときのボディミスト。

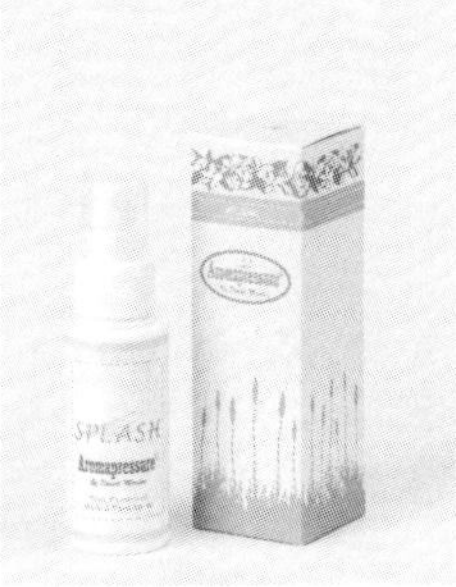

SPLASH

スプラッシュ
特許取得製法によるアロエ液をぜいたくに使用。美白＆保湿のスプレー化粧水。

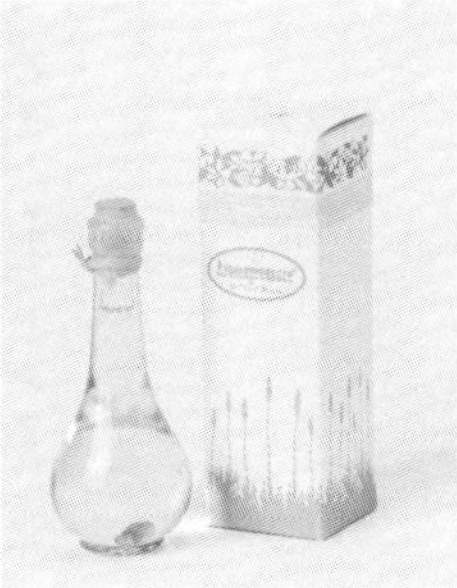

BLUES BUSTER

ブルースバスター
気分の安定、リフレッシュ、そして精神的な強さをサポート。

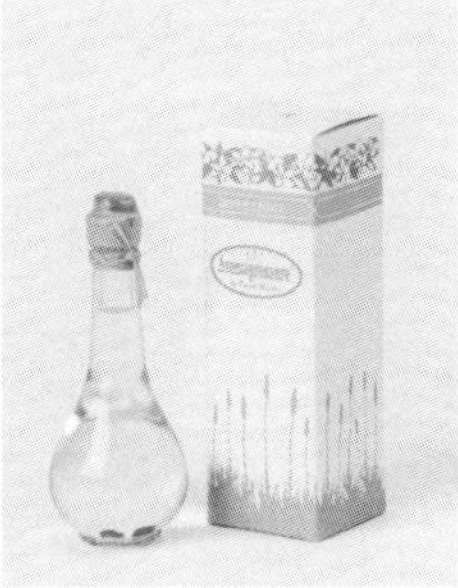

INNER LIGHT

インナーライト
心と魂を開くことを高めるメディテーション（瞑想）オイル。

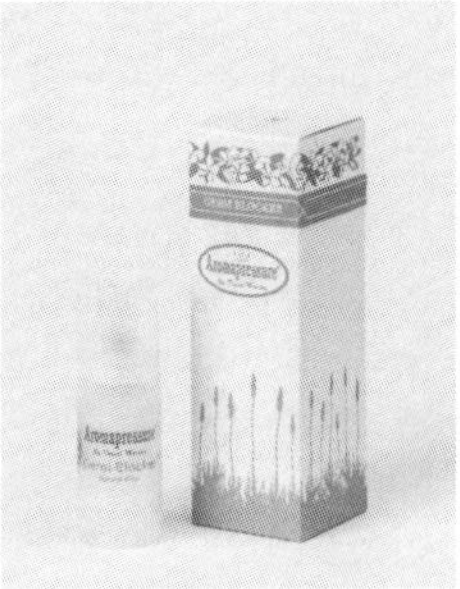

Germ Blocker

ジャムブロッカー
花粉症の季節、風邪がはやる季節に。汚れた空気が気になる方へ。

お問い合わせ　アロマプレッシャー研究所
http://aromapressure.my-store.jp/

〝本場〟フランスのメディカルリンパドレナージュを学びたい方のために

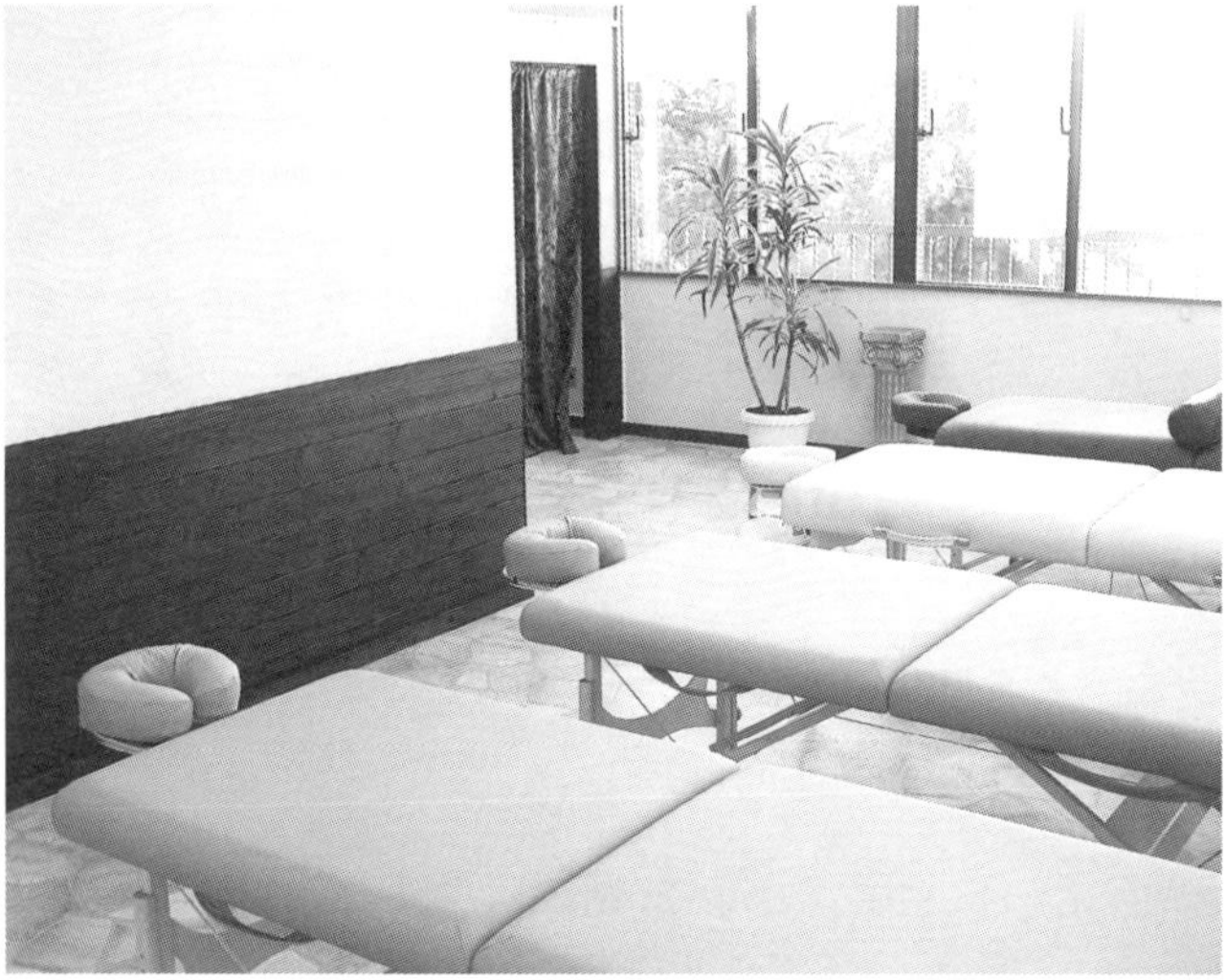

本書に冠しているダニエル・マードン氏は、リンパドレナージュ発祥の地である母国フランスの医療機関で、がん患者にさまざまなケアを行っていたリンパドレナージュ・フィジカルセラピスト専門家です。長年の経験をもとに医学博士と研究を重ね、体系化したアロマプレッシャーは、日本での「治療」と「何もしない」の間を埋めるものとして、不調を改善させる効果的な施術です。

＊気候の温暖な沖縄でスクールを開催しています。

高橋結子（たかはし ゆうこ）
アロマプレッシャー代表。リンパドレナージュ専門家。セラピスト。米国ハワイ州公認ライセンスセラピスト。統合医療学会会員。一般社団法人沖縄県がん患者会連合会療養支援相談員。交通事故をきっかけにマッサージセラピーを学び、フランスとハワイでリンパドレナージュを修得。アロマプレッシャーの全コースを修得。現在は、国内のホテルスパやサロンのコンサルタント、セラピストへの研修指導、リンパ浮腫ケア・セルフマッサージ講習会、アロマプレッシャーの技術及び商品開発を行う。
著書に『ダニエル・マードン式　モダンリンパドレナージュ　リンパの解剖生理学』、DVD「ダニエル・マードン式　モダンリンパドレナージュ」監修（ともに小社刊）。共著に『ダニエル・マードン式　アロマプレッシャー顔・頭皮・お腹編』『ダニエル・マードン式　アロマプレッシャー脚・ヒップ・腕編』（ともに扶桑社）、DVD「ダニエル・マードン式　アロマプレッシャー」翻訳・監修（ポニーキャニオン）

HP　www.aromapressure.jp/
ブログ　https://ameblo.jp/aromapressure-newsletter/

ダニエル・マードン式
メディカルリンパドレナージュ
リンパとホルモンの解剖生理

2020年1月10日　初版第1刷発行
2023年1月25日　初版第2刷発行

著　者　高橋結子

発行者　東口敏郎
発行所　株式会社BABジャパン
〒151-0073 東京都渋谷区笹塚1-30-11　4・5F
TEL　03-3469-0135　　FAX　03-3469-0162
URL　http://www.bab.co.jp/
E-mail　shop@bab.co.jp
郵便振替　00140-7-116767
印刷・製本　中央精版印刷株式会社

ISBN978-4-8142-0258-4 C2077

撮　影　島袋常貴
モデル　新崎望
オリジナルイラスト　ダニエル・マードン
イラスト　佐藤末摘
デザイン　石井香里